JN330712

EXPERT NURSING

# 血液・造血器疾患エキスパートナーシング

**監修**

**堀田知光**
独立行政法人国立がん研究センター 名誉総長

**編集**

**安藤　潔**
東海大学医学部血液・腫瘍内科 教授

**横田弘子**
東海大学医学部付属病院 副院長・看護部長
東海大学 看護師キャリア支援センター 所長

南江堂

# 著者一覧

■ **監修**

| | | |
|---|---|---|
| 堀田　知光 | ほった　ともみつ | 独立行政法人国立がん研究センター |

■ **編集**

| | | |
|---|---|---|
| 安藤　潔 | あんどう　きよし | 東海大学医学部付属病院血液・腫瘍内科 |
| 横田　弘子 | よこた　ひろこ | 東海大学医学部付属病院看護部<br>東海大学看護師キャリア支援センター |

■ **執筆者**（項目順）

| | | |
|---|---|---|
| 横田　弘子 | よこた　ひろこ | 東海大学医学部付属病院看護部 |
| 安藤　潔 | あんどう　きよし | 東海大学医学部付属病院血液・腫瘍内科 |
| 小川　吉明 | おがわ　よしあき | 東海大学医学部付属病院血液・腫瘍内科 |
| 五十川　美恵子 | いそかわ　みえこ | 東海大学医学部付属病院看護部 |
| 松下　弘道 | まつした　ひろみち | 東海大学医学部付属病院臨床検査科 |
| 大間知　謙 | おおまち　けん | 東海大学医学部付属病院血液・腫瘍内科 |
| 鬼塚　真仁 | おにづか　まこと | 東海大学医学部付属病院血液・腫瘍内科 |
| 小島　稔 | こじま　みのる | 東海大学医学部付属病院血液・腫瘍内科 |
| 大塚　敦子 | おおつか　あつこ | 東海大学医学部付属病院看護部　がん看護専門看護師 |
| 川田　浩志 | かわだ　ひろし | 東海大学医学部付属病院血液・腫瘍内科 |
| 木曽　夕美子 | きそ　ゆみこ | 東海大学医学部付属病院看護部 |
| 田宮　愛子 | たみや　あいこ | 東海大学医学部付属病院看護部 |
| 白杉　由香理 | しらすぎ　ゆかり | 東海大学医学部付属病院血液・腫瘍内科 |
| 澤田　英行 | さわだ　ひでゆき | 東海大学医学部付属病院看護部 |
| 森本　克 | もりもと　つよし | 東海大学医学部付属病院小児科 |
| 加藤　亜津子 | かとう　あつこ | 東海大学医学部付属病院看護部 |
| 大坪　慶輔 | おおつぼ　けいすけ | 東海大学医学部付属病院小児科 |
| 清水　崇史 | しみず　たかし | 伊勢原協同病院小児科 |
| 杉本　友美 | すぎもと　ともみ | 東海大学医学部付属病院看護部 |
| 小池　隆志 | こいけ　たかし | 秦野赤十字病院小児科 |
| 藤澤　めぐみ | ふじさわ　めぐみ | 東海大学医学部付属病院看護部　がん化学療法看護認定看護師 |
| 堀川　朝子 | ほりかわ　あさこ | 東海大学医学部付属病院看護部　がん放射線療法看護認定看護師 |
| 長島　聖子 | ながしま　せいこ | 東海大学医学部付属病院看護部　緩和ケア認定看護師 |

# 監修のことば

　造血器である骨髄は全身の骨の髄腔にあり，ほかの臓器のように特定の形態を持たない．骨髄で造られた血球は血流を介して全身を循環している．また，リンパ球の産生場所であるリンパ節も全身に分布しており，リンパ球はリンパ管を介して循環し，血流にも通じている．ほとんどの血液疾患は末梢血になんらかの量的もしくは質的な異常を示すことから，血液を調べることによって診断の手掛かり，もしくは根拠となる．一方で，血液疾患には数多くのタイプがあり，出血や感染など専門的なアプローチが求められるので「むずかしい」というイメージが定着している．しかし，病気のタイプが論理的に分かれて整理されており，それぞれに特異的な治療法があるということは，それだけ病気の成り立ちが解明され，それに基づく治療法が確立されているということであり，少し踏み込めば理解しやすいとも言える．

　本書の前身であり，私が編集した『血液・造血器疾患の治療と看護』は，従来の書籍にはない，わかりやすく実践的な解説書として臨床に携わる看護師の好評を得てきた．初版から第8刷まで増刷を重ねて11年が経過した．この間の血液・造血器疾患領域の診断や治療の進歩はめざましく，内容のアップデートが必要になった．

　そこでこのたび，『血液・造血器疾患の治療と看護』の編集体制や執筆陣を刷新して，最新の知見と実践に基づく臨床看護の手引書として『血液・造血器疾患エキスパートナーシング』が完成した．本書は，臨床の現場で活躍する中堅医師と看護師が中心になって病気のしくみや，検査の意味，診断と治療などについてわかりやすく解説するとともに，症状アセスメント，患者指導，看護計画などの大切なポイントを記述するなど前書からの編集方針を引き継いでいるが，記述内容を一新して格段にわかりやすく，視覚的にも魅力を増すように工夫した．

　編集者と執筆陣の労を多とするとともに，南江堂のスタッフに感謝したい．

　なお，前書から今回の改訂において重要な役割を担ってきた東海大学医学部付属病院看護師長の五十川美惠子氏を道半ばにして亡くしたことは痛恨の極みである．氏の冥福を祈るとともにこれまでのご尽力に感謝の意を捧げたい．

2015年1月

堀田　知光

# はじめに

　血液疾患の多くは発症率が人口10万人あたり数人程度であり，稀少疾患である．総合病院であっても血液疾患の診療を行っていない病院も多い．それにもかかわらず，看護師が血液疾患について学ぶことの意義は何だろうか．

　血液は全身を巡り，すべての臓器への酸素供給，栄養供給，ホルモン・サイトカインの運搬を行っており，さらに生体を病原微生物やがんなどから守り，止血・線溶機構により循環系を維持している．このことから血液疾患では全身のさまざまな症状を引き起こす．また多くの臓器疾患が血液に異常をきたす原因となり，貧血，易感染性，出血傾向などの血液症状を引き起こす．したがって血液疾患の病態生理を理解することは看護の基礎知識となる．

　一方で，血液疾患の診断・治療法は専門性の高いものが多く，初学者には敷居が高く感じられることも事実である．化学療法，輸血療法，感染症治療，緩和療法などは臨床腫瘍学に必須の知識である．また科学の進展を反映して，診断法，治療法が目まぐるしく変化している．たとえば，分子生物学の成果である分子標的治療により悪性疾患の予後が著しく改善している．幹細胞生物学の成果である造血幹細胞移植は再生医療の成功例となっている．分子標的治療も再生医療も未来の医学を先取りした治療法である．これらの医療は専門家によるチームワークなくして成功しない．患者を中心としたチーム医療を円滑に行う上で看護師の果たす役割は大きい．

　本書は，以上のような血液看護の特殊性と普遍性を学べる書籍を目指している．2002年に出版された本書の前身である『血液・造血器疾患の治療と看護』は幸いにして好評をもって受け入れられて版を重ねてきたが，10年以上を経て一部の情報は古くなっている．とくに，分子標的薬の登場によって疾患の予後は改善し，造血幹細胞移植技術も進歩が大きい．緩和ケアも早期より実施されるようになってきた．それに応じて看護の姿も変化している．前書の精神を失わないように今回新たに全面改訂することとなった．医療技術の進歩と看護の心をどのように融和させることができるのか．本書が新しい時代の看護師の要望に応えることができれば幸いである．

2015年1月

編者を代表して
安藤　潔

# 目 次

## 1章　血液・造血器疾患の治療における看護の役割　　横田　弘子　1

## 2章　造血のしくみ　　安藤　潔　3

## 3章　血液疾患の症状と看護　　小川　吉明, 五十川美恵子　15

1. 貧血 …………………………………………………………………………… 15
2. 紫斑・止血困難（出血傾向）………………………………………………… 18
3. リンパ節腫大 ………………………………………………………………… 21
4. 脾腫 …………………………………………………………………………… 23
5. 発熱 …………………………………………………………………………… 24

## 4章　診察・検査と看護　　29

1. 末梢血検査 ……………………………………………………… 松下　弘道　29
2. 血小板・凝固機能の検査 ……………………………………… 松下　弘道　33
3. 生化学検査 ……………………………………………………… 松下　弘道　37
4. 免疫機能検査 …………………………………………………… 松下　弘道　42
5. 染色体・遺伝子検査 …………………………………………… 松下　弘道　46
6. 骨髄検査 ………………………………………………………… 松下　弘道　50
7. リンパ節生検 …………………………………………………… 大間知　謙　54
8. 画像診断 ………………………………………………………… 大間知　謙　56

## 5章　主な治療法　　61

1. 化学療法 ………………………………………………………… 鬼塚　真仁　61
2. 分子標的治療薬 ………………………………………………… 小島　　稔　64
3. 免疫抑制療法 …………………………………………………… 鬼塚　真仁　67
4. 輸血 ……………………………………………………………… 安藤　　潔　69
5. 放射線療法 ……………………………………………………… 鬼塚　真仁　79
6. 造血幹細胞移植 ………………………………………………… 鬼塚　真仁　81
7. その他の治療・対策—感染症対策, DIC対策, その他の合併症対策 … 鬼塚　真仁　96
8. よく使用される薬剤 …………………………………………… 鬼塚　真仁　100

## 6章　血液内科の看護師に必須の知識とスキル　　　大塚　敦子　103

1. 感染管理 …………………………………………………………………… 103
2. 出血傾向の管理 …………………………………………………………… 108
3. 血液疾患患者へのコーチング …………………………………………… 110
4. 血液疾患患者のリハビリテーション …………………………………… 114

## 7章　貧血性疾患の治療と看護　　　小島　稔，五十川美惠子　119

1. 再生不良性貧血 …………………………………………………………… 119
2. 鉄欠乏性貧血 ……………………………………………………………… 130
3. 骨髄異形成症候群 ………………………………………………………… 136
4. 溶血性貧血 ………………………………………………………………… 143
5. 巨赤芽球性貧血 …………………………………………………………… 149
6. 血球貪食症候群 …………………………………………………………… 154

## 8章　白血病と骨髄増殖性疾患の治療と看護　　　川田　浩志，木曽夕美子　157

1. 急性白血病 ………………………………………………………………… 157
2. 慢性骨髄性白血病 ………………………………………………………… 173
3. 真性赤血球増加症（真性多血症） ……………………………………… 179
4. 原発性骨髄線維症 ………………………………………………………… 184

## 9章　リンパ・免疫系疾患の治療と看護　　　189

1. 悪性リンパ腫 ………………………………………… 大間知　謙，田宮　愛子　189
2. 成人T細胞性白血病/リンパ腫（ATLL） …………… 大間知　謙，田宮　愛子　205
3. 多発性骨髄腫 ………………………………………… 大間知　謙，田宮　愛子　209
4. 原発性マクログロブリン血症 ……………………………………… 大間知　謙　216
5. アミロイドーシス …………………………………………………… 大間知　謙　218

## 10章　出血性疾患の治療と看護　　　白杉由香理，澤田　英行　221

1. 特発性血小板減少性紫斑病……………………………………………… 221
2. 血栓性血小板減少性紫斑病と溶血性尿毒症症候群…………………… 228
3. 播種性血管内凝固症候群………………………………………………… 235

## 11章　小児に特有な血液疾患の治療と看護　　　243

1. 小児急性白血病………………………………… 森本　　克，加藤亜津子 243
2. 原発性免疫不全症候群………………………… 大坪　慶輔，加藤亜津子 249
3. 先天性再生不良性貧血………………………… 清水　崇史，杉本　友美 256
4. 血友病…………………………………………… 小池　隆志，杉本　友美 261

## 12章　治療における症状マネジメント　　　267

1. 化学療法における症状マネジメント………………………… 藤澤めぐみ 267
2. 分子標的治療薬における症状マネジメント………………… 藤澤めぐみ 278
3. 免疫抑制療法における症状マネジメント…………………… 藤澤めぐみ 281
4. 輸血における症状マネジメント……………………………… 藤澤めぐみ 283
5. 放射線療法における症状マネジメント……………………… 堀川　朝子 287
6. 造血幹細胞移植における症状マネジメント………………… 木曽夕美子 291
7. よく使用される薬剤における症状マネジメント…………… 鬼塚　真仁 301

## 13章　血液疾患における緩和ケア　　　長島　聖子　303

索引……………………………………………………………………………… 312

# 1章
# 血液・造血器疾患の治療における看護の役割

## I　血液・造血器疾患の特徴

　近年，血液・造血器疾患の治療は進歩しており，"不治の病"から治る病気へと変化している．代表的な疾患としては白血病・悪性リンパ腫・多発性骨髄腫があげられ，小児期から老年期までの幅広い年齢層で発病する．治療の中心は化学療法，放射線治療，造血幹細胞移植であり，治療経過は半年から1年以上の長い経過をたどる．

　上記治療は有効なことが多いため，病期が進行したとしてもあきらめず最後までねばり強く行われる．そのため診断された時から，緩和ケアが必要となる．主症状は，疾患により異なるが，易疲労性や全身倦怠感，感染症の発症，出血傾向などがあり，治療の経過により，貧血・出血に対するケア，感染管理が重要となる．

## II　血液・造血器疾患の看護

　血液・造血器疾患は看護の教科書への記載が少なく，実際に看護した経験のないものは，わかりにくい，治療が難しそう，怖い，などのイメージをもちやすい．

　筆者の血液・造血器疾患における看護経験は，10年以上前の3年間と短い期間であるが，その後の看護に強く影響を与えるものであった．当時の血液・造血器疾患の病棟では，長い治療経過をたどることから，家族・医師・看護師そして患者自身が一体となり病気と闘っていた．また，移植となる患者は，早期よりチーム医療が実践され，多くの職種により患者および家族を支援する体制が整っていた．しかし，一方では，治療・看護に悩み苦しむ医療従事者の姿もあった．入退院を繰り返すこと，長期にかかわること，治療の結果が見えないもどかしさを患者・家族とともに実感する，心理的サポートが必要であるのにできないなど，思い悩むのである．

　私が師長として血液内科病棟に勤務していた頃のできごとである．病室にラウンドした際，治療効果の現れない患者から「師長さん，無理に声をかけなくていいよ！　僕は今冬眠している熊だから！　じっと春がくるのをまってるよ！」と声をかけられた．血液・造血器疾患患者看護の経験の少ない師長が困った顔をしてラウンドしていたことへの反応だったと思われる．

　また，中堅の医師からは「師長さん，よく何も持たず毎日患者さんのところに言って声をかけられるねぇ」と言われた．血圧を測る，治療方針を伝える，などがないが，毎日患者の状態を，五感（時には第六感）を使ってラウンドしながら確認し，スタッフの気づけない患者の思いや苦悩を受け止めることが師長の仕事であると考えていた．思い悩むとき

は，移植チームのリエゾンを担当していた医師にサポートしてもらうことで，スタッフ共々支えられた．

血液・造血器疾患患者の看護の経験から，治療・看護にかかわるものは，自ら専門的知識と技術（とくに対人関係の技術）を学ぶことが必要であり，組織は，患者家族を含め，それにかかわる医療従事者をサポートするシステムを整備することが重要であることを実感した．医療従事者自身も専門的なサポートを受けることで患者家族と向き合い，かかわるものとして成長すると考える．

## III これからの血液・造血器疾患の看護

2006年にがん対策基本法が成立し，2007年6月からはがん対策推進基本計画が実施された．さらに2012年6月に新たな改定がなされた．その中で重点的に取り組むべき課題として
　①放射線療法，化学療法，手術療法の更なる充実とこれを専門的に行う医療従事者の
　　育成
　②がんと診断されたときからの緩和ケアの推進
　③がん登録の推進
　④働く世代や小児のがん対策の充実
が掲げられ，各拠点病院でのチーム医療の体制を整備することとなっている．（がん対策推進基本計画より抜粋）

看護においては，専門看護師や認定看護師が中心となりチーム医療の推進に貢献していくこととなる．血液・造血器疾患看護においては，専門看護師（がん看護・家族支援・精神看護，感染症看護，小児看護など），認定看護師（がん化学療法看護・緩和ケア・がん放射線療法看護，感染管理，がん性疼痛看護など）らがかかわる．

近年，血液・造血器疾患の治療が進歩し治る病気となった背景には，治療法の進歩だけでなく，看護の専門家が多く育成され，臨床現場で看護師や患者家族の教育や支援にかかわったことも大きく影響している．

今後，在院日数が短縮する一方で，外来通院しながら化学療法・放射線療法を受ける患者が増えてくる．繰り返し行われる治療と副作用を体験しながら患者自身がセルフコントロールしていけるよう，いつでも相談でき，支援していくしくみが必要となる．

外来機能は拡充したが，それにみあう人員が確保できていない現状や，専門看護師や認定看護師がいない施設も数多くある．看護師1人ひとりが専門職として自律し，自信をもって看護実践すること，チーム医療の要となるため多くの人々とコミュニケーションをとり，調整する能力を身につけることが必要である．看護管理者は，専門家を育成する環境を整え，その者たちが活躍できる場を広く提供することが役割である．

**参考文献**
1) 大西和子ほか編：がん看護学—臨床に活かすがん看護の基礎．ヌーヴェルヒロカワ，2011
2) 押味和夫：やさしい血液疾患，第5版．日本医事新報社，2009

# 2章

# 造血のしくみ

## I 血液とは何か

　血液は血管の中を流れている赤色の体液であり，1秒間に40〜50 cmつまり時速1.4〜1.8 km程の早さで移動している．毛細血管に入るとゆっくりした流れとなり，身体中を巡って栄養分や酸素などをすみずみまで運ぶと同時に，血管のほころびはないか，外敵が侵入していないかなどを監視している．成人ではこのような血液が体内に4〜5 L存在している．

　血液を静置すると図1のように2つの層に分かれる．
　　①上層は黄色透明の液性成分（「血漿」あるいは「血清」という）
　　②下層は赤い細胞成分（「血球」あるいは「血餅」という）
　液性成分はタンパク質，脂肪，糖分，電解質などが含まれている．組織への栄養の補給，ホルモンの運搬，体温の調節，体液のpHの調節，体液量の維持，血液凝固，生体防御など多くの機能を担っている．

　細胞成分はさらに以下の3種類が存在し，それぞれ重要な機能を果たしている．

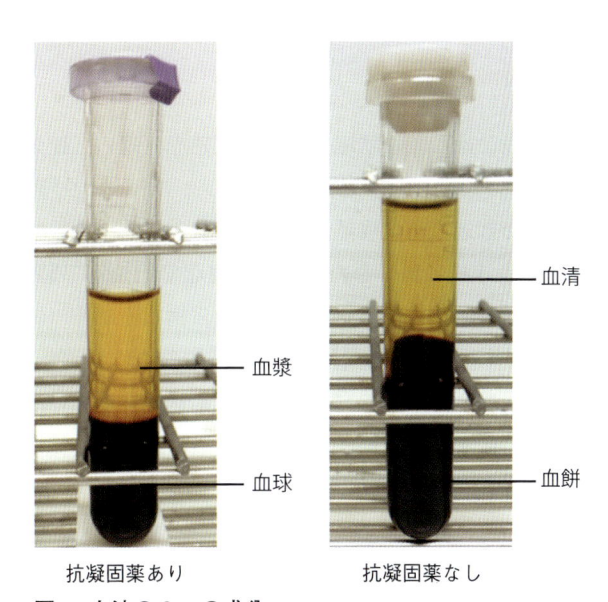

抗凝固薬あり　　　　　抗凝固薬なし

**図1　血液の2つの成分**
抗凝固薬（EDTA，ヘパリン）入りの血液の液性成分を血漿，細胞成分を血球という．抗凝固薬を入れないで放置した血液の液性成分を血清，凝固した細胞成分を血餅という．

①赤血球：酸素を組織に運搬して組織のエネルギー代謝を助ける．
②白血球：細菌，カビ，ウイルスなどの外敵あるいは生体内に発生したがんから生体を守る．
③血小板：出血部位で凝集して止血とともに血管の破綻を修復する．

血液疾患ではこれらの成分の量や機能が異常となる．また血液疾患以外でも，病態に応じてさまざまな変化が起こる．たとえば，呼吸器疾患による低酸素血症では赤血球数が増加する．腎不全では腎性貧血となる．細菌感染では白血球数が増多する．HIV感染ではリンパ球数が減少する．非代償性肝不全では血小板や血清タンパク質の一部が減少する．したがって，血液の産生と破壊がどのように調節されているのかを知ることは，血液疾患を理解するためだけでなく，他の疾患における血液所見を理解するうえでも重要である．質の高い看護を行うためには必須の知識である．

## II 血液細胞の形態と機能

### A 末梢血に含まれる血液細胞

血管から採血した血液を「末梢血」という．これは「骨髄血」（図2）という言葉と対をなすよび方である．骨髄は血液がつくられる場所で，造血の中枢（中心的存在）である．それに対して「物事の根幹でない細部」という意味の末梢というよび方がされているわけである．骨髄については後述する．

末梢血には，正常な状態では，それぞれの機能を果たすことのできる成熟した血液細胞のみが含まれる．病的な造血状態では骨髄中の未熟な血液細胞が末梢血に出てくることもある．

### B 赤血球

末梢血液中にある赤血球には，①網状赤血球，②成熟赤血球の2種類がある．

#### a．網状赤血球（図3a）

網状赤血球はやや大型で普通染色で成熟赤血球より青みの強い細胞である．これは骨髄で核を失って（脱核して），末梢に出てきた直後の赤血球で，内部に残る顆粒状線状の細胞内小器官が染め出され，時に網状構造を呈することから網状赤血球（網赤血球）とよばれる．網状赤血球は循環血中に入って24時間から48時間の間にヘモグロビン（Hb）含量をさらに増加させ，残存した細胞内小器官を放出して網状構造を失い，成熟した赤血球となる．網状赤血球数は造血能をみる指標として役に立つ．網状赤血球の成人の基準値は赤血球のおよそ1%で，実数は30,000〜80,000/mm$^3$である．

#### b．成熟赤血球（図3b）

成熟赤血球は大きさ7.5μm（1μmは1000分の1mm）の円盤型の細胞である（図4）．中央が凹んで核がないため，直径より細い毛細血管を変形しながら通過することができる．成熟赤血球は無核であるため分裂能もない．また，ミトコンドリアやリボソームなどの小器官もないので，脂質，タンパク，ヘムなどの赤血球を形作る材料の合成が不可能で，

弱拡大 　　　　　　　　　　　　　強拡大

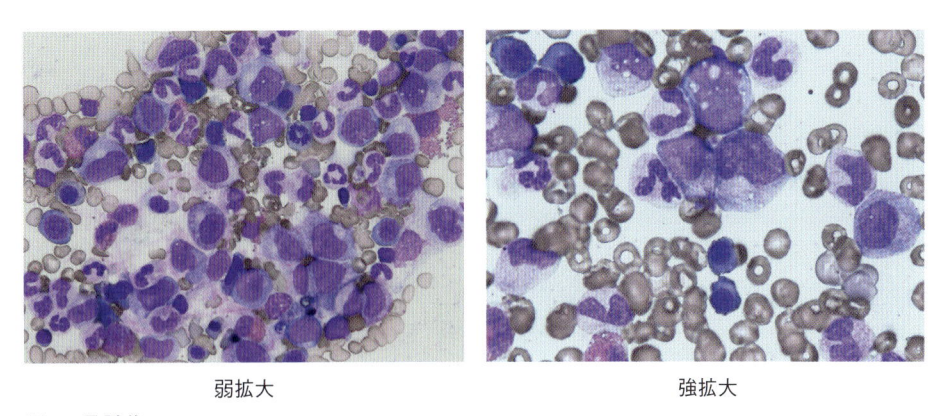

**図2　骨髄像**
骨髄穿刺にて採取した骨髄液を染色するとさまざまな種類の未熟血液細胞が観察できる.

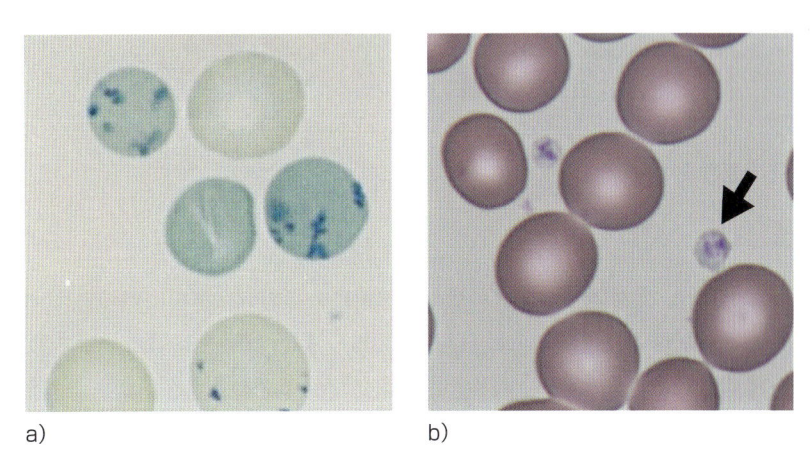

a)　　　　　　　　　　　　　b)

**図3　二種類の赤血球**
a：ニューメチレンブルーにより超生体染色された網状赤血球
b：成熟赤血球（矢印は血小板）

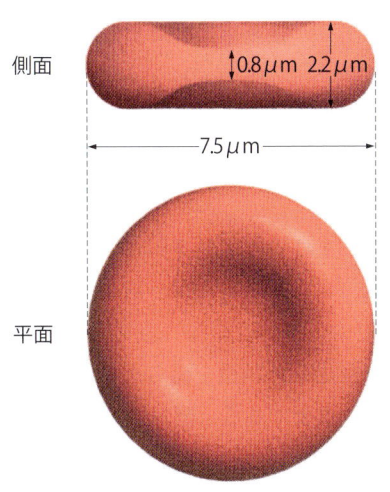

側面　0.8μm　2.2μm
7.5μm
平面

**図4　成熟赤血球の形**
1μmは1000分の1mm

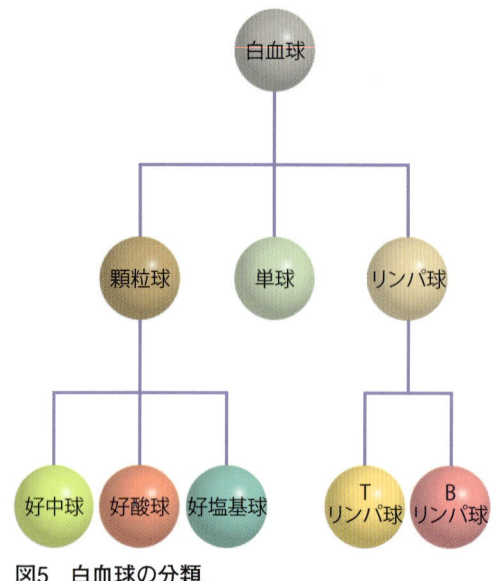

図5　白血球の分類

均質無構造の形態を示す．

## C 白血球

白血球は①顆粒球，②単球，③リンパ球の3種類に分けられ，さらに顆粒球は①好中球，②好酸球，③好塩基球の3種類に分けられる（図5）．以上は形態による分類であるが，さらにリンパ球には機能の異なる **Tリンパ球** と **Bリンパ球** がある．

### a．顆粒球

顆粒球は核が杆状（細長く帯状をしている）あるいは分葉（複数にくびれている）しているのが特徴である．

**（1）好中球（図6a）**

好中球はピンク色の細胞質にたくさんの微細な顆粒を持っている．好中球の機能は細菌などの異物を貪食することであり，細菌感染に対する生体防御で中心的な役割を果たしている．このプロセスは

　①細菌に向かって遊走する（走化性）
　②貪食する
　③殺菌する

の3つからなっており，そのいずれのステップが欠けても十分機能を果たせない．遊走の際に重要なのは好中球膜上に存在する走化因子レセプターであり，炎症部位から放出される走化因子を感知して遊走する．貪食の際に重要なのは膜上の補体や免疫グロブリンFc受容体であり，それぞれに反応した細菌を捕らえて貪食する．殺菌の際には顆粒に含まれているさまざまな抗菌酵素が重要である（図7）．

**（2）好酸球（図6b）**

好酸球は細胞質がブルーで赤橙色の大きな顆粒がたくさんある特徴的な細胞である．好酸球は寄生虫のような大きすぎて貪食できない異物を傷害する機能とアレルギー反応を引

a　好中球　　　　　　　　b　好酸球　　　　　　　　c　好塩基球

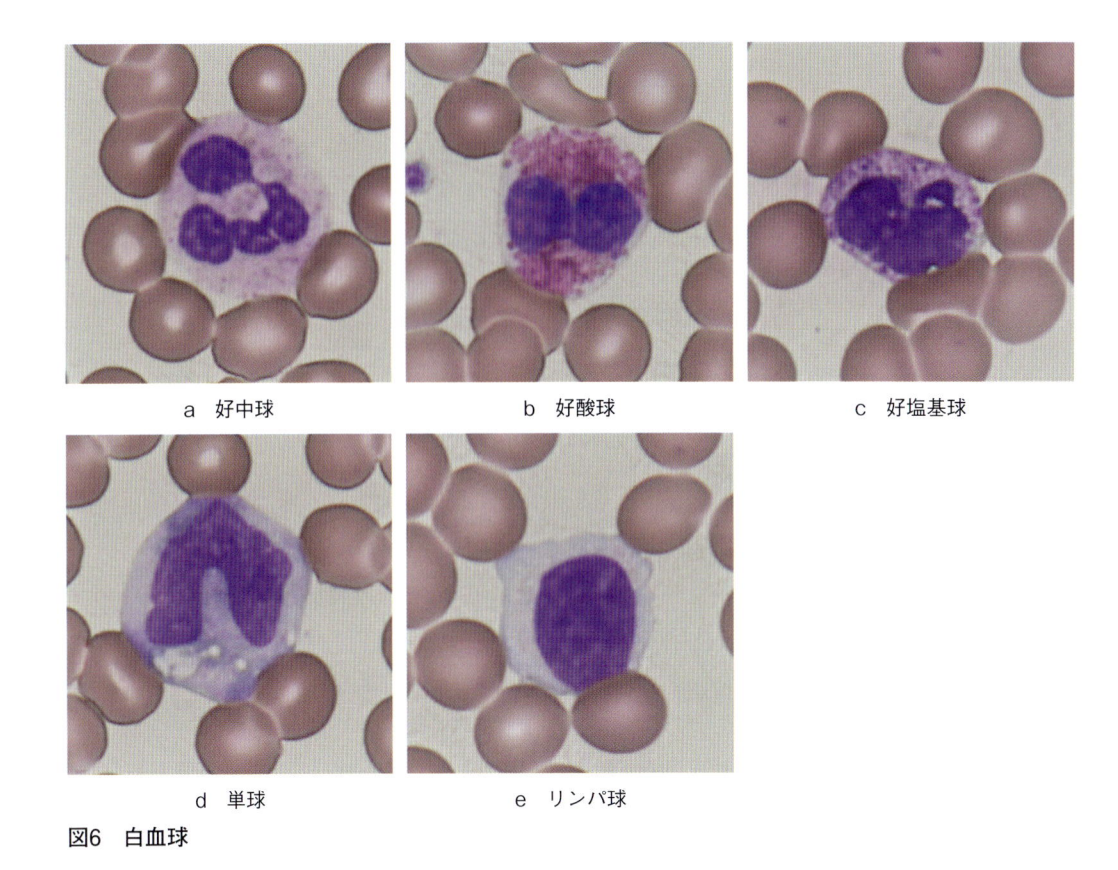

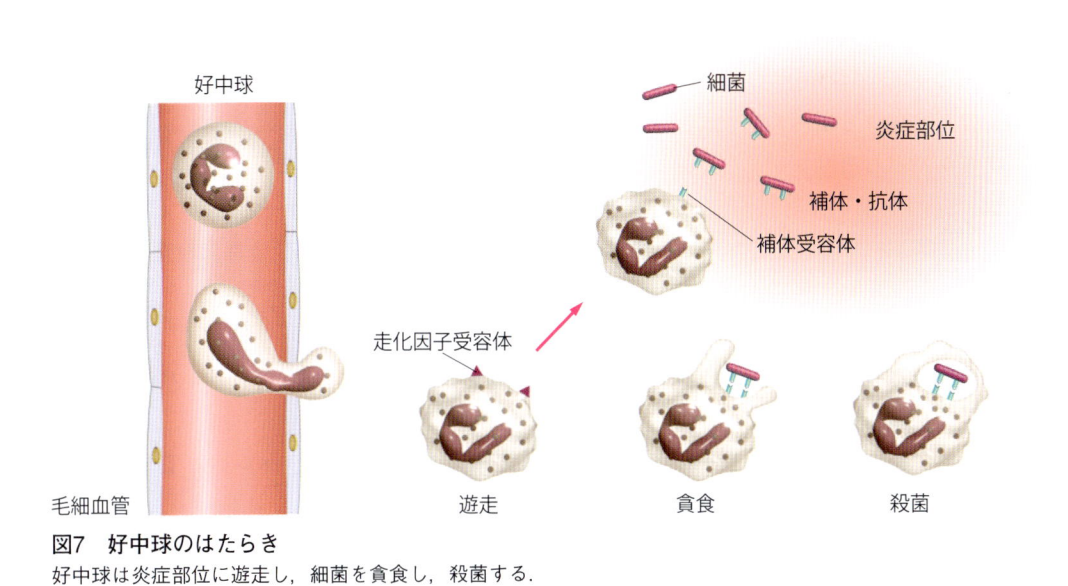

　　d　単球　　　　　　　　　e　リンパ球

**図6　白血球**

**図7　好中球のはたらき**
好中球は炎症部位に遊走し，細菌を貪食し，殺菌する．

　き起こす機能がある．
　**(3) 好塩基球（図6c）**
　　好塩基球は他の顆粒球に比べて最も大きな暗紫色の顆粒を持っている．好塩基球にもア

7

図8 単球：免疫反応の司令塔

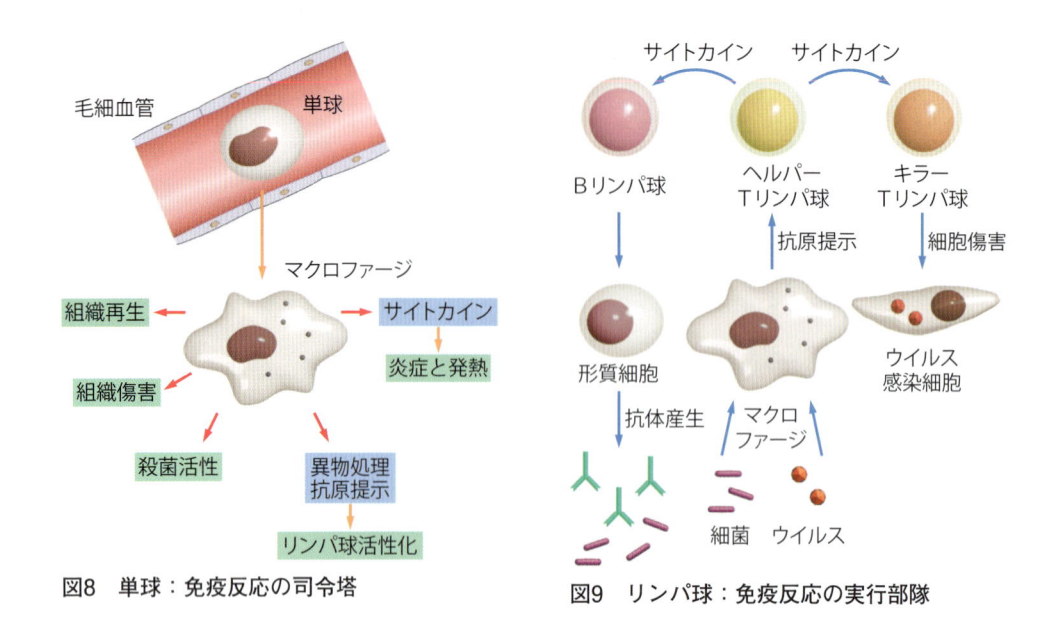

図9 リンパ球：免疫反応の実行部隊

レルギー反応を引き起こす作用があるが，本来の機能は不明な部分が多い．

### b．単球（図6d）

単球は末梢血中で最も大きな細胞で，核にくびれがあり，細胞質は広く，薄い青色に染まる．単球は血管から組織に出てマクロファージになって機能を果たす．外敵が体内に侵入すると，生体を防御するためにさまざまな種類の細胞が協力して炎症反応が起こるが，単球はその際に司令塔の役割を果たす．つまり，リンパ球への抗原提示，サイトカインの産生，死んだ血液細胞や細菌の貪食・異物処理などを行う（図8）．

### c．リンパ球（図6e）

#### (1) リンパ球の分類

Tリンパ球とBリンパ球を形態で見分けるのは非常に難しい．そこで細胞表面マーカーにより分類する．CD3，CD4，CD8などは代表的なTリンパ球マーカーであり，CD19，CD20などはBリンパ球のマーカーである．詳細については「4章4．免疫機能検査」で解説する．

#### (2) リンパ球のはたらき

リンパ球は免疫反応を実行する細胞である．Tリンパ球は細胞性免疫，Bリンパ球は液性免疫を担っている（図9）．

細胞性免疫とは，キラーTリンパ球が直接標的の細胞を攻撃したり，ヘルパーTリンパ球がBリンパ球の抗体産生を助ける反応である．

液性免疫とは，Bリンパ球により産生された抗体により標的細胞を攻撃する反応である．

## D 血小板

血小板は細胞の破片である（図3bの矢印）．これは骨髄の中にある巨核球の細胞質から放出される．血管が破綻して出血するとそこに集まってきて凝集し，破綻した場所を塞ぎ，出血を止める役割をする．

# III 骨髄の構造と機能：造血の場所

## A 血液細胞はどこで造られるのか？

前節で私たちの血液細胞にどのような種類があり、どのような働きをしているかを学んだ。これらの細胞は体の中のどこでどのように作られているのだろうか？

血液を造る臓器は発生の段階ごとに異なる。

胎児では5ヵ月までは肝臓で赤血球の造血が行われている。胎生5ヵ月になると骨に中空の部分ができ、ここで白血球と血小板の産生が始まる。このゼリー状の組織が骨髄で、以後血液細胞を産生し、成熟させる場所となる。赤血球造血も、やがて骨髄に移動する。

新生児では、すべての骨の中の骨髄で造血が行われている。しかし成長するに従い脂肪細胞が増え、やがて腕や下肢の骨のように長い骨（長管骨）では、骨の端にある骨髄だけで造血が行われることとなり、他の部分は脂肪細胞で置き換わっていく。

高齢になると、すべての骨髄で脂肪の占める割合が大きくなり血液を造る能力が低下する。

## B 骨髄の構造

骨髄は人体で最も大きな臓器の1つということができる。骨の中空の容積は成人で身体全体の容積の4.8%を占める。たとえば非常に大きいイメージの肝臓でさえ、体重の約2%であるから臓器としての骨髄の大きさが理解できる。

骨髄の構造は図10に示すように、静脈洞という血管とそれ以外の間質から成っている。骨の周囲を走っている血管と骨髄の中央を走っている血管の間でネットワークを構成してその中間に静脈洞という構造が形成されている。このネットワークの空隙、つまり血管の外の空間で血液細胞が造られている。ここが造血部位である。血液細胞は、成熟すると静脈洞に入り、血管を介して全身に流れていく。

造血部位の血液細胞は、末梢血液中のように液体の中で浮いているわけではない。この空間には血液細胞の他に、コラーゲン線維やフィブロネクチンのような細胞外マトリックス、ストローマ細胞などの非血液細胞が含まれていて、血液細胞の分裂や成熟を調節している。このような環境を造血微小環境と呼んでいる。

骨髄穿刺により骨髄を少量吸い取って染色すると、未熟なものから成熟したものまで、実にさまざまな血液細胞を見ることができる。数も非常に多く、注射器で0.1 mLの骨髄液を取るとその中に約2000万個の有核細胞が含まれている（図2）。

## C 血液産生のホメオスタシス

### a．恒常的造血

健康成人では体重1 kgあたり、25億個の赤血球、10億個の白血球、25億個の血小板が毎日作られている。一方で同数の血液細胞が寿命を全うして除去されるので、血管内には一定数の血液細胞が維持されている。赤血球の寿命は120日、血小板の寿命は10日であ

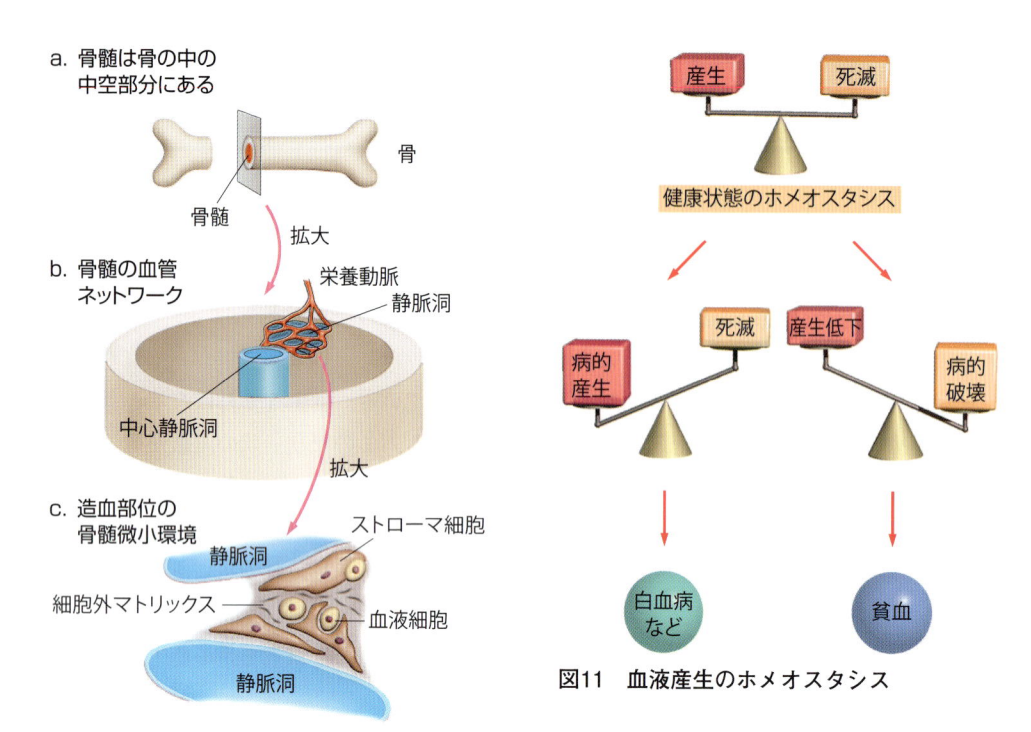

a. 骨髄は骨の中の中空部分にある

b. 骨髄の血管ネットワーク

c. 造血部位の骨髄微小環境

図10　骨髄の構造と造血微小環境

図11　血液産生のホメオスタシス

る．このように健康な人の普通の状態で行われている造血を**恒常的造血**という．

**b．誘導的造血**

　その一方，出血したり破壊が亢進した場合には，失った分を補うだけの血液細胞が余分に作られなければならない．このようになんらかのストレスがかかったときに，それに対応して余分な血液細胞を造る場合を**誘導的造血**という．

**c．ホメオスタシス**

　以上のように健康に生きていくために必要十分な量の血液細胞の産生と死滅（破壊）がバランスよく調節されていることを「**ホメオスタシス**が保たれている」という．ホメオスタシスは恒常的造血と誘導的造血により保たれている．血液の疾患ではなんらかの原因でこのホメオスタシスが崩れる（図11）．

## D 血液細胞はどのように造られるか？　幹細胞の分化と自己複製

**a．造血幹細胞**

　骨髄の中では成熟した赤血球や白血球や血小板が直接に造られているわけではない．まずはじめに3つに共通した元になる細胞（**造血幹細胞**という）から段階的に造られる（図12）．そして，それぞれ赤血球や白血球や血小板として十分役目を果たせる能力が備わった細胞（成熟血液細胞）のみが骨髄から出て血管の中を流れる（**末梢血**となる）．

**b．血液細胞の分化**

　造血幹細胞は図12に示すように，分裂の過程でしだいに赤血球，白血球，血小板となっていく．何回か分裂したあとには，たとえば赤血球以外にはなれない細胞となるが，これ

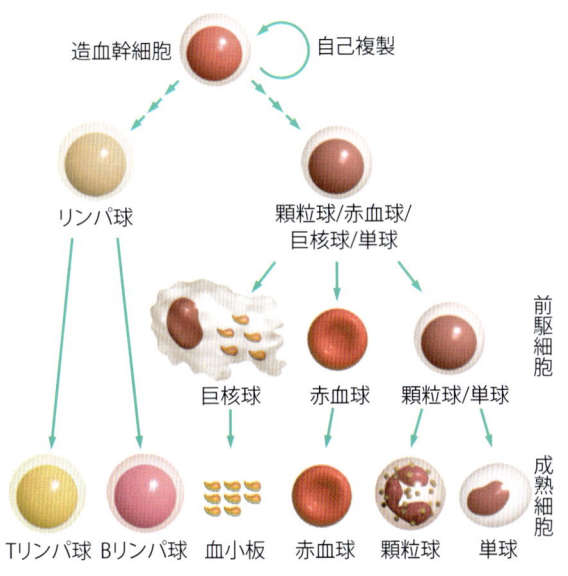

図12　造血幹細胞から成熟血液細胞への分化

を赤血球系**前駆細胞**という．

　このようにして未熟な血液細胞は，少しずつ運命を決めていく．この過程を血液細胞の分化といい，さまざまな系統の細胞になることのできる能力を**多分化能**という．

　造血幹細胞はまた，分裂して自分自身と同じ細胞を造る能力も持っている．このような能力を**自己複製能**という．造血幹細胞が自己複製できるということは，この細胞が存在すれば，長期にわたってすべての系統の血液細胞を作り出せることを意味する．この能力を利用した治療法が造血幹細胞移植である．

## E 骨髄に含まれる血液細胞

　以上からわかるように，骨髄の中には造血幹細胞，各種前駆細胞，成熟細胞が含まれている．造血幹細胞は非常に少ない．一方，成熟細胞は順次血管の中へ送り出されるので，骨髄中でもっとも多くみられる細胞は前駆細胞から各種成熟段階の細胞である．

　**赤血球系**は，赤血球前駆細胞-前赤芽球-好塩基性赤芽球-多染性赤芽球-正染性赤芽球-網状赤血球-赤血球という段階を経て成熟する．

　**好中球**は，好中球系前駆細胞-骨髄芽球-前骨髄球-骨髄球-後骨髄球-好中球という段階を経て成熟する．

　**血小板**は，巨核球前駆細胞から巨核球を経て血小板が産生される．

## F 髄外造血

　出生後の造血は骨髄で行われる．しかし骨髄ががん細胞や線維などで占拠される病的な状態では，骨髄で造血を行うことが不可能になり，骨髄外，すなわち肝臓，脾臓などで髄外造血が行われる．

## Ⅳ 血液細胞の産生と造血因子：造血の調節

血液産生の過程には骨髄微小環境と造血因子の存在が必要である．とくに誘導的造血の際に，ある系統の血液細胞のみを増やす場合には造血因子が重要である．

たとえば，酸素の薄い高地に行くと血液の酸素分圧が低下する．これを感知し，赤血球の造血因子である**エリスロポエチン**が腎臓で産生される．これが骨髄内で赤血球系前駆細胞に働いて赤血球への分化増殖を促進し赤血球産生が増加する．

また，貧血の場合にもエリスロポエチンが増えてくる．逆に腎臓の機能の低下によりエリスロポエチンができなくなると貧血になる．これを腎性貧血といい，慢性腎不全により透析を受けている患者は貧血になることが多い．また肺炎になると白血球が増える場合も，単球よりG-CSF（granulocyte-colony stimulating factor, 顆粒球コロニー刺激因子），Tリンパ球よりGM-CSF（granulocyte-macrophage colony stimulating factor, 顆粒球マクロファージコロニー刺激因子）などの造血因子が産生され，骨髄の顆粒球系前駆細胞の増殖と分化を促進し，末梢の白血球数が増加する．同時に好中球の機能を高める働きもある．また，血小板の産生も**トロンボポエチン**という造血因子により調節されている．

これらの造血因子のようにリンパ球，単球，さまざまな臓器から産生され，造血，免疫，炎症などを調節している因子を**サイトカイン**と総称する．エリスロポエチンやG-CSFはバイオ医薬品として利用されている．

## Ⅴ ヘモグロビンの生成と代謝：赤血球産生の材料

造血を調節するためにサイトカインと骨髄環境が重要であることを学んだ．この際，血液細胞をつくる材料が十分存在することが造血に必要である．実際の病気ではサイトカインや骨髄環境が正常でも，材料が不十分で血液細胞が異常になる場合もある．赤血球産生に重要なヘモグロビンの合成を例として材料と病気（貧血）の関係を理解しよう．

### A ヘモグロビンとは

**ヘモグロビン**は赤血球の90％を占めるタンパク質で，赤血球はヘモグロビンのいっぱい詰まった細胞である．ヘモグロビンは肺で酸素を受け取り，組織に酸素を受け渡す働きをする．このヘモグロビンの合成が障害されると貧血となる．

ヘモグロビンは4本の**グロビン**分子と1分子の**ヘム**分子よりなる．グロビンはタンパク質であり，ヘムは細胞のミトコンドリアの中で鉄などの材料より合成される色素分子である（図13）．赤血球が赤いのはこの色素の色である．

### B ヘモグロビンの不足と貧血

たとえば鉄が不足するとヘムができなくなり，鉄欠乏性貧血となる．グロビン遺伝子の異常があるとヘモグロビンの合成ができなくなり，サラセミアという遺伝性貧血となる（7章参照）．

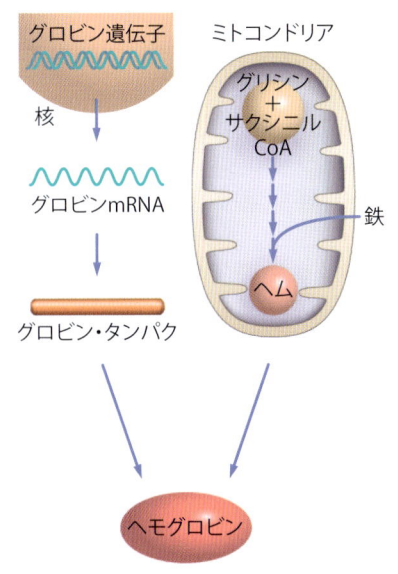

図13　ヘモグロビンの産生

　鉄は食物より吸収されて供給されるので，鉄の多く含まれている食物，たとえば肉などの摂取が不足すると鉄不足となる．また，身体から失われる鉄が多い場合も鉄不足となる．たとえば痔，胃がんや大腸がんによる消化管出血，女性の場合には月経や不正出血（不正性器出血）などで鉄が失われる．

## VI　まとめ

　成熟血液細胞が生体内で重要な機能を果たしている．これらの血液のホメオスタシスは血液細胞の産生と破壊のバランスにより保たれている．血液細胞の産生は造血幹細胞，前駆細胞の分化と増殖によってなされ，これらは骨髄微小環境，造血因子，造血の材料により調節される．これらの知識は血液疾患の発症，病態生理，治療方針を考えるうえで基礎となる．

# 3章

# 血液疾患の症状と看護

## 1 貧血

### I 病態・症状・診断・治療

#### A 病態と機序

　貧血とは循環している末梢血中の赤血球成分が不足した状態を示すが，通常，血液単位容積内の**赤血球数（RBC）**，**ヘモグロビン（Hb）濃度**，**ヘマトクリット（Ht）**の3つの指標の低下によって表現される．異常値は基準値（正常値）から標準偏差値の2倍以上の減少とされているが，診断には年齢，性差，生理的な状態を考慮しなければならない．

　貧血の機序は，大きく赤血球の産生低下，**赤血球寿命の短縮**および破壊の亢進，出血によるものに分けられる（**図1**）．さらに，産生低下は，鉄，ビタミン$B_{12}$，葉酸などの材料の不足によるもの，造血幹細胞の異常によるもの，**赤血球産生を促すホルモン（エリスロポエチン）**の欠乏などに分けることができる．

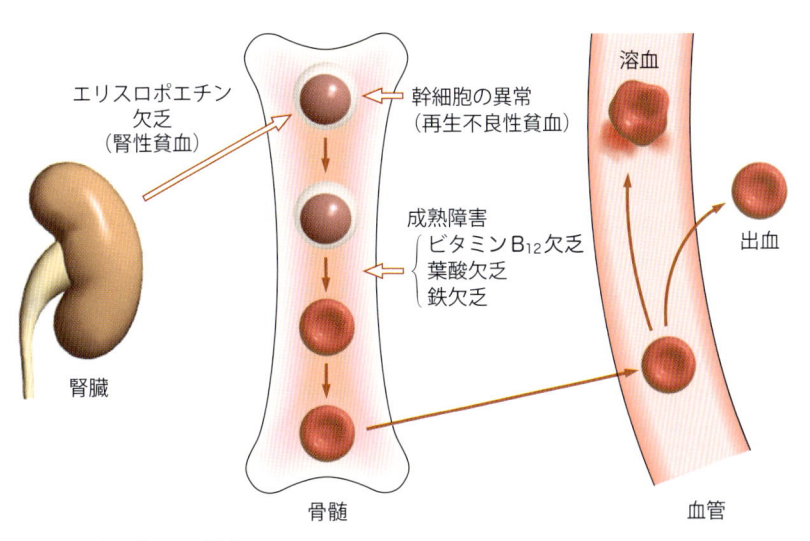

**図1　貧血の起こる機序**
[沢田美彦：貧血の成因による分類．医学生・研修医のための血液病学（吉田豊編），p.11，中外医学社，1996より引用]

表1　赤血球指数

| 指数 | 指数の意味/計算式 | 基準値 |
|---|---|---|
| 平均赤血球容量<br>（MCV） | 赤血球1個あたりの容積<br>Ht値（%）×10/RBC（×10$^6$/μL） | 80〜100 fL |
| 平均赤血球ヘモグロビン量<br>（MCH） | 赤血球1個あたりのヘモグロビン量<br>Hb濃度（g/dL）×10/RBC（×10$^6$/μL） | 30〜35 pg |
| 平均赤血球ヘモグロビン濃度<br>（MCHC） | 赤血球における一定容積あたりのヘモグロビン濃度<br>Hb濃度（g/dL）×100/Ht（%） | 30〜35% |

Ht：ヘマトクリット，Hb：ヘモグロビン，RBC：赤血球数，fL＝10$^{-15}$ L，pg＝10$^{-12}$ g

　また，貧血は「疾患名」ではなく「症状名」である．ゆえに基礎疾患が存在する．貧血の診断は，貧血の存在の確認と基礎疾患の確定によって決定される．

　貧血の病因はきわめて多岐にわたり，貧血自体が主疾患である場合もあれば，他の疾患に続発もしくは併発して偶然に見つかることもある．とくに悪性腫瘍などが原因となっている場合もあり見落とさないことが大切である．

### B 臨床症状

　患者からの情報収集にあたっては，まず自覚症状に注意する．いつ頃から症状が認められたか，その他に発熱や出血傾向の有無，消化器症状として胃痛，腹痛，下血，黒色便の有無，手術歴や薬剤服用歴，女性であれば，妊娠，月経異常，子宮筋腫の有無など確認することが重要である．

　また，慢性的な貧血は自覚症状に乏しいことが多く注意が必要である．

- **自覚症状**：酸素欠乏による脳・心臓・筋肉などに対する症状（頭痛，めまい，易疲労感，胸痛など）．これらを代償するための症状（動悸，息切れなど）
- **他覚症状**：眼瞼結膜，口腔粘膜，手掌の皮膚の色，爪の変化（鉄欠乏性貧血ではさじ状爪などが特徴），毛髪（悪性貧血では若年性白髪を認めることがある），舌（悪性貧血：**舌小帯の萎縮（ハンター舌炎）**）

### C 考えられる疾患

　鉄欠乏性貧血，鉄芽球性貧血，サラセミア，慢性炎症に伴う貧血，再生不良性貧血，溶血性貧血，巨赤芽球性貧血，2次性貧血など．

　2次性貧血とは，血液疾患以外の基礎疾患により生じる貧血のことであり，胃潰瘍，十二指腸潰瘍など消化管からの出血や，子宮内膜症，月経過多，子宮筋腫など婦人科疾患などに伴う貧血のことをいう．

### D 診断・検査

　一般に血球算定検査のほか生化学検査，尿検査などを行い必要に応じて検査を追加する．たとえば急性白血病が疑われたときなどは，早急に白血球分画や骨髄検査を行う．また，診断の進め方で有用なのが**赤血球指数**（表1），とくに**平均赤血球容積（MCV）**によっ

表2　平均赤血球容量（MCV）による貧血の分類

| 小球性貧血（＜80） | 正球性貧血（80～100） | 大球性貧血（＞100） |
|---|---|---|
| 鉄欠乏性貧血<br>2次性貧血<br>鉄芽球性貧血<br>サラセミア | 溶血性貧血<br>腎性貧血<br>白血病<br>出血 | 巨赤芽球性貧血<br>甲状腺機能低下症<br>肝疾患 |
|  | 再生不良性貧血<br>骨髄異形成症候群 ||

［芦田隆司：貧血，今日の治療と看護，第3版（永井良三，大田 健 編），p.170，南江堂，2103より引用］

て小球性（＜80），正球性（80～100），大球性（＞100）の3つに分類し診断を進める方法がある（表2）．

### E 治療

まずは根底にある貧血の成因を明らかにする．詳細な治療に関しては各疾患の項目を参照のこと．

## 看護の役割

### A 情報収集・観察

ヘモグロビンの低下によって，酸素の運搬能が低下しそれに伴う症状が出現する．患者からの主観的訴え（問診内容）だけでなく，看護の視点で客観的な情報を収集し，統合的に観察する必要がある．

### B 患者指導（日常生活における注意点）

貧血の原因と治療について医師の説明内容を把握し，患者の理解度を確認した後に，今後の日常生活の中で貧血を改善するための行動が取れるように，以下について説明・指導を行う．

・検査データと活動量（安静度）の目安
・末梢の保温：代謝が低下することにより末梢の冷感や感覚障害が生じるため，それらを防止するために末梢の保温などの工夫が必要．
・食に関する価値観や生活の全体像に目を向けた食事指導：食欲低下時の食事摂取や，貧血に対し必要な栄養素を摂取するため．
・薬物療法の管理方法：確実に投与し，副作用の有無，効果を注意深く観察すること．
・感染予防：代謝が低下することにより感染リスクが高まるため，皮膚の清潔を保つなどの感染予防が必要．

### C 環境調整（入院時）

安静度や症状に合わせて環境を調整する．
- トイレに近い部屋への移動
- ポータブルトイレや尿器の設置
- ベッド周囲の手の届く位置に必要な物品を準備する．

### D 転倒予防，外傷予防の指導（入院時）

酸素供給不足のため，転倒や外傷の予防を指導する．
- ベッドからの坐位・立位への体位変換時やポータブルトイレからの移動時の動作は，血圧が変動しないようにゆっくり行う．
- 体動に伴い動悸や息切れがあるときは，看護師が介助することを伝え，失神発作やふらつきによる転倒を防止する．

# 2 紫斑・止血困難（出血傾向）

## I 病態・症状・診断・治療

### A 病態と機序

出血傾向とは，止血機構になんらかの異常があり，止血しにくい状態をいう．原因として，血管壁の異常，血小板の異常，凝固・線溶系の異常などが挙げられる．

正常状態では，生体内で血液は流動性を保って血管内を流れている．血漿中では血液凝固を促進する因子とそれらの凝固活性を阻害する抗凝固因子やタンパク分解酵素による線維素溶解が起こり，これらの作用が平衡状態を保っているために血液は血管内で凝固しない．凝固促進因子には，第Ⅰ～第ⅩⅢ因子（第Ⅵ因子は欠番）の因子のほか，いわゆる接触活性化補因子とよばれる物質がある．このバランスが崩れたときに出血傾向が認められたり血栓形成が認められる．

### B 臨床症状

出血部位から，血小板異常に伴う皮下，粘膜出血と，血液凝固異常による深部組織出血に分けられる．

粘膜出血としては，歯肉出血，鼻出血，眼球または眼瞼結膜，気道，消化管からの出血，血尿，性器出血などが挙げられる．先天性の凝固欠乏症などでは関節腔や筋肉内などの深部組織からの出血を認め，関節の硬化・変形など運動機能の障害を認める．血小板減少が著明な場合には，脳や肺実質臓器からの出血を認め生命にかかわることがある．

血小板減少や血小板機能異常では皮膚に**点状出血（3 mm 以下）**や**斑状出血（3 mm 以上）**をきたし粘膜出血として鼻出血や歯肉出血を認めることがある．また，血友病などの凝固因子の異常では関節内出血や筋肉内出血など深部組織の出血を特徴とする．

### C 考えられる疾患

- 血管壁の異常：アレルギー性紫斑病（シェーンライン-ヘノッホ（Schönlein-Henoch）紫斑病）
- 血小板異常：血小板無力症，特発性血小板減少性紫斑病，血栓性血小板減少性紫斑病，
- 凝固異常：先天性血友病，後天性血友病，
- 血小板異常/凝固異常：播種性血管内凝固症候群，フォン・ヴィレブランド（von Willebrand）病

### D 診断・検査

①**出血時間**：血管損傷から血栓形成までの1次止血完了までの過程を総合評価する検査．耳朶を穿刺するデューク（Duke）法と上腕部を加圧後に穿刺するアイビー（Ivy）法がある．

②**血小板機能検査**：血小板凝集能検査，血小板粘着能検査

③**プロトロンビン時間**：外因系血液凝固因子活性を評価する検査．肝障害による産生の低下やビタミンK欠乏症などで延長する．

④**活性化部分トロンボプラスチン時間**：内因系凝固因子活性を評価する検査．先天性疾患では血友病，後天性では播種性血管内凝固症候群などで延長する．

### E 治療

まずは血小板減少の原因を明らかにする．

原因により治療法は異なる．疾患により基礎疾患の治療が優先する場合もある．詳細は各疾患の項目を参照のこと．

---

## 看護の役割

### A 出血状態の観察

出血は全身のどの部位からも生じるため，出血の原因・誘因を把握し，出血状態の観察（出血の有無，出血量，持続時間，経緯，内出血の有無，皮下出血の有無など）を注意深く行う．

#### a．病態による出血斑の特徴

血液凝固異常による出血斑は大きく，関節内出血，筋肉内出血なども認めることがあり，紫斑は通常隆起を伴わず，圧迫しても消退しない．血小板および血管異常では出血斑は小さく，点状出血が出現することが多い．

#### b．観察のタイミング・方法

出血傾向の早期発見は，患者の予後に大きな影響をもたらすので，観察は重要である．

- 医師の診察，清拭，シーツ交換，寝衣交換，検温，沐浴，足浴などあらゆる機会に皮膚粘膜（眼球結膜，歯肉，口腔粘膜なども）に点状出血・紫斑・斑状出血などないか詳しく観察する．
- とくに清拭時は，患者自身では観察できない背中などの出血状態を把握できるので有効である．
- 高齢者や小児は患者自身から訴えることが難しいため，家族から出血状態を問診することが重要である．

#### c．注意が必要な場面

採血，注射，骨髄穿刺後は，十分な止血と出血の確認が必要である．血小板数１万/μL以下の場合は，突然の出血を予測し，以下のような症状に注意し，早期発見に努める．

- 前駆症状：冷感，脱力，不快感
- 肺出血の場合：咳，胸痛，喀血
- 頭蓋内出血の場合：血圧上昇，頭痛，悪心・嘔吐

### B 患者指導（日常生活における注意点）

#### a．安静保持

- 転倒や外傷予防のため，安静や日常生活の制限が生じる．
- 転倒や打撲による物理刺激を避けるため，環境整備の工夫と履物に注意する．
- 乳児では，ベッド柵を乗り越える危険があるため，ベッド内から踏み台になるようなおもちゃは取り除く．
- 安静度や日常生活の制限はストレスが増強するため，患者と十分に話し合い，「できない」の視点ではなく「○○の方法ならできる」の視点で考える．

#### b．皮膚・粘膜の保護

- 清拭やマッサージをするときは，できるだけこすらず柔らかく行い，駆血帯や血圧測定時のマンシェットによる圧迫は短時間にする．
- 下着や寝衣による圧迫や摩擦を避ける．鼻をかむときは強くかまない．歯ブラシは柔らかめのものを使用する．口内炎があるときは水歯磨きで含嗽する．

#### c．感染予防

- 出血傾向のある患者は免疫グロブリン産生が低下し感染しやすい状態にあるため，感染予防行動が必要であり，手洗いやうがいの励行などを指導する．
- 看護師・家族も感染源にならないよう注意する．

# 3 リンパ節腫大

## I 病態・症状・診断・治療

### A 病態と機序

リンパ節はリンパ球（Bリンパ球，Tリンパ球，NK細胞）と組織球（マクロファージ，樹状細胞）により構成され，微生物をはじめとする異物に対する免疫反応の場である．炎症や免疫異常，腫瘍，代謝障害など多くの原因によって腫大する．リンパ節腫大の定義はないが，大きさが1〜2 cm以上の場合に異常とみなされることが多い．

### B 臨床症状

感染に伴う急性の炎症では，限局した有痛性リンパ節を触知することが多く，逆に無痛性のリンパ節腫大では悪性疾患を念頭に入れて診断を進めていくことが大切である．

### C 考えられる疾患

考えられる疾患を表3に示す．

### D 診断・検査

問診により，リンパ節腫大の経過（発症時期，増大速度），分布（全身性，局所性，連続性，非連続性など），全身症状（発熱，盗汗，体重減少）の有無を把握する．さらに，悪性腫瘍，自己免疫疾患，薬剤の服用歴の確認も重要である．

原因不明のリンパ節腫大，悪性リンパ腫，がんの転移などが疑われた場合は，診断のためリンパ節生検が必要となる．

表3 リンパ節腫大をきたす主な疾患

|  | 疾患 |
|---|---|
| 感染症 | 細菌，真菌，クラミジア，寄生虫，ウイルスなど |
| 免疫系の良性疾患 | 関節リウマチ，全身性エリテマトーデス（SLE），血清病，亜急性壊死性リンパ節炎など |
| 免疫系の悪性疾患 | 急性・慢性リンパ性白血病，悪性リンパ腫，悪性組織球症など |
| その他の悪性腫瘍 | がんのリンパ節転移など |
| その他 | サルコイドーシス，アミロイドーシスなど |

[伊豆津宏二：リンパ節腫大．血液専門医テキスト（日本血液学会編），p.26，南江堂，2011より抜粋して作成]

## E 治療

各疾患の項目を参照のこと．

# 看護の役割

## A アセスメントの視点

リンパ節腫大が疑われる患者は「しこりがある」と言って受診することが多いため，それがリンパ節腫大かリンパ節以外の皮下腫瘤（脂肪腫，アテロームなど）かの鑑別が重要になる．そのため，アセスメントの視点が診断や治療に影響する．リンパ節腫大の原因が悪性腫瘍の場合は，その後の治療や予後に大きく影響する．

- 表在リンパ節腫大が疑われる部位と状態を視診・触診し，発症の経緯や，リンパ節腫大に伴う症状やリンパ節圧迫による症状を観察・問診する．
- 深部リンパ節腫大についてはCT，MRI，超音波検査などで把握する．
- 急性の発症，自発痛，熱感を伴うものは炎症性のリンパ節腫大であることが多く，悪性リンパ腫や悪性腫瘍転移の場合は，痛みがなく，腫大が硬いものが多い．

## B 外来での看護

### a．応急処置

リンパ節腫脹による中枢神経への圧迫がある場合は，意識障害や髄膜刺激症状をきたす．また，頸部・縦隔リンパ節腫脹では気道閉塞や胸水貯留をきたすおそれがあり，腹部のリンパ節腫脹では腸蠕動の抑制，水腎症，胆管閉塞をきたすおそれがあるため，症状に応じて以下の応急処置をただちに行う．

- 意識レベル確認
- 気道確保
- ステント導入や胆管ドレナージ

### b．苦痛の緩和

各部位のリンパ節腫脹に伴う苦痛を緩和する．

- 呼吸困難：呼吸状態をパルスオキシメーター（経皮的酸素飽和度モニター）で把握し，必要時，酸素投与を行い安楽な体位をとる．
- 腹部膨満感：腹部マッサージの施行や，便秘傾向を認めた場合は水分摂取を促し，必要時，緩下薬を使用する．
- 発熱：冷罨法と解熱鎮痛薬を活用し，安静と水分補給を行う．
- 疼痛：炎症性の場合は，冷罨法と解熱鎮痛薬を活用する．腫瘍性のリンパ節腫脹の増大の場合は，原因疾患の治療で腫瘍縮小効果を期待し，また疼痛コントロールを積極的に行う．
- リンパ浮腫：皮膚・粘膜の保護・清潔保持や浮腫のある部位の挙上，弾性ストッキング装着，リンパマッサージを行う．

# 4 脾腫

## I 病態・症状・診断・治療

### A 病態と機序

脾臓は最大のリンパ組織で，老化した血球を除去したり抗原や細菌を認識し抗体を産生する役割がある．正常な脾臓の大きさに関しては明確な基準はないが，通常，脾臓を肋骨弓下に触知した場合には脾腫があると考える．原因は，感染症，循環障害による場合と血液疾患に起因する場合がある．

### B 臨床症状

基本的には初期には自覚症状を認めないことが多い．脾腫が進行した場合に腹部膨満感や胃や腸管を圧迫することにより食欲低下や便秘など認めることがある．

### C 考えられる疾患

考えられる疾患を表4に示す．
慢性感染症（マラリア，結核，梅毒），脾臓には豊富な血管網が存在するため循環障害として門脈や脾静脈の閉塞，肝硬変，バンチ症候群（特発性門脈圧亢進症）で脾腫を認める．また，血液疾患の多くに脾腫を認めるが，なかでも慢性骨髄性白血病，骨髄線維症では骨盤腔に及ぶ巨脾を認めることがある．

### D 診断・検査

診断は触診により疑い，腹部超音波検査，腹部CT検査で確認する．超音波検査では長

表4 脾腫をきたす主な疾患

|  | 疾患 |
|---|---|
| 感染症 | 細菌，真菌，寄生虫，リケッチア，ウイルスなど |
| 免疫系の良性疾患 | Felty症候群を合併した関節リウマチ，SLE，血清病など |
| 免疫系の悪性疾患 | 急性・慢性骨髄性白血病，急性・慢性リンパ性白血病，悪性リンパ腫，原発性マクログロブリン血症，悪性組織球症など |
| その他の悪性腫瘍 | 悪性黒色腫，肉腫など |
| うっ血性脾腫 | 肝疾患または脾静脈・門脈血栓症による門脈圧亢進症など |
| 血液疾患 | 自己免疫性溶血性貧血，遺伝性球状赤血球症，サラセミア，髄外造血など |
| その他 | サルコイドーシス，アミロイドーシスなど |

［伊豆津宏二：肝脾腫．血液専門医テキスト（日本血液学会編），p.28，南江堂，2011より抜粋して作成］

径 13 cm 以上，CT 検査では長径 10 cm 以上で脾腫が示唆される．

### E 治療

脾腫をきたす原疾患の治療が原則である．

脾臓摘出術：適応は脾機能亢進症（脾摘により血球減少の改善が期待できる）．血液疾患では，遺伝性球状赤血球症，特発性血小板減少性紫斑病で有効な場合がある．

---

## 看護の役割

### A アセスメントの視点

正常では脾臓は触知されず，触知されるときには病的であると考えてよい．通常の2〜3倍に腫大すると触知できるといわれるが，触知には熟練を要するため，超音波検査が有効である．

### B 脾腫が疑われた場合の看護

触診や超音波検査で脾腫が疑われた場合は，血液検査・画像検査に加え，骨髄穿刺や生検を行うため，検査に伴う苦痛や不安の緩和，検査後の止血状態の観察を行う．

# 5 発熱

## I 病態・症状・診断・治療

### A 病態と機序

体温は通常，脳内の視索前野および視床下部の体温調節中枢によって一定の温度にコントロールされているが，これがさまざまな要因によってその設定温度が高くなることにより発熱が生じる．一般に正常体温は 36.5℃前後が最も多い．臨床的には 37.5℃以上を発熱という．人間の体力や基礎体温の違いにより若干の差が認められる．

### B 臨床症状

熱型（表5）および随伴症状にも注意する．

発熱に伴う随伴症状は原疾患によってさまざまである．

熱型や随伴症状が診断の手がかりとなることもある．たとえば，ホジキンリンパ腫ではPel-Ebstein（ペル-エブスタイン）熱とよばれる回帰熱パターンの熱型が特徴的である．これは有熱期と無熱期を繰り返す熱型を示す．

表5 熱型の種類

| | | 特徴 | | 代表的な疾患 |
|---|---|---|---|---|
| 1 | 稽留熱 | 1日の日差1℃以内で高熱 | | 腸チフス，発疹チフス，大葉性肺炎，粟粒結核，髄膜炎の極期 |
| 2 | 弛張熱 | 1日の日差1℃以上，低いときでも正常にはならない | | 敗血症，化膿性疾患，多くの細菌性・ウイルス性疾患，悪性腫瘍 |
| 3 | 間欠熱 | 日差1℃以上，平熱のこともある | | マラリア 弛張熱と同じ疾患 |
| 4 | 波状熱（回帰熱） | 有熱期と無熱期が交互にみられる | | ホジキン（Hodgkin）病，ブルセラ，マラリアなど |
| 5 | 二峰熱 | 発熱が初期に一度下がり，再び上昇する | | 麻疹など |
| 6 | 不定熱 | 熱の高低，持続に一定の傾向がない | ? | 種々の疾患がある |

[米倉修司：発熱．血液・造血器疾患の治療と看護，p.32，南江堂，2002より引用]

## C 考えられる疾患

考えられる疾患を表6に示す．感染症，自己免疫系疾患をはじめさまざまな疾患が発熱の原因となるが，血液疾患では，原疾患や化学療法に伴い白血球減少を認め，細菌感染，真菌感染，ウイルス感染を合併し，しばしば発熱を示す．さらに，急性白血病や悪性リンパ腫などの造血器腫瘍では，病勢に伴う発熱を認めることがある．

## D 診断・検査

・1次検査：一般的検査（血球算定検査（白血球分画），CRP（C反応性タンパク），赤沈，血液培養，検尿，胸部X線）
・2次検査：確定診断へ導くための検査

## E 治療

原疾患の治療が基本である．

表6　発熱の原因となる疾患

| | | |
|---|---|---|
| 短期発熱疾患 | 感冒症状 | インフルエンザ，急性扁桃腺炎，急性気管支炎，感冒，大葉性肺炎，気管支肺炎，ウイルス性肺炎など |
| | 脳神経症状 | 無菌性，細菌性または結核性髄膜炎，日本脳炎，灰白髄炎など |
| | 泌尿・生殖器症状 | 急性腎盂腎炎，前立腺炎，副睾丸炎など |
| | 消化器症状 | 急性腸管感染症，急性虫垂炎，細菌性食中毒，急性肝炎，急性胆囊炎など |
| | 皮膚症状，その他 | 化膿性皮膚疾患など |
| 長期発熱疾患 | 感染症 | 腎盂腎炎，敗血症，結核など多くの重症感染症 |
| | 悪性腫瘍 | 白血病，悪性リンパ腫，種々の固型癌などによるいわゆる腫瘍熱 |
| | 膠原病，自己免疫性疾患 | 全身性エリテマトーデス（SLE），慢性関節リウマチ（RA）など |
| | その他 | 薬物アレルギー，脱水症，術後発熱など |

[米倉修司：発熱．血液・造血器疾患の治療と看護，p.32，南江堂，2002より引用]

■発熱性好中球減少症（FN：febrile neutropenia）

　白血病をはじめとした血液疾患や固形がんに対する化学療法あるいは造血幹細胞移植において好中球減少時に発症する感染症は，しばしば進行性であり重篤化する．このような好中球減少時の発熱性疾患を「発熱性好中球減少症」とよぶ．

### a．発熱性好中球減少症（FN）の定義

　FNの定義は，以下の2つを満たすことである．

1) 1回の検温で38℃以上の発熱，または1時間以上持続する37.5℃以上の発熱
2) 好中球数が500/mm$^3$未満の場合，または1,000/mm$^3$未満で500/mm$^3$未満に減少することが予測される場合

### b．発熱性好中球減少症（FN）の治療

　好中球減少時における感染症治療は原疾患治療の成否を左右するため，起炎菌が同定する前に経験的治療として抗菌薬，抗真菌薬の投与が行われる．

　本症の根本的な解決は，原疾患の治療経過により好中球数が回復することである．

## 看護の役割

### A　アセスメントの視点

　表6にあるように，発熱は，感染や炎症のほか，悪性腫瘍や膠原病，血液疾患，薬剤性などさまざまな疾病・原因により出現することが多い症状である．

- 発熱をアセスメントする際は，まず感染性（敗血症）ショックを考え，ショック症状の有無を評価する．
- 疾病に起因することなく，高温多湿環境下で身体に熱が蓄積されて高体温になる場合があり，これを「うつ熱」という．通常，発熱に伴う悪寒戦慄や手足の冷感などの症状は現れず，呼吸抑制などを伴うことがある．

- 小児の 39℃ 以上の発熱,継続する 38℃ 以上の発熱で病巣が不明な場合は,悪性腫瘍や川崎病などを考慮する.小児は予備力がなく,また,症状を的確に表現することが困難で原因検索までに時間を要することが多いため,早急な対応と原因検索が必要である.
- 好中球 500/μL 以下で発熱を伴う場合は,数時間単位で全身状態の悪化をきたし,ショック状態に移行する危険性が大である.そのため,発熱に伴う身体症状の変化を知り,呼吸・循環・代謝・尿量の変化を十分観察し,臨床症状と検査データからアセスメントする.

## B ケア・処置・患者指導

- 発熱時は代謝が亢進しエネルギーの消耗が激しく,倦怠感が強くなるため,体力消耗を最小限にするよう安静とする.ふらつきや転倒・転落の防止のため,ベッド周囲の環境整備に努める.また,安静が保てるように室温・湿度・音・照明などの環境を整える.
- 発汗や不感蒸泄が増え,脱水になりやすいため,必要水分量を補正する.経口摂取ができれば電解質を含むスポーツ飲料などを飲ませたり,氷にして口に含ませたりする.とくに高齢者や小児は重篤に陥りやすいため,水分摂取の方法について具体的に指導する.また栄養の補給も重要であり,高タンパク・高カロリーで消化のよいもの,水分を多く含んだ口あたりのよいものや患者の好きなものを,少量ずつ時間をかけて摂取するよう指導する.
- 発熱時は発汗や口呼吸のため口腔内が乾燥し,口内炎や呼吸器合併症を起こしやすいため,口腔内の清潔を保つ必要がある.口腔内の清潔を保つことは食欲増進にもつながる.
- 発汗時は素早い清拭と寝衣交換が望ましい.頻回に発汗する場合は,疲労感を最小限にするため,寝衣の背中や前胸部にタオルを差し込んでタオルのみ頻回に取り換えるなどの工夫をする.
- 発熱が長期間持続する場合は,不安や焦燥感など抱きやすいため,精神的援助を行う.解熱のタイミング時に,体力を消耗しない程度に,シャワー浴や散歩などで気分転換を図る.
- 外来治療中の血液疾患患者においては,好中球減少時に発熱することがきわめて危険であることを理解してもらい,たとえ夜間であっても,38℃ 以上の発熱時には病院に一報を入れるなど,発熱時の対応をあらかじめ患者と決めておく.

# 4章

# 診察・検査と看護

## 1 | 末梢血検査

### A 採血検体取り扱い時の注意

　採血を適切に行い，検体をていねいに扱うことは，質の高い検査結果を得るために重要なことである．

　末梢血用の採血管には，**抗凝固剤EDTA**が入っている．しかし，時にはそれでも血小板凝集塊が形成されて，見かけ上血小板数が低値を示すことがある（**偽性血小板減少症**）．このような時には，ほかの抗凝固剤（**クエン酸ナトリウム**など）を使用して採血し，すみやかに測定する．

　シリンジで採血する場合には，溶血が生じるような強い吸引圧をかけないように努める．また，シリンジで採取した検体は放置すると重力に従って血球が沈殿して不均一になるため，すみやかに採血管に分注する．

　中心静脈ラインから採血する場合には，点滴を一時止めて患者に最も近い連結部から行う．1本目のシリンジで採取される血液は，点滴内容が混入するため廃棄する．この際，とくに清潔・無菌的操作に注意して行う必要がある．

### B 末梢血検査からわかること

　末梢血検査では，**白血球数**，**赤血球数**，**血小板数**のほか，**血液像**（**白血球分画**ともいう．白血球の種類と占める割合を百分率で示したもの），**ヘモグロビン濃度**，**ヘマトクリット値**（全血中に占める血球の体積の割合），**赤血球恒数**（**平均赤血球容量（MCV）**，**平均赤血球ヘモグロビン量（MCH）**，**平均赤血球ヘモグロビン濃度（MCHC）**），**網赤血球数**，塗抹標本の目視観察による白血球，赤血球，血小板および異常細胞の形態などに関する情報が得られる（表1）．

### C 白血球数，血液像

　**白血球数**や**血液像（白血球分画）**に，性差はない．乳児では一般に**リンパ球優位**である．白血球数は，造血機能の異常だけでなく，感染症に対する反応や薬剤投与の影響など，さまざまな要因によって変動する．白血球数に異常がある場合には，細胞分画を血液像によって確認する必要がある．病状を正確に把握するためには，白血球数と血液像から各分画の**絶対数**を計算することが望ましい．また，塗抹標本の観察で異常細胞を認める場合に

表1 末梢血検査の各項目

| 検査項目 | | おおよその基準範囲 |
|---|---|---|
| 白血球数 | | $3.5〜9.0×10^3/\mu L$ |
| 血液像 | 桿状核好中球 | 0〜5% |
| | 分葉核好中球 | 40〜70% |
| | 好酸球 | 1〜5% |
| | 好塩基球 | 0〜1% |
| | 単球 | 0〜10% |
| | リンパ球 | 20〜50% |
| 赤血球数 | 男 | $4.0〜5.5×10^6/\mu L$ |
| | 女 | $3.5〜5.0×10^6/\mu L$ |
| ヘモグロビン濃度 | 男 | 14〜18 g/dL |
| | 女 | 12〜16 g/dL |
| ヘマトクリット値 | 男 | 40〜50% |
| | 女 | 35〜45% |
| 平均赤血球容量（MCV） | | 84〜99 fL |
| 平均赤血球ヘモグロビン量（MCH） | | 28〜35 pg |
| 平均赤血球ヘモグロビン濃度（MCHC） | | 32〜36 g/dL |
| 網赤血球数 | | 0.8〜2.2% |
| 血小板数 | | $15〜35×10^4/\mu L$ |

MCV：赤血球1個あたりの容積．ヘマトクリット値（%）÷赤血球数（$×10^6/\mu L$）×10で算出．

MCH：赤血球1個あたりのヘモグロビン量．ヘモグロビン濃度（g/dL）÷赤血球数（$×10^6/\mu L$）×10で算出．

MCHC：赤血球における一定容積あたりのヘモグロビン濃度．ヘモグロビン濃度（g/dL）÷ヘマトクリット（%）×100で算出．

は，骨髄検査や，細胞表面マーカーなどの補助診断を用いて総合的に判断する必要がある（4章6．骨髄検査 参照）．

各白血球分画の増加・減少の原因を表2に示す．原因がすぐに推測できない場合には，臨床経過をていねいに検討する．少量抗がん薬の持続的投与や放射線照射では，白血球減少が遅発性に生じたり遷延したりする可能性がある．G-CSF（顆粒球コロニー刺激因子）製剤は顆粒球系細胞の増殖・分化作用に加え，成熟好中球の末梢血中への放出促進作用を有するため，投与中止後の白血球数は中止前の1/4〜1/3になる．

## D 赤血球数，ヘモグロビン濃度，ヘマトクリット値，赤血球恒数，網赤血球数

赤血球数やヘモグロビン濃度，ヘマトクリット値は，女性に比し男性で高い値を示す．一方，赤血球恒数（MCV，MCH，MCHC）や網赤血球数に性差はない．

一般に，ヘモグロビン濃度が低値を示すことを貧血という．貧血は，さらにMCVや

表2 各白血球分画の増加・減少の原因

| 各白血球分画の増加/減少 | | 原因 |
|---|---|---|
| 好中球の増加 | 急性感染症 | 細菌・真菌感染症など |
| | 炎症 | 成人発症スティル病，関節リウマチ，痛風発作，外傷，熱傷，手術など |
| | 薬物 | 副腎皮質ステロイド，エピネフリン，G-CSFなど |
| | 造血器疾患 | 慢性骨髄性白血病，骨髄増殖性腫瘍など |
| | その他 | 運動，出産，痙攣，心筋梗塞，腎不全など |
| リンパ球の増加 | 急性感染症 | 百日咳，伝染性単核症，流行性耳下腺炎，その他のウイルス感染症など |
| | 慢性感染症 | 結核，梅毒など |
| | 造血器疾患 | 急性・慢性リンパ性白血病，成人T細胞性白血病，悪性リンパ腫（バーキットリンパ腫，濾胞性リンパ腫，マントル細胞リンパ腫）など |
| 好酸球の増加 | アレルギー性疾患 | 気管支喘息，蕁麻疹，薬物アレルギーなど |
| | 造血器腫瘍 | 慢性好酸球性白血病，慢性骨髄性白血病など |
| | その他 | 血管炎，ウェジナー肉芽腫，寄生虫感染など |
| 単球の増加 | 感染症 | 結核，チフス，水痘，麻疹，風疹など |
| | 造血器疾患 | 急性単球性白血病，慢性骨髄単球性白血病など |
| | その他 | サルコイドーシス，悪性腫瘍など |
| 好中球の減少 | 感染症 | ウイルス感染症，重篤な細菌感染症など |
| | 先天性 | 先天性好中球減少症，ファンコニ貧血など |
| | 薬剤，放射線 | 抗甲状腺薬や抗痙攣薬による無顆粒球症，抗がん薬，免疫抑制薬，放射線照射 |
| | 脾機能亢進 | 肝硬変，特発性門脈圧亢進症など |
| | 自己免疫性疾患 | 全身性ループスエリテマトーデスなど |
| | 造血器疾患 | 再生不良性貧血，巨赤芽球性貧血，骨髄異形成症候群，急性白血病，多発性骨髄腫など |
| リンパ球の減少 | 感染症 | 粟粒結核，HIVなど |
| | 先天性 | 先天性免疫不全症など |
| | 薬剤，放射線 | 副腎皮質ステロイド，免疫抑制薬，リツキシマブ，放射線照射など |
| | 自己免疫性疾患 | 全身性ループスエリテマトーデスなど |

表3 貧血・多血症の原因

| 貧血（基準値）/多血 | 原因 |
|---|---|
| 小球性低色素性貧血<br>（MCV≦83 fL，MCHC≦31 g/dL） | 鉄欠乏性貧血，慢性疾患（慢性炎症，悪性腫瘍），鉄芽球性貧血，サラセミア，鉛中毒 |
| 正球性正色素性貧血<br>（MCV：84〜99 fL，MCHC：32〜36 g/dL） | 再生不良性貧血，腎機能障害，白血病，悪性腫瘍の骨髄浸潤，急性出血，溶血性貧血（遺伝性球状赤血球症，自己免疫性溶血性貧血，発作性夜間血色素尿症） |
| 大球性正色素性貧血<br>（MCV≧100 fL，MCHC：32〜36 g/dL） | 巨赤芽球性貧血（ビタミン$B_{12}$あるいは葉酸欠乏），骨髄異形成症候群，慢性肝疾患，甲状腺機能低下症 |
| 多血症 | 真性多血症，ストレス性多血症，2次性多血症（慢性閉塞性肺疾患など），エリスロポエチン産生腫瘍 |

表4 血小板減少症・増加症の原因

| 血小板の減少/増加 | | 原因 |
|---|---|---|
| 血小板の減少 | 産生障害 | 無効造血（正常な血小板が作れない）：巨赤芽球性貧血，骨髄異形成症候群など |
| | | 造血幹細胞の異常：再生不良性貧血など |
| | | 薬剤：抗がん薬，免疫抑制薬など |
| | | 骨髄の置換：白血病，がんの転移，骨髄線維症など |
| | 破壊の亢進 | 免疫による破壊：全身性ループスエリテマトーデス，特発性血小板減少性紫斑病など |
| | | 脾腫：肝硬変，特発性門脈亢進症など |
| | | 血栓形成による消費：播種性血管内凝固症候群など |
| | | 機械的破壊：人工弁，人工血管など |
| | | ウイルス性疾患 |
| 血小板の増加 | 反応性 | 産生の増加：慢性炎症（腫瘍，感染症），出血性貧血，急性溶血など |
| | | 分布の異常：摘脾後 |
| | 腫瘍性 | 骨髄増殖性腫瘍：本態性血小板血症，慢性骨髄性白血病など |

MCH，MCHCを評価することで，**小球性低色素性貧血**，**正球性正色素性貧血**および**大球性正色素性貧血**の3つに分けられる．一方，赤血球数やヘモグロビン濃度，ヘマトクリット値が増加する状態を多血症という（**表3**）．

### E 血小板数

血小板数に，年齢や性別による差はない．血小板増加・減少の原因を**表4**に示す．

# 2 血小板・凝固機能の検査

## A 止血機構の概要

　通常血管内では，血液は滞ることなく流れるが，血管が破綻して出血した場合，それを抑えるために止血機構が作用する（図1）．

　この際，血漿中や血管内皮などに存在する**フォン・ヴィレブランド因子**（vWF：von Willebrand factor）というタンパク質を介して，血小板が損傷した部分の血管内皮に**粘着**し，そこに血小板が**凝集**して**血栓**を形成する（**1次止血**）．引き続き凝固カスケードが活性化し（図2），**トロンビン**が**フィブリノゲン**を**フィブリン**（線維素）に変換して，血栓を増強する（**2次止血**）．生じたフィブリンは，**プラスミン**などによって分解され（線維素溶解＝**線溶**），血栓は溶解・消失する．

　以下に，止血機構における各ステップを評価するための検査を示す（表1）．

> **Memo**
> **フォン・ヴィレブランド病（vWD：von Willebrand disease）**
> フォン・ヴィレブランド因子が遺伝的に欠損する疾患．血小板が血管内皮に粘着できないため，出血症状を呈する．

## B 出血時間

　**1次止血**を反映する検査．皮膚に**切創**を作って出血をさせた後，ろ紙をあてて血滴を吸い取れなくなるまでの時間を測定する．血小板の数的・質的異常に加え，vWFの異常や血管壁のもろさなどにより延長する．

　メスで耳介に切創を作る簡便な**デューク（Duke）法**が広く用いられているが，上腕に血圧測定用のマンシェットを巻いて40 mmHgの圧をかけてから前腕部に切創を作る**アイ**

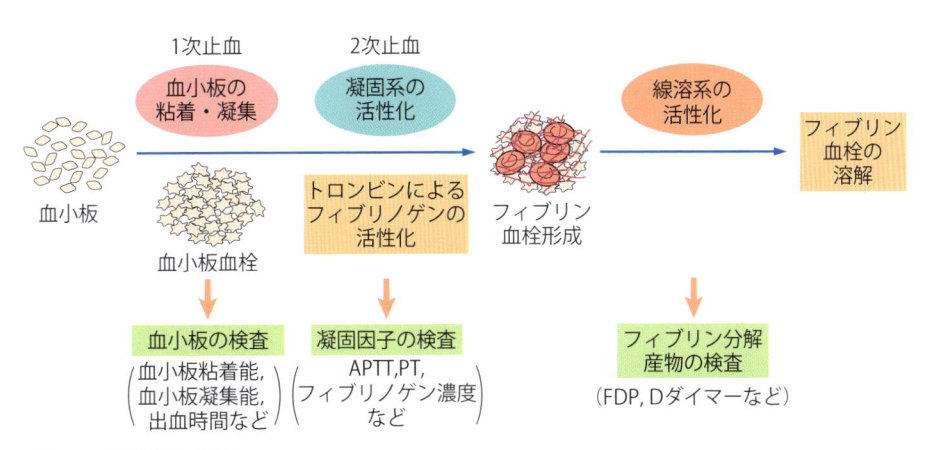

図1　止血機構と検査

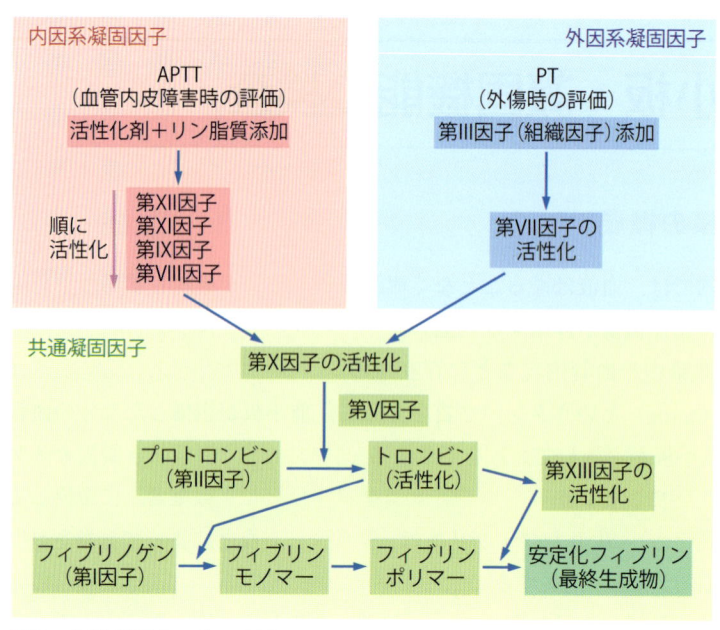

```
内因系凝固因子                          外因系凝固因子
   APTT                                  PT
（血管内皮障害時の評価）              （外傷時の評価）
  活性化剤＋リン脂質添加             第Ⅲ因子（組織因子）添加

順に    第XII因子
活性化  第XI因子                      第VII因子の
        第IX因子                        活性化
        第VIII因子

共通凝固因子
            第X因子の活性化
                 ↓  第V因子
  プロトロンビン → トロンビン → 第XIII因子の
  （第II因子）    （活性化）       活性化

  フィブリノゲン → フィブリン → フィブリン → 安定化フィブリン
  （第I因子）      モノマー    ポリマー     （最終生成物）
```

図2　血液凝固カスケードとAPTT・PT

ビー（Ivy）法の方が，感度・再現性に優れている．

## C 血小板機能検査

1次止血を反映する検査．血小板凝集能検査と血小板粘着能検査の2つがある．

血小板凝集能検査では，採血検体を遠心して作製した多血小板血漿（PRP：platelet rich plasma）に血小板凝集を誘発する惹起物質（ADPやコラーゲン，リストセチンなど）を加える．血小板が凝集すると，混濁したPRPの透明度が上昇する．この時の光透過性を惹起物質ごとに評価する．

血小板粘着能検査では，ガラスビーズやガラスフィルターに血液やPRPを通過させ，通過前後の血小板数の変化を観察する．この検査は，血小板粘着能だけでなく凝集能も反映する．

## D プロトロンビン時間（PT）と活性化部分トロンボプラスチン時間（APTT）

ともに2次止血を反映する検査である．分離した血漿に凝固活性化物質を添加して安定化フィブリンが析出するまでの時間を測定する．

プロトロンビン時間（PT：prothrombin time）は，外傷時に損傷した組織から放出される組織因子（第Ⅲ因子）が活性化する外因性凝固因子（第VII因子）と共通凝固因子（第Ⅰ，Ⅱ，Ⅴ，Ⅹ因子）の活性を評価する．現在では，国際標準化比（international normalized ratio，PT-INR）で表記される．一方，活性化部分トロンボプラスチン時間（APTT：activated partial thromboplastin time）は，なんらかの原因で生じた血管内皮の障害が活性化する内因系凝固因子（第VIII，IX，XI，XII因子）と共通凝固因子の活性を評価する（図2）．

この2つの組み合わせにより凝固因子のスクリーニングを行い，どの凝固因子に質的あ

表1 出血・凝固検査の各項目

| 検査項目 | おおよその基準範囲 |
|---|---|
| 出血時間 | 1～3分 |
| プロトロンビン時間（PT） | 10～12秒 |
|  | 70～130% |
|  | INR 0.9～1.1 |
| 活性化部分トロンボプラスチン時間（APTT） | 30～40秒 |
| フィブリノゲン | 200～400 mg/dL |
| フィブリン分解産物（FDP） | <5.0 μg/mL |
| D-ダイマー | <1.0 μg/mL |

表2 APTT・PTの異常とその原因

| | | APTT 正常 | APTT 延長 |
|---|---|---|---|
| PT | 正常 | 正常／血小板異常*／XIII異常* | 内因系凝固因子異常（VIII, IX, XI, XII）循環抗凝血素など |
| PT | 延長 | 外因系凝固因子異常（VII） | 共通凝固因子異常（I, II, V, X）ビタミンK欠乏（II, VII, IX, X生成障害）肝不全**複合凝固因子異常 |

*PT，APTTともに正常でも，血小板の機能や数の低下，XIII因子異常が出血傾向の原因となる．

**ほとんどの凝固因子が肝臓で生成されるため，肝臓はPT，APTTの延長の原因となる．

るいは量的異常を有する可能性があるか推定する（表2）．必要に応じて，さらに個々の凝固因子の活性やタンパク量を測定する．

## E 凝固・線溶活性化の評価（図3）

　凝固系の活性化はプロトロンビンがトロンビンに転換されることで開始する．この際，プロトロンビンからプロトロンビンフラグメント1+2（F1+2：prothrombin fragment 1+2）が切り出される．フィブリンの前駆体である**フィブリノゲン**は，**トロンビン**の作用により**フィブリンモノマー**に変換される．このフィブリンモノマーが集まって**フィブリンポリマー**となり，さらにトロンビンによって活性化された第XIII因子により**安定化フィブリン**が形成される．**アンチトロンビン**（AT：antithrombin）は，トロンビンに結合してこれを不活性化し，トロンビンと**トロンビン・AT複合体（TAT）**を形成する．前述のF1+2やTATは血中半減期が短く測定しにくいトロンビンの生成状態を反映する．また，フィブリンモノマーが安定化フィブリンになる際に同時に形成される**可溶性フィブリンモノ**

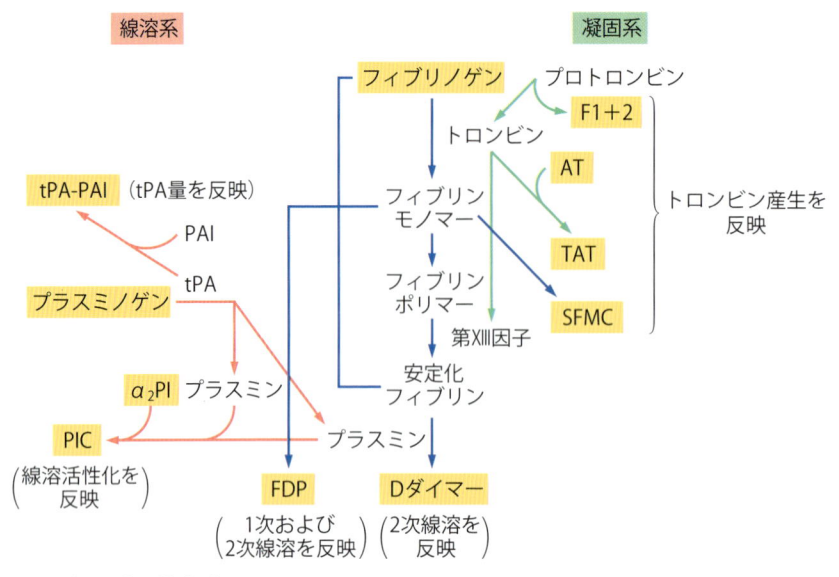

**図3 凝固系と線溶系**
α₂PI：α₂ プラスミン・インヒビター
AT：アンチトロンビン
F1+2：プロトロンビンフラグメント 1+2
FDP：フィブリン分解産物
PAI：プラスミノゲン・アクティベーター・インヒビター
PIC：プラスミン・インヒビター複合体
SFMC：可溶性フィブリンモノマー複合体
TAT：トロンビン・アンチトロンビン複合体
tPA：組織プラスミノゲン・アクティベーター

マー複合体（SFMC：soluble fibrinmonomer complex）も，トロンビンの生成状態を反映するとされる．

　線溶を担う**プラスミン**は，**組織プラスミノゲン・アクティベーター**（tPA：tissue plasminogen activator）の作用により前駆体である**プラスミノゲン**が活性化したものである．プラスミンが血栓形成前のフィブリノゲンを分解することを**1次線溶**，血栓形成の結果生じたフィブリンを分解することを**2次線溶**という．プラスミンも，トロンビン同様に血中半減期が短く測定しにくいために他の検査項目で代用する．フィブリンとフィブリノゲンの分解産物を含む**フィブリン分解産物（FDP）**は1次および2次線溶を，安定化フィブリンの分解産物であるDダイマーは2次線溶を，それぞれ反映する．活性化したプラスミンは，**α₂プラスミン・インヒビター（α₂PI）**によって不活性化されるが，この際に形成されるPICも線溶活性化の指標になる．一方，プラスミンを活性化するtPAは，**プラスミノゲン・アクティベーター・インヒビター（PAI）**が結合することで抑制されるが，この際形成されるtPA-PAI複合体はtPA量の指標となる．

# 3 生化学検査

## A 生化学検査の目的

　生化学検査とは，血液中の液体成分である血清および尿などに含まれる酵素や電解質，脂質，タンパクなどの化学物質を測定する検査であり，疾患の病勢・感染症に伴う炎症・臓器障害の評価や，全身管理のための栄養状態の把握などのために行われる．

## B 疾患の診断および病勢の評価

　通常の生化学検査は，スクリーニングが目的である．疾患特異性はないが，一部の血液疾患では診断補助に有用である．また症例によっては病勢の評価に有効である（表1）．
　一般に肝障害のマーカーとして知られる乳酸脱水素酵素（LDまたはLDH）は，種々の造血器疾患で病勢を反映して上昇する．LDには5つのアイソザイム（酵素活性が同じで分子構造が異なるもの）がある．細胞や組織によって含有するLDのアイソザイムが異なるため，どのアイソザイムが上昇するかを調べることで，その原因を推定することができる（表2）．

## C 炎症の評価

　感染症をはじめとする炎症を反映する生化学検査項目として，CRP（C反応性タンパク）がある．CRPは炎症により上昇し，炎症が軽快すると低下する．しかし，その変動は発熱などの身体症状から推測される炎症よりも1〜2日遅れる．
　赤血球沈降速度（赤沈，血沈ともいう）も炎症の評価項目である．しかし，炎症だけでなく貧血だけでも亢進するため，血液疾患に合併する炎症では評価しにくい．

## D 肝障害の評価

　肝障害を示す生化学項目としては，肝細胞の障害を示すものと，肝内〜肝外の胆管における胆汁のうっ滞を示すものがある．
　肝細胞の障害を示す指標としては，肝細胞に多く含まれる酵素が使用される．前述のLDのほか，アスパラギン酸アミノトランスフェラーゼ（ASTまたはGOT）とアラニンアミノトランスフェラーゼ（ALTまたはGPT）が知られている．ASTは，LDと同様に赤血球，骨格筋，心筋などにも含まれるため，これらの細胞の障害でも上昇する．一方，ALTは主に肝臓に存在するため，肝細胞障害に対する特異性が高い．
　胆汁のうっ滞を示す指標としては，ビリルビン，γグルタミントランスペプチダーゼ（γ-GTまたはγ-GTP），アルカリホスファターゼ（ALP）がある．ビリルビンは，肝細胞で処理される前の形である間接ビリルビンと，肝細胞でグルクロン酸抱合されてできる直接ビリルビンの2つに分けられる．間接ビリルビンの上昇が溶血の亢進や肝細胞の障害を示すのに対し，直接ビリルビンの上昇はグルクロン酸抱合後の腸管までの通り道である

表1 血液疾患の病勢評価のための生化学項目

| 疾患 | 病勢評価のための生化学項目 |
|---|---|
| 白血病 | LD，尿酸 |
| 悪性リンパ腫 | IL-2レセプター，LD，AST，CRP，尿酸，カルシウム（成人T細胞性白血病リンパ腫） |
| 多発性骨髄腫 | 総タンパク・タンパク分画・免疫グロブリン（骨髄腫細胞が産生するMタンパクを反映），クレアチニン，カルシウム，$\beta_2$ミクログロブリン |
| 溶血性貧血 | LD，AST，間接ビリルビン，ハプトグロビン |
| 巨赤芽球性貧血 | LD，AST，間接ビリルビン |

表2 LDアイソザイムと疾患

| LDアイソザイム | 多く含まれる細胞・臓器 | 高値を示す疾患 |
|---|---|---|
| LD1とLD2 | 赤血球，心筋など | 溶血性貧血，巨赤芽球性貧血，心筋梗塞，胚細胞性腫瘍など |
| LD2とLD3 | 白血球，肺，骨格筋など | 白血病，悪性リンパ腫，肺がん，皮膚筋炎，筋ジストロフィーなど |
| LD4とLD5 | 肝臓，骨格筋など | 急性肝炎，肝細胞がん，骨格筋損傷など |

表3 アルカリホスファターゼ（ALP）アイソザイムと疾患

| ALPアイソザイム | 多く含まれる細胞・組織 | 特徴 | 高値を示す病態・疾患 |
|---|---|---|---|
| ALP1 | 胆管 | 高分子ALP | 閉塞性黄疸，転移性肝がん，胆道胆石症など |
| ALP2 | 肝臓の毛細胆管 | 成人での主体，低分子ALP | 急性・慢性肝炎，胆道系疾患など |
| ALP3 | 骨 | 小児での主体 | 骨疾患，副甲状腺機能亢進症など |
| ALP4 | 胎盤 | — | 妊娠後期，悪性腫瘍（肺がん，卵巣がんなど）など |
| ALP5 | 小腸 | — | 脂肪食摂取後，肝硬変，慢性肝炎，糖尿病，慢性腎不全など |
| ALP6 | — | 免疫グロブリン結合型 | 潰瘍性大腸炎など |

胆管の障害を示す．$\gamma$-GT高値は胆汁のうっ滞を特異的に示す．ALPは肝胆管系のほか骨などに存在し，成長期にある小児では高値となる．したがって高値を示す場合は，他の胆汁のうっ滞を示す指標とともに，アイソザイムを評価する（表3）．

## E 腎障害の評価

腎臓の障害を示す代表的な指標としては，**尿素窒素（BUN）**と**クレアチニン（Cr）**がある．

尿素は，アミノ酸の代謝産物であり，腎臓から尿中に排泄される．血中の尿素量は，尿

表4 BUN/Cr比と疾患

| BUN/Cr比 | 考えられる病態・疾患 |
|---|---|
| 10以下 | 低タンパク食，妊娠，肝不全，透析施行直後 |
| 10以上 | 過剰タンパク質摂取，消化管出血，タンパク質異化亢進（熱傷，手術，消耗性疾患，ステロイド投与），脱水など |

表5 AMYアイソザイムと疾患

| アイソザイムの型 | 高値を示す病態・疾患 |
|---|---|
| P型（膵由来） | 急性膵炎，慢性膵炎の再燃，マクロアミラーゼ血症など |
| S型（唾液腺由来） | 唾液腺疾患，アミラーゼ産生腫瘍など |
| P型およびS型 | 慢性腎不全，肝硬変 |

表6 血清タンパクの異常

| 血清タンパクの異常 | 病態 | 考えられる原因 |
|---|---|---|
| 総タンパクの低下 | アルブミン合成の低下 | 肝合成能の低下（Lアスパラギナーゼ投与など） |
|  | アミノ酸の摂取不足 | 不良な栄養状態など |
|  | タンパク質の喪失 | ネフローゼなど |
|  | タンパク質の異化亢進 | ステロイド投与，飢餓など |
| 総タンパクの増加 | 免疫グロブリンの増加 | 多発性骨髄腫，マクログロブリン血症など |
|  | 血液の濃縮 | 脱水など |

素中の窒素成分（＝尿素窒素）を測定することにより示される．尿素窒素の上昇は，腎障害のほか，脱水，タンパク質摂取量の増加，消化管出血（出血した血液が消化されアミノ酸として吸収される），ステロイド投与や飢餓に伴う体内タンパク質の異化亢進（分解）などでも認められる．

クレアチニンは，筋肉内に存在するクレアチンの代謝産物である．腎糸球体で濾過され，尿細管で再吸収されずに尿中に排泄される．筋肉量が反映されるため，男性でやや高値となる．最近では，血清クレアチニン値と年齢，性別から，糸球体濾過量がeGFR（推定糸球体濾過量）として算出されることが多い．

尿素窒素とクレアチニンから，BUN/Cr比（尿素窒素/クレアチニン比）を算出することができ，病態・疾患の推定が可能となる（表4）．

## F 膵障害の評価

生化学検査では，アミラーゼ（AMY）で評価する．AMYには膵由来のP型（30〜60%）と唾液腺由来のS型（40〜70%）があり，上昇するアイソザイムに応じて，病態が評価される（表5）．腎障害時には，AMYの尿中からの排泄が低下するために高値となる．

**表7　電解質の異常**

| 症候名 | 病態 | 考えられる原因 |
|---|---|---|
| 低ナトリウム血症 | 偽性低ナトリウム血症 | 極端な脂質異常症や高タンパク血症（血漿中の非液相体積の増加），高血糖やグリセロール投与（浸透圧にしたがって血管外から血管内へ移動した水分による希釈） |
| | 水の貯留（希釈性低 Na 血症） | 低タンパク血症（肝硬変，ネフローゼ），心不全，不適当な輸液 |
| | ナトリウム喪失 | 消化管からの喪失（下痢など），皮膚からの喪失（熱傷など），尿細管での再吸収低下 |
| | ADH 分泌異常 | SIADH（抗利尿ホルモン不適合分泌症候群），薬剤（ビンクリスチン，カルバマゼピン，クロフィブラートなど） |
| 高ナトリウム血症 | 水の喪失（高張性脱水） | 不感蒸泄の増加（多汗，水分摂取不足など），腎からの喪失（尿崩症，浸透圧利尿など），消化器からの喪失（下痢など），視床下部の障害（口渇の低下） |
| | ナトリウム過剰投与 | 不適当な輸液 |
| | 副腎皮質ホルモン過剰投与 | 原発性アルドステロン症，Cushing 症候群 |
| 低カリウム血症 | カリウム欠乏 | 摂取不足，嘔吐，下痢 |
| | 腎でのカリウム排泄の増加 | 利尿薬・多尿，アルドステロン症など |
| | アルカローシス | 代謝性および呼吸性 |
| | インスリンの作用として | インスリン過剰，糖尿病性アシドーシス回復期 |
| 高カリウム血症 | 偽性高カリウム血症 | 採血時の溶血，白血球数・血小板数が多い検体（アーチファクト） |
| | カリウム過剰負荷 | 輸液，保存血輸血，生体内溶血，組織壊死など |
| | 腎でのカリウム排泄の減少 | 腎不全，低アルドステロン症など |
| | アシドーシス | 代謝性および呼吸性 |
| 低カルシウム血症 | カルシウム欠乏 | 腸管からの吸収不良（摂取不良，脂肪酸の増加など），腎からの Ca 再吸収不良（尿細管性アシドーシス，慢性腎不全） |
| | ホルモン・ビタミンの異常 | 副甲状腺機能低下症，ビタミン D 欠乏など |
| | カルシウムの消費，捕捉 | 急性または慢性再発性膵炎，大量の輸血・成分献血時（キレート物質による） |
| 高カルシウム血症 | カルシウム負荷の増大 | 骨の急激な破壊（多発性骨髄腫，がんの骨転移），骨の急性廃用性萎縮 |
| | ホルモン・ビタミンの異常 | 副甲状腺機能亢進症，ビタミン D 中毒，PTHrP 産生腫瘍（成人 T 細胞性白血病，肺がん，胃がん，膀胱がん，卵巣がんなど） |

> **Memo**
> eGFR の算出には，食事や筋肉量などの影響を受けない血清シスタチン C 値が用いられることもある．

## G 栄養状態・電解質の評価

　原病や抗がん薬投与，感染症の合併などに伴い，摂食や飲水が十分でなくなる場合がある．このような場合には，栄養状態や電解質の評価を行う必要がある．

　栄養状態を示す指標としては，**総タンパク・アルブミン・コリンエステラーゼ**などのタンパク質や，**コレステロール・中性脂肪**などの脂質がある．これらの項目は通常肝細胞における合成能を評価するものであるが，総タンパクの中には形質細胞が合成する免疫グロブリンも含まれる（**表6**）．また，中性脂肪では肝で合成される内因性トリグリセリドだけでなく，食餌中の外因性トリグリセリドが影響する．**血糖**は，直近の食餌に加え，糖尿病を含めインスリン分泌状態や反応性が大きく影響するため，単純に栄養状態を示すものとはいえない．

　持続的に点滴を投与されている場合には，ナトリウム，カリウム，カルシウム，塩素などの電解質のモニタリングが必要となる．点滴ラインから採血した検体では，測定値に点滴の内容物の影響がないか確認する．また溶血した検体や白血球数・血小板数が多い検体では，採血時や検体処理時に細胞内から漏れ出たカリウムにより高値を示すことがある（**偽性高カリウム血症**）．血清アルブミン値（4 mg/dL 未満）が低い場合，カルシウム濃度は**補正カルシウム値**（mg/dL）（＝血清カルシウム値＋(4－血清アルブミン値)）を算出して評価する．各電解質異常の原因については**表7**に示す．

# 4 免疫機能検査

## A 免疫機能検査とは

　免疫機能を担うリンパ球は，**T細胞**と**B細胞**の2つに分けられる．一般的に，T細胞は**細胞性免疫**を担い，B細胞は免疫グロブリン（抗体）を産生して**体液性免疫**を担う．

　現在広く普及している免疫機能検査としては，末梢血などに存在するリンパ球をT細胞とB細胞に分類するために行う**細胞表面マーカー検査**，刺激に対するリンパ球（主にT細胞）の増殖能をみる**リンパ球機能検査**，およびB細胞の産生する**免疫グロブリン**に関する検査がある．

## B 細胞表面マーカー検査

　末梢血検体を溶血させた後に，各リンパ球抗原（細胞表面マーカー）に特異的な抗体を反応させて，各抗原の発現の有無を解析する．細胞表面マーカーの解析により，検体内におけるT，B細胞の割合（＝**免疫不全**の評価）や，各リンパ球分画における抗原発現の異常（＝**腫瘍性**の評価）を検出することができる（**表1**）．末梢血以外にも，リンパ節浮遊液や骨髄血，胸・腹水が検体として用いられる．

　さらに，非リンパ系である骨髄系細胞に対する抗体を使用することにより，急性骨髄性白血病などの腫瘍性疾患の補助診断にも用いられる．

## C リンパ球機能検査

　試験管内でコンカナバリンAなどの刺激物質によってリンパ球を刺激して，その増殖能を評価する検査である．増殖が低下する場合，**免疫不全症**が考えられる．

表1 白血球分化系列と細胞表面マーカー

| 細胞分画 | 細胞表面マーカー |
| --- | --- |
| 白血球共通抗原 | CD45 |
| 造血幹細胞 | CD34 |
| 増殖，活性化 | CD38，HLA-DR |
| T細胞系 | CD3，CD4（ヘルパーT細胞），CD8（細胞傷害性T細胞），CD7，CD5，CD2 |
| B細胞系 | CD19，CD10，CD20，CD22，免疫グロブリンL鎖（κ，λ） |
| NK細胞系 | CD2，CD16，CD56 |
| 骨髄系 | CD13，CD33，CD117 |
| 成熟単球，好中球 | CD11b（単球），CD14（単球），CD15（好中球） |
| 赤芽球系 | CD36，CD71，CD235a（Glycophorin A） |
| 巨核球系 | CD41，CD42，CD61 |

薬剤アレルギーの原因を同定するために行われる薬剤によるリンパ球刺激試験（DLST）もリンパ球機能試験の1つである．原因と考えられる薬剤でリンパ球を刺激し，増殖能の有無を評価する．

### D 免疫グロブリンに関する検査

免疫グロブリンは，B細胞の最終分化段階である形質細胞が分泌するタンパクで，微生物や異物を認識して結合する．免疫グロブリン1分子は，2つの重鎖（H鎖）と2つの軽鎖（L鎖）で形成される．H鎖は$\gamma$鎖，$\alpha$鎖，$\mu$鎖，$\delta$鎖，$\varepsilon$鎖の5種類があり，これにより5種類のアイソタイプ，IgG，IgA，IgM，IgE，IgDに分類される．一方，L鎖は$\kappa$鎖と$\lambda$鎖の2種類がある．H鎖とL鎖で形成される先端部分は可変領域とよばれ，さまざまな抗原に結合できるように構造が多様性に富む（図1）．

免疫グロブリンに関する検査項目としては，タンパク全体における免疫グロブリンの割合を測定するタンパク分画検査や各免疫グロブリンアイソタイプの定量のほか，感染症に対する抗体価の測定，自己抗体の検出，免疫グロブリンを産生する形質細胞性腫瘍の診断に有用な免疫電気泳動や免疫グロブリン遊離L鎖$\kappa/\lambda$比などがある．

#### a. タンパク分画検査

血清タンパクを電気泳動し，アルブミン，$\alpha_1$，$\alpha_2$，$\beta$，$\gamma$の5つに分画して評価する．$\alpha_1$分画と$\alpha_2$分画には急性炎症で増加する急性相反応物質が，$\beta$分画には鉄を運ぶトランスフェリンや補体（C3）が，それぞれ含まれる．$\gamma$分画は，慢性炎症など高$\gamma$グロブリン血症で増加する．

形質細胞性腫瘍の多発性骨髄腫やB細胞性リンパ腫の1つであるマクログロブリン血症では，腫瘍細胞がつくる単クローン性の免疫グロブリン（Mタンパク）が増加する．Mタンパクの増加は，血清タンパク分画パターンで$\gamma$分画に先鋭なピーク（Mピーク）として認められるため，高$\gamma$グロブリン血症の鑑別に有用である（図2）．

#### b. 免疫グロブリン値

血清中に存在する5種類の免疫グロブリンのうち，体液性免疫の評価のためには量的に多く存在するIgG，IgA，IgMの濃度が主に測定される．

先天的なB細胞性免疫不全や造血幹細胞移植後では，3つのアイソタイプのいずれも低値を示す．免疫抑制薬や抗がん薬投与後にも同様の所見を認められることがある．一方，慢性肝炎や関節リウマチなど慢性炎症が存在する場合には，いずれも高値を示す．

多発性骨髄腫やマクログロブリン血症では，Mタンパクを含む免疫グロブリン（前者はIgGまたはIgA，後者はIgM）が高値を示し，それ以外は低値を示す．Mタンパクを含むアイソタイプの量は，多発性骨髄腫やマクログロブリン血症の病勢マーカーになる．

IgEは，アレルギー性疾患や寄生虫感染で反応性に増加する．IgE-RAST法を用いることにより，特異的なアレルゲンに対するIgEの検出が可能である．

#### c. 感染症に対する抗体価

感染症の評価は，化学療法や造血幹細胞移植を行う上で重要である．ウイルスや細菌などの病原体が初めて体内に侵入した場合，数日の潜伏期を経て特異的なIgMが増加する．2週間後をピークにIgMは正常化するが，引き続いてIgGが増加し長期にわたって高値を

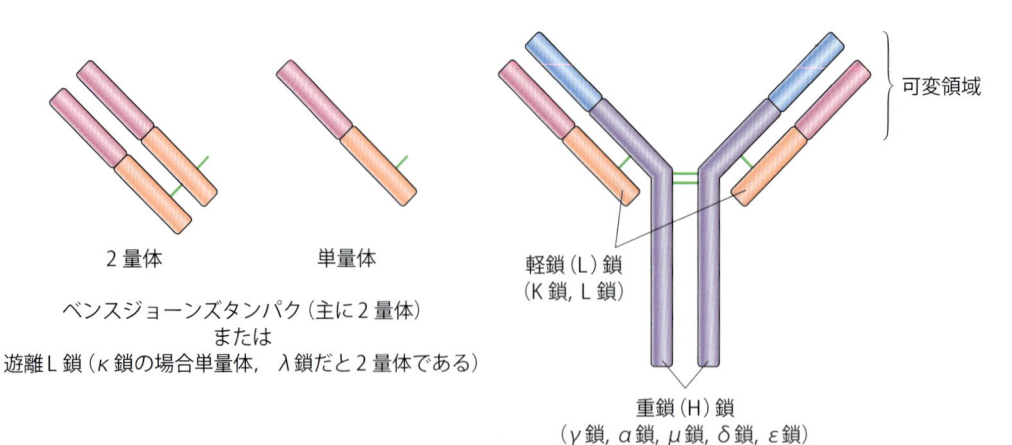

**図1　免疫グロブリンの分子構造**

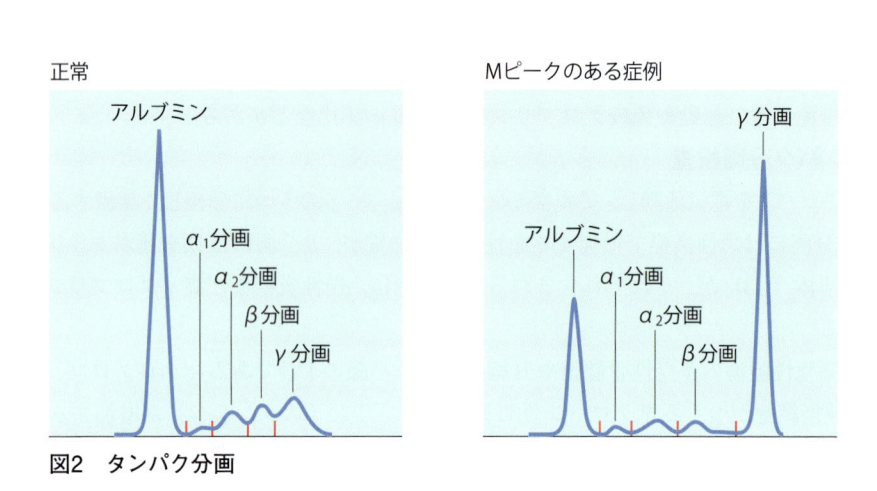

ベンスジョーンズタンパク（主に2量体）
または
遊離L鎖（κ鎖の場合単量体，λ鎖だと2量体である）

2量体／単量体／軽鎖(L)鎖(κ鎖,λ鎖)／重鎖(H)鎖(γ鎖,α鎖,μ鎖,δ鎖,ε鎖)／可変領域

**図2　タンパク分画**

正常：アルブミン，α₁分画，α₂分画，β分画，γ分画
Mピークのある症例：アルブミン，α₁分画，α₂分画，β分画，γ分画

維持する．そのため抗体価が高くても1回の抗体価の検査だけでは感染があったかを判定するのは難しい．そこで，発症時と回復期（発症後2〜3週間後）のペア血清の抗体価を比較し，4倍以上上昇した場合にその病原体に感染したと推定する（図3）．

　最近では，多くの感染症に対する抗体価をIgG, IgMに分けて測定することが可能である．

### d. 自己抗原に対する抗体

　自己抗原に対する抗体は，自己免疫性疾患を含めた種々の血液疾患で認められる（表2）．各疾患の補助診断として有効である．

### e. 免疫電気泳動検査

　免疫電気泳動検査は，寒天ゲル内で血清をまず電気泳動し，その後抗ヒト全血清や免疫グロブリン各鎖に対する特異的な抗体と反応させ，生じた沈降線（＝抗原抗体反応でできた沈殿物）を観察してそのタンパク成分の増減を検出する．主にMタンパクの同定に使用される．

　Mタンパクのうち，免疫グロブリンのL鎖のみからなるものをベンスジョーンズ（Bence Jones）タンパクといい，多発性骨髄腫やマクログロブリン血症の一部で認め

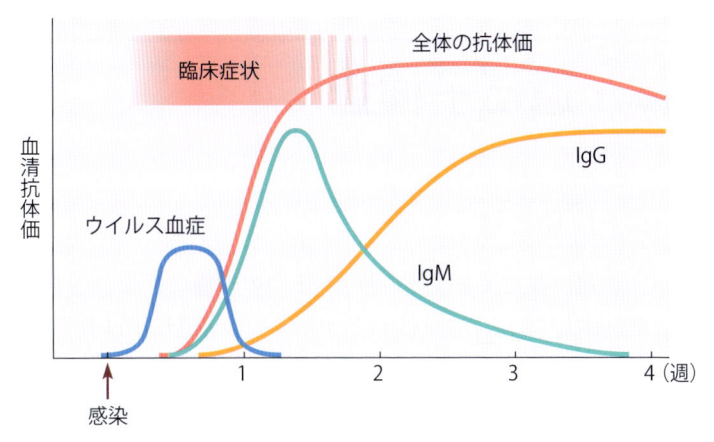

図3 ウイルス初感染における抗体価の推移

表2 血液疾患の補助診断に有用な抗体検査

| 検査名 | 対応する抗原 | 疾患 |
| --- | --- | --- |
| 直接・間接クームス試験 | 赤血球表面にある抗原 | 自己免疫性溶血性貧血など |
| 抗血小板抗体 | 血小板表面にある抗原 | 特発性血小板減少性紫斑病，全身性エリテマトーデスなど |
| 抗核抗体 | 核内にある成分 | 自己免疫性疾患一般 |
| 抗DNA抗体 | DNA | 全身性エリテマトーデスなど |
| リウマトイド因子 | 変成したIgG | 関節リウマチなど |
| 抗リン脂質抗体 | リン脂質あるいはリン脂質とタンパクの複合体 | 抗リン脂質抗体症候群，SLEなど |
| 抗内因子抗体 | 内因子 | 悪性貧血 |

られる．低分子で尿中に排泄されやすいため，濃縮尿を用いて検出する．

### f. 免疫グロブリン遊離L鎖 κ/λ比

　形質細胞では免疫グロブリンL鎖はH鎖よりも多く産生されるため，過剰な分のL鎖はH鎖と結合することなく遊離L鎖として細胞外へ分泌される．この血清に存在する遊離L鎖中のκ/λ比を算出することで，多発性骨髄腫など形質細胞性腫瘍を高感度で把握することができる．ベンスジョーンズタンパク陽性例のほか，Mタンパクの分泌の少ない症例，Mタンパク量の少ない早期での診断に有用である．

# 5 染色体・遺伝子検査

## A 染色体・遺伝子検査とは

　ヒトの染色体は，核内に存在する．その数は，1つの細胞に性染色体を含め23対（46個）である．この染色体上に約2万対の遺伝子が存在し，各遺伝子は数千〜数万の塩基によって構成されている（**図1**）．

　臨床で行われる染色体・遺伝子検査のうち，**染色体検査**は染色体全体の異常を，**FISH検査**は特定の遺伝子の一部あるいは全体を，**PCR検査**は遺伝子のごく一部を，それぞれ検出する．近年，造血器腫瘍には染色体異常や遺伝子異常によって分類される疾患・病型が増えてきた．そのため，染色体検査や遺伝子検査は造血器腫瘍の診断，治療方針の決定に必須な検査である．

## B 染色体検査

　染色体は，細胞が分裂する時（分裂中期）のみに観察される．そこでまず，検体から分離した細胞を細胞分裂阻害剤の存在下で短時間培養し，分裂中期にある細胞を増やす．次にスライドグラスに展開して染色すると，染色体上の横縞（＝**バンド**）が明らかになる．

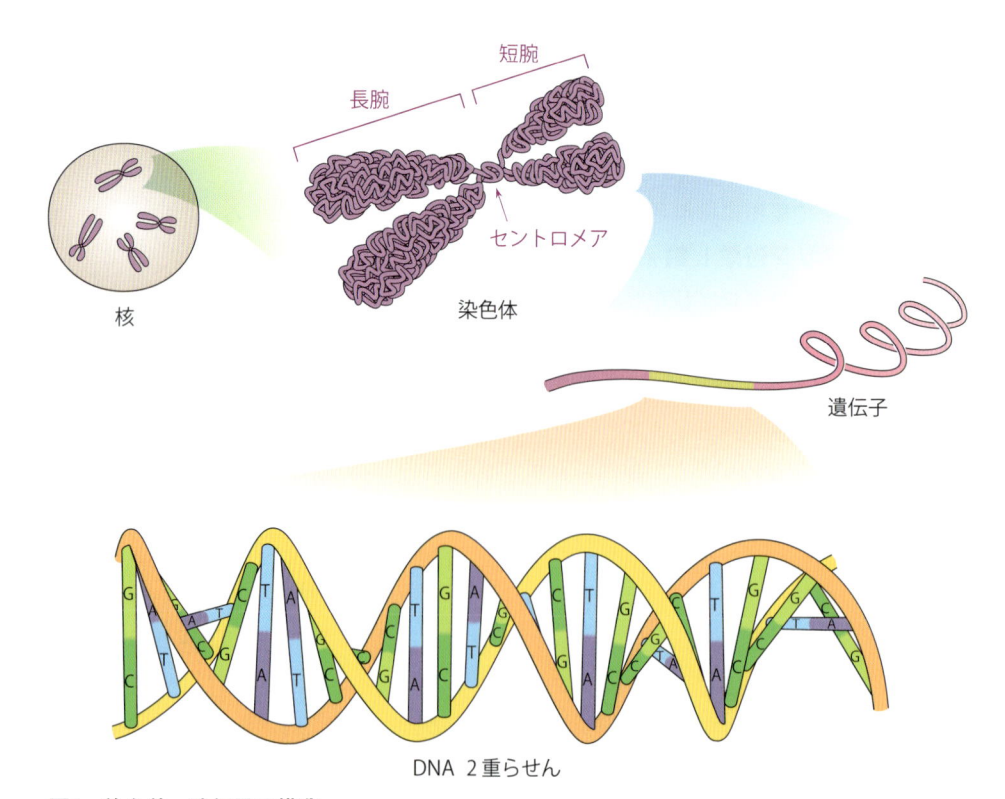

**図1　染色体・遺伝子の構造**

表1 代表的な染色体異常

| 染色体異常 | | 染色体の状態 |
|---|---|---|
| 倍数性の異常 | 2倍体 | 染色体のセットが1対（2つ）ある場合．正常． |
| | 3倍体 | 染色体のセットが3つある場合． |
| | 4倍体 | 染色体のセットが4つある場合． |
| 数的異常 | モノソミー | 1対の相同染色体*のうち1つ不足している． |
| | トリソミー | 1対の相同染色体に加え1つ過剰である． |
| 構造異常 | 腕内欠失（del） | 染色体の腕内の一部が欠失していること． |
| | 相互転座（t） | 2つの染色体の間で一部が入れ替わること． |
| | 逆位（inv） | 1つの染色体の腕内の一部が逆向きになること． |
| | 付加染色体（add） | 1つの染色体の腕内の一部に由来不明の過剰部分が付加されること． |
| | 重複（dup） | 1つの染色体の腕内の一部が重複して付加されること． |
| | 同腕染色体（i） | 長腕と短腕のどちらかが欠失し，もう一方が取って代わる． |
| その他 | モザイク | 染色体核型の異なる細胞が混在すること． |

*同じ遺伝子を有する，同じ形同じ大きさの1対の染色体．

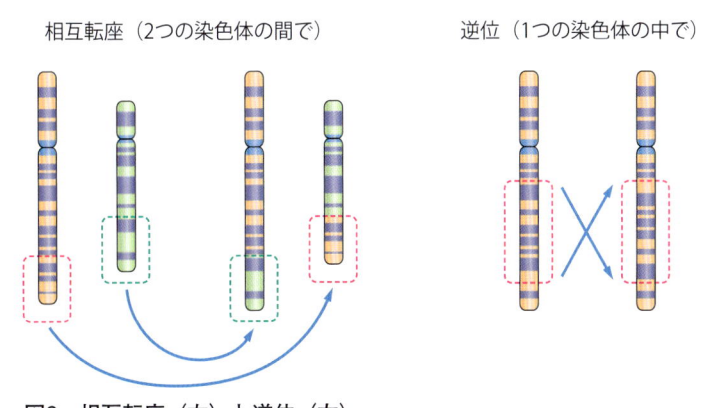

図2 相互転座（右）と逆位（左）
入れ替わった染色体の境目にある遺伝子に異常が生じる可能性がある．
49ページMemo参照．

これを顕微鏡で観察して，染色体の数的および構造の異常を検出する（表1および図2）．

染色体検査では，染色体全体を解析することができる反面，増殖している細胞のみについての解析である．また，解析には検体内に一定数の細胞が必要となる．

表2に造血器腫瘍における代表的な染色体異常を示す．

## C 蛍光 in situ ハイブリダイゼーション法（FISH）

特定の遺伝子の構造や数的な異常を検出する検査．スライドグラスに貼り付けた細胞に，そのままの場所（in situ）で検出したい遺伝子に対する遺伝子断片（プローブ）を垂らして細胞内にある目的遺伝子に結合（ハイブリダイズ）させ，プローブが発する蛍光を

表2 造血器腫瘍に特異的な染色体・遺伝子異常

| 疾患 | 染色体異常* | キメラ遺伝子（FISHまたはPCRで検出） |
|---|---|---|
| 急性骨髄性白血病（M2） | t(8；21)(q22；q22) | *RUNX1-RUNX1T1（AML1-ETO）* |
| 急性骨髄性白血病（M4Eo） | inv(16)(p13.1q22)または<br>t(16；16)(p13.1；q22) | *CBFB-MYH11* |
| 急性前骨髄球性白血病（M3） | t(15；17)(q22；q21) | *PML-RARA* |
| 急性骨髄性白血病　または<br>急性リンパ球白血病 | t(v；11q23)<br>(vは染色体上のさまざまな部位) | *KMT2A（MLL）-X*** |
| 小児急性リンパ球性白血病 | t(12；21)(p13；q22) | *ETV6-RUNX1（TEL-AML1）* |
| 慢性骨髄性白血病　または<br>急性リンパ性白血病 | t(9；22)(q34；q11.2) | *BCR-ABL1* |

*tは相互転座，invは逆位，pは短腕，qは長腕を表す（表1および図1参照）．たとえば，「t(8；14)(p24；q32)」は8番染色体と14番染色体が短腕24バンドと長腕32バンドの位置でそれぞれ切断され入れ替わっていること，「inv(16)(p13.1q22)」は，16番染色体の短腕13.1バンドから長腕22バンドまでの部分が逆向きであることを表す（図2）．
**Xにはさまざまな遺伝子が入る．現在，80種類以上報告されている．

利用してその遺伝子の状態を観察する．染色体検査と異なり，増殖していない休止期にある細胞でも解析可能である．

モノソミーやトリソミーなどの相同染色体の数的異常による遺伝子数の異常のほか，染色体の相互転座や逆位によって形成されるキメラ遺伝子（**表2**）など，造血器腫瘍の遺伝子異常の検出に有用である．

## D PCR法

遺伝子の一部（100〜1,000塩基）のDNA領域を人工的に増幅してその遺伝子を検出する検査．簡便かつ分析時間が短く，微量の検体でも同定が可能である．RNAを用いて検査を行う場合には，逆転写酵素でまず相補的DNA（cDNA）にしてからPCRを行う（RT-PCR法）．PCR法やRT-PCR法を用いることにより，造血器腫瘍の遺伝子異常の検出（表2）だけでなく，各種ウイルスの同定に有用である．

PCR法は従来，定性的な検査であった．しかし，蛍光物質を利用することで遺伝子増幅の様子を経時的に観察することができるようになり，遺伝子量を測定することが可能となった（定量PCR法）．造血器腫瘍に認められる特異的な遺伝子異常に対する定量PCR法を用いることにより，塗抹標本の細胞形態観察では見つけにくい少量の腫瘍細胞を定量的に検出することができる（微小残存病変 MRD：minimal residual disease）．同様に，病原性ウイルスの定量を行うことにより，合併する感染症のモニタリングに有用である．これらの検査結果は，治療効果の判定や治療方針の決定に役立つ．

**Memo**
**キメラ遺伝子とは**
染色体転座や染色体逆位によって，2つの異なる遺伝子の部分と部分が融合して形成される遺伝子．正常細胞では認められないもので，その結果生じるキメラタンパクは白血病の原因と考えられる．

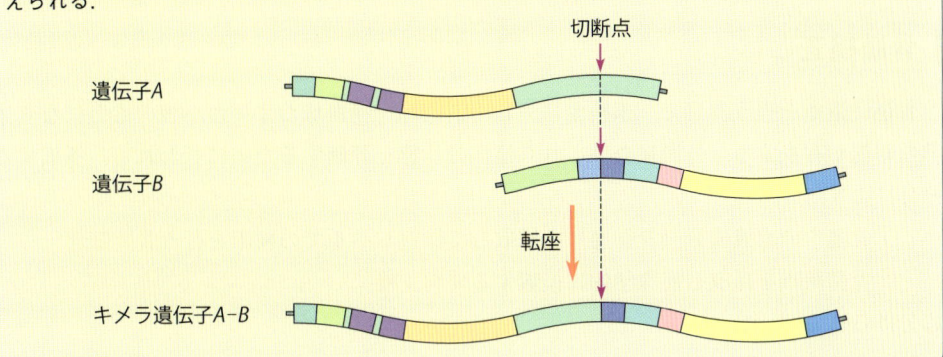

# 6 骨髄検査

## A 骨髄検査とは

　骨髄は造血を担う器官で，末梢血に流れる白血球，赤血球および血小板のもとになる未熟な細胞が存在する．骨髄検査はこれら造血の状態を評価するために行われる．採取する検体により，
　　①骨髄中の血液成分（骨髄血）を採取して細胞レベルでの検索を行う**骨髄穿刺**
　　②骨髄組織を採取し病理学的に検索する**骨髄生検**
に分けられる．

## B 検査の目的

- 造血器疾患（白血病，再生不良性貧血などの造血不全）の診断・治療効果判定・経過観察
- がんの骨髄浸潤の有無の判定
- 不明熱の鑑別（血球貪食症候群，粟粒結核など）
- 高タンパク血症の鑑別（多発性骨髄腫など）
- 脂肪蓄積症（ゴーシェ（Gaucher）病，ニーマンピック（Niemann-Pick）病など）の診断など

## C 検査の禁忌

　穿刺部位の骨折，骨腫瘍，強い出血傾向，凝固異常症（血友病など）など．
　血小板減少症のみでは必ずしも禁忌とはならない．

## D 検体の採取部位（図1）

　成人では，基本的に腸骨背側の**上後腸骨棘**で行う．腹側の**上前腸骨棘**からでも可能である．胸骨は厚みがなく深部には心臓や大血管があるため，できるだけ避けるようにする．とくに**病的骨折**を起こしやすい多発性骨髄腫や骨粗鬆症の患者では，胸骨からの採取は避けるべきである．施行する場合は胸骨柄の第2あるいは第3肋間の高さからで，骨髄穿刺のみに限定される．

　小児でも腸骨の上後腸骨棘から行うのが一般的である．乳児では**脛骨上部**1/3などから行うこともある．

## E 検査の準備

- 骨髄穿刺針，骨髄生検針
- 局所麻酔薬，注射針，注射シリンジ（局所麻酔用および検体採取用）
- 滅菌操作のための器具一式（滅菌手袋，穴開き滅菌シーツ，消毒薬，綿棒あるいは綿球，滅菌ガーゼ，鑷子）

上後腸骨棘　　　　　　　　　上前腸骨棘

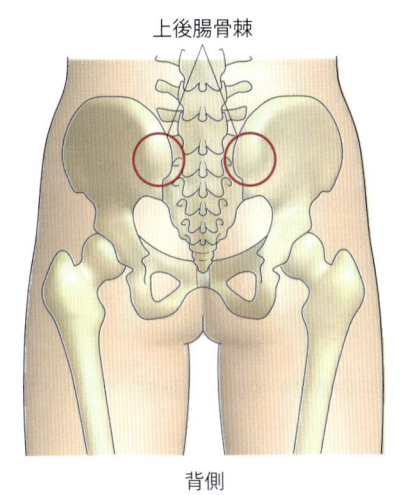

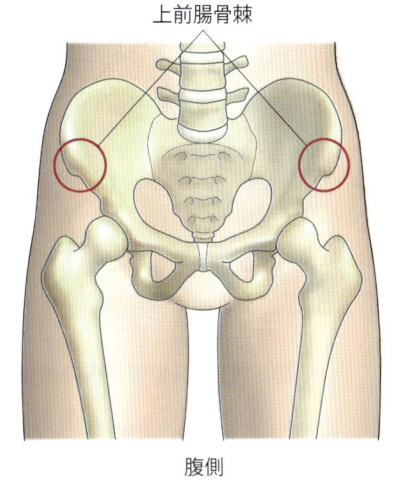

背側　　　　　　　　　　　　腹側

**図1　腸骨における骨髄検査の穿刺部位**

- スライドグラス，引きガラス，ドライヤー，鉛筆
- 検体容器（抗凝固剤入り容器，染色体検査用），ヘパリン（検体用）
- リン酸緩衝液添加10％ホルマリン入り容器（生検用）

## F　検査の手順

①穿刺部位を決め，穿刺部周囲の衣服を除去し，骨髄検査を行うのに必要な姿勢をとってもらう．

　　上後腸骨棘の場合：**腹臥位**（うつ伏せ）（**図2**）あるいは側臥位（横向き）

　　上前腸骨棘の場合：**仰臥位**（仰向け）あるいは**側臥位**

　　胸骨の場合：仰臥位

②穿刺部位を含め，広い領域（20 cm四方くらい）を消毒する．

③ガウン，滅菌手袋を装着する．

④穴あきドレープをかけて，穿刺部周囲に滅菌スペースを確保する．

⑤染色体・遺伝子検査および細胞表面マーカー用の検体採取を行う時には，使用する注射シリンジでヘパリンを少量取り，その内側をヘパリンで湿らせる．

⑥局所麻酔薬を注射器にとり，穿刺部位の表皮，皮下組織，骨膜を麻酔する．この際に皮膚表面から骨までの深さを確認する．

⑦一方の手で皮膚をしっかりと抑えながら，骨髄穿刺針が皮膚に対して垂直に立つように他方の手で把持して，穿刺を開始する．穿刺針を回転させながら皮下組織内を進めていく．骨に到達すると抵抗が強くなり穿刺針が固定され，手を離しても穿刺針は倒れなくなる．

⑧**内筒**を抜いて，外筒に注射シリンジを取り付け，骨髄血を少量一気に強く**吸引**する．検体の一部を有核細胞数算定用の抗凝固剤入り容器に入れた後，なるべく早く**塗抹標本**を作製しドライヤーで**乾燥**させる．残った骨髄血は**クロット標本**用に凝固させ，後でホルマリン容器に入れる．

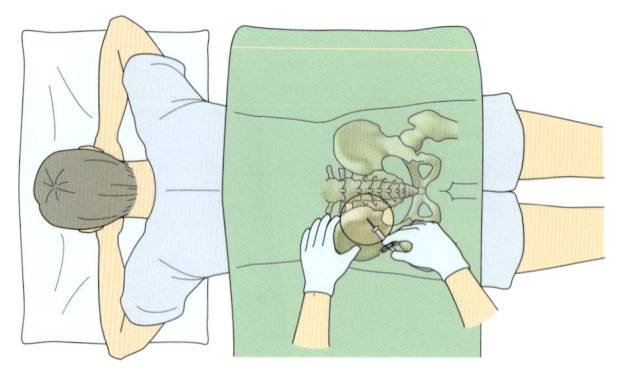

**図2 上後腸骨棘からの骨髄検査時の患者の姿勢（腹臥位）**

　看護のポイント：骨髄血吸引時の痛みは局所麻酔では緩和できないことを，患者に吸引前に説明しておく．

⑨手順4で内側をヘパリンで湿らせた注射シリンジを用いて，細胞表面マーカー検査および染色体・遺伝子検査用の検体を採取する．

⑩骨髄穿刺針を抜く．

⑪引き続き骨髄生検を行う場合は，骨髄生検針を骨髄穿刺針と同様な方法で表皮より回転させながら押し進める．骨髄生検針が骨質内に入り固定されたら内筒を抜き，外筒のみをさらに2cmほど押し進める．そこで外筒の先端を四方へ動かして外筒内に入った骨髄組織片を周囲から切り離し，回転させながら骨髄組織が中に入っている状態で外筒を引き抜く．採取した骨髄組織は，クロット標本用の凝固した骨髄血とともに緩衝液添加ホルマリンで保存する．

⑫穿刺部位を消毒し，ガーゼにて圧迫止血を行う．出血傾向のある患者には，ガーゼを厚めにして圧迫する．必要に応じて，穿刺部の圧迫に砂嚢などを利用する．

⑬吸引により迷走神経反射を起こし，血圧低下・徐脈となり，悪心・嘔吐が出現する場合があるので，検査施行後はバイタルサインの確認と状態観察を必ず行う．

⑭穿刺部の止血の確認を行う．

　看護のポイント：とくに血小板数が低下している患者では，十分な圧迫止血を行い，止血の確認を行う．

## G 副作用・合併症

　骨膜穿刺針や生検針の侵入による直接的な疼痛は局所麻酔で緩和できるが，骨髄血吸引時の疼痛（引き抜かれるような感じ）は緩和できない．穿刺部からの出血はあるが，通常少量である．

　骨髄生検では，生検針が骨盤を突き抜けると腹側にある筋肉や血管を損傷する可能性があるので，深く入りすぎないように注意する．

## H 検査項目

### a. 骨髄血の評価

**(1) 有核細胞数，骨髄細胞密度**

**有核細胞数**は骨髄血1μLあたりにおける有核細胞数を示すもので，抗凝固剤入り容器に入れた検体を用いて検査する．基準値は10〜20万/μL．骨髄細胞密度は塗抹標本上における細胞密度を低形成，正形成，過形成の3段階で評価する．いずれも穿刺部位における造血の状況を反映する．

**(2) 巨核球数**

骨髄血1μLあたりにおける**巨核球数**を示すもので，抗凝固剤入り容器に入れた検体を用いて検査する．基準値は50〜150/μL．血小板減少症を評価する場合，巨核球数の減少は再生不良性貧血など血小板産生の低下を，巨核球数の増加は脾腫や特発性血小板減少性紫斑病（ITP：idiopathic thrombocytopenic purpura），播種性血管内凝固症候群（DIC：disseminated intravascular coagulation）など血小板の消費・破壊を示唆する．

**(3) 骨髄像（ミエログラム）**

**骨髄像**は，検体採取時に作製した塗抹標本を観察し，標本上の細胞を分類して得られた各細胞成分の割合（細胞分画）を示すものである．急性白血病では白血病細胞（骨髄芽球あるいはリンパ芽球）が，悪性リンパ腫ではリンパ腫細胞が，多発性骨髄腫では形質細胞（骨髄腫細胞）が，それぞれ増加する．骨髄系細胞全体（Myeloid cell＝M）と赤芽球系細胞全体（Erythroid cell＝E）の割合を**M/E比**という（通常2〜4：1）．感染症などの白血球増多症ではM/E比は大きくなり，溶血性貧血など赤芽球が増殖する場合にはM/E比は小さくなる．また同時に，塗抹標本上の血球細胞の形態異常（**異形成**）の有無について評価する．

**(4) 細胞表面マーカー検査**

4章4．免疫機能検査（B．細胞表面マーカー検査）参照のこと．

**(5) 染色体・遺伝子検査**

4章5．染色体・遺伝子検査 参照のこと．

### b. 骨髄組織の評価

骨髄生検で得られた骨髄組織は，脱灰後ヘマトキシリン・エオジン（HE）染色を行う．**組織レベル**での検索を行うことができるため，脂肪組織や**線維化**の有無，悪性リンパ腫やがんの**浸潤**の判定に有用である．さらに各種抗体による免疫染色やFISH検査（4章5．染色体・遺伝子検査 参照）を用いることで，より詳細な検索を行うことができる．

また最近では，骨髄穿刺で採取した骨髄血の一部を凝固させた後に，生検組織と同様にホルマリンで固定して**骨髄クロット標本**を作成することが推奨されている．クロット標本でも基本的に組織レベルでの検討が可能である．

# 7 リンパ節生検

## A 検査の目的，概要

　リンパ節腫大は，さまざまな理由により認められる．病気の症状の場合もあるが正常のリンパ節を触知していることもある．リンパ節生検によりその由来を正確に判別できるが，侵襲的な検査であるため，適応については慎重な判断が必要である．大きさ，痛みの有無や硬さ，可動性などのリンパ節の性状から，可能な限り鑑別する．悪性疾患由来のリンパ節腫大を疑う場合は，原発巣の検索と同時に積極的に生検を考慮する．大きさが1cm未満の頭頸部リンパ節は健常者（とくに若年者）でもしばしば触知されるため，大きさで適応を判断する場合は2cmを超えるかどうかが1つの目安となる．

　複数のリンパ節が腫大している場合は，最も大きい病変を狙って生検を行う．頸部，腋窩，鼠径部など，複数の領域でリンパ節が腫大している場合は，腋窩や鼠径部のリンパ節は反応性の腫大であることも多いため，頸部リンパ節からの生検が推奨される．

## B 検査の種類

　リンパ節生検には，主に以下のものがある．

### a. 穿刺吸引細胞診

　22G程度の細い針を病変部に直接刺し，注射器で細胞を吸引し，プレパラートに固定して顕微鏡で観察する．多くの場合は麻酔を必要とせず，術後に大きな傷も残さない侵襲の少ない簡便な検査であるが，診断を確定させることが困難な場合もある．とくに悪性リンパ腫の場合は，細胞診では正常な細胞と腫瘍細胞の鑑別が困難なことが多く，また悪性リンパ腫であったとしても病型の確定まではできないため，不向きである．

### b. 針生検

　細胞診よりも太いコア生検針を病変部に刺し，針の中に組織の一部を納めて組織を採取し，顕微鏡下で組織診断を行う．生検針が太いため，局所麻酔を用いて行う．穿刺吸引細胞診に比べると侵襲度は大きいが，傷も残らず外来で可能な検査である．組織診断が行えるため穿刺吸引細胞診よりも正診率は高いが，採取可能な組織が小さいため，悪性リンパ腫では病型の確定が困難な場合もある．また，細胞表面マーカーや染色体分析などの生細胞が必要な検査を行うためには十分量の組織が必要であるため，不向きである．

　針生検は，CTや超音波のガイド下で体の深部の触知不可能な病変に対しても施行可能な場合がある．熟練者により行われるものであり，必ずしも一般的な手法ではないが，腫大リンパ節が腹腔内にしか存在せず，組織採取のためには開腹手術を考慮しなければならないような場合でもCTガイド下での針生検により診断が可能となることがある．侵襲度，緊急性，検査の限界などを慎重に検討して適応を判断する．

### c. 切開生検，切除生検

　皮膚を外科的に切開してリンパ節を露出させ，組織を直接採取して顕微鏡下で組織診断

を行う．病変の一部を採取する切開生検と，リンパ節を丸ごと採取する切除生検がある．皮膚切開を行うため侵襲が大きく，傷も残り美容を損なうため若年者や女性では適応を慎重に検討する必要があるが，最も確実な診断法である．触知可能な表在のリンパ節の生検は，局所麻酔下で行われる．

## C 採取後の検体の扱い

　採取されたリンパ節は，各種検査に提出するため，採取後すぐにホルマリンに漬けてはならない．検体を無菌操作で生理食塩水を浸したガーゼに包み，滅菌シャーレなどに入れて検査に提出する．

　採取した検体で行うべき検査は，以下のものがある．

- 病理組織標本：採取したリンパ節を分割し，最大のものをホルマリン固定する．
- 細胞診標本：新鮮組織片からスタンプ標本を作製する．
- 細胞表面抗原解析，染色体分析，遺伝子検査：新鮮組織切片または細胞浮遊液を用いる．
- 培養検査：感染症を疑う場合．細菌以外の真菌，結核などについても考慮する．

# 8 画像診断

## I 血液・造血器疾患における画像診断の目的，概要

　全身疾患である血液・造血器疾患では，病勢の把握のために画像診断が有効なことが多い．血液疾患でしばしば用いられる画像検査には，**表1**のものがある．かつては悪性リンパ腫の病期診断にガリウムシンチグラフィーが用いられていたが，近年，感度，特異度とも優れているPETが，それに替わる一般的な検査となっている．本項ではPET検査を中心に解説する．

## II PETの実際

### A PETとは

　PET（positron emission tomography）では，ブドウ糖と構造が似ており，放射性核種であるフッ素がついた**18F-フルオロデオキシグルコース（FDG）**が検査薬として用いられる．悪性腫瘍の細胞は正常な細胞よりも糖代謝が亢進しているため，FDGが積極

表1　血液疾患で行われる主な画像診断法

| 検査方法 | | 適応疾患 |
|---|---|---|
| X線 | 胸腹部 | 全般 |
| | 骨 | 多発性骨髄腫（図1，2），悪性リンパ腫など |
| 超音波 | 腹部 | 肝脾腫をきたす疾患全般 |
| | リンパ節 | 悪性リンパ腫など |
| | 心臓 | 化学療法前後 |
| CT | 頭部 | 悪性リンパ腫など |
| | 頸・胸・腹部 | 多発性骨髄腫，悪性リンパ腫など |
| MRI | 頭部 | 悪性リンパ腫など |
| | 胸腹部 | 肝脾腫をきたす疾患，悪性リンパ腫，多発性骨髄腫など（図3） |
| 核医学検査 | 骨シンチグラフィー | 多発性骨髄腫（図4）など |
| | PET | 悪性リンパ腫，多発性骨髄腫など（図5） |
| 造影検査 | 消化管 | 悪性リンパ腫など |
| | リンパ管* | 悪性リンパ腫など |

＊現在はほとんど用いられない．

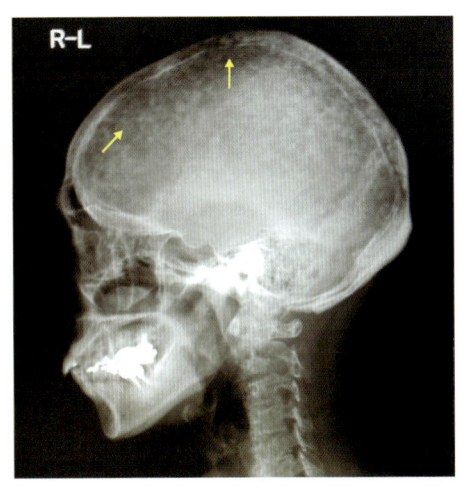

図1　多発性骨髄腫の punched out lesion
頭蓋骨X線撮影で，溶骨性病変が多数認められる．

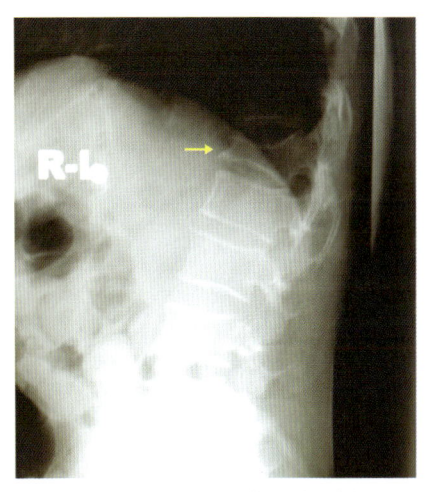

図2　多発性骨髄腫の腰椎圧迫骨折
腰椎X線撮影で，椎体の変形が認められる．

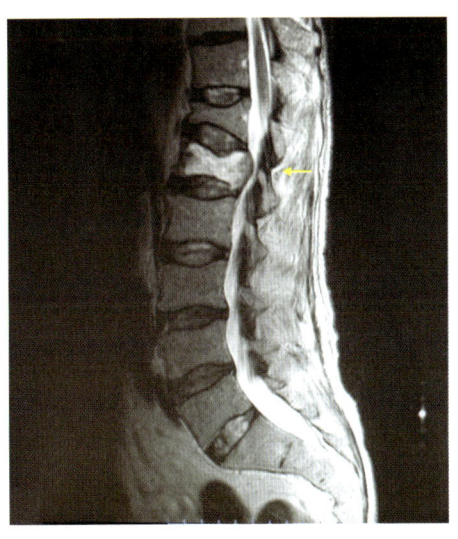

図3　多発性骨髄腫の腰椎圧迫骨折
腰椎MRIで，椎体の変形および造影効果のある病変が認められる．

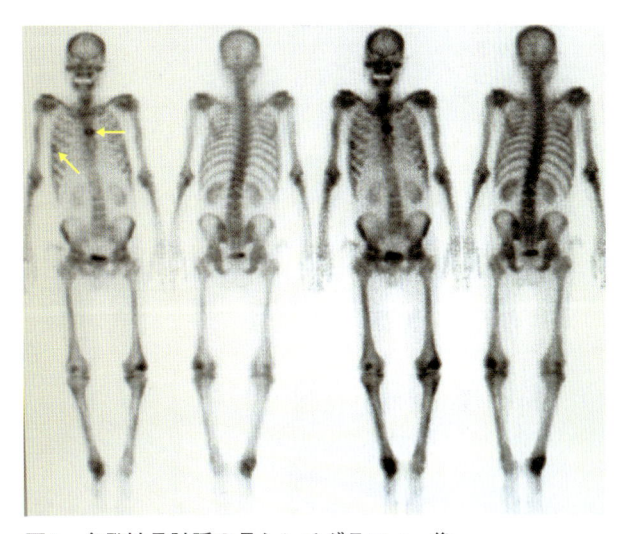

図4　多発性骨髄腫の骨シンチグラフィー像
一部椎体での集積の低下，一部肋骨での集積の亢進が認められ，病変の存在が疑われる

的に取り込まれる．PETは，そこから放出される微量の放射線を測定することで病変の位置を同定する核医学検査である（図5a）．

　PETは，病期診断のみならず治療の効果判定にも有用な画像診断法である．従来の画像診断法と比べてPETの優れている点は，リンパ節や腫瘍が活動性を有する病変か，壊死または線維化したものであるかを識別する能力である（図5b）．

　悪性リンパ腫では，CTなどの画像検査では治療後に病変が残存腫瘍として認められることがしばしばある．とくに大きな病変の場合，治療により腫瘍細胞が消滅しても，腫瘍が線維化して残存することがある．かつては，そのような場合は慎重に経過を観察し，腫瘍が残存しているのか否かを判断するしか方法がなかったが，PETではFDGの取り込み

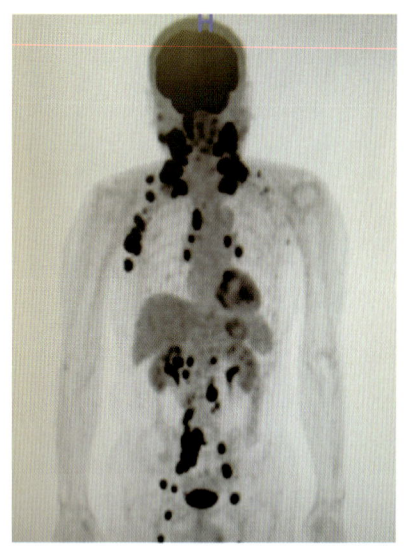

**図5a　悪性リンパ腫のPET像**
全身のリンパ節に，FDGの異常集積が認められる．

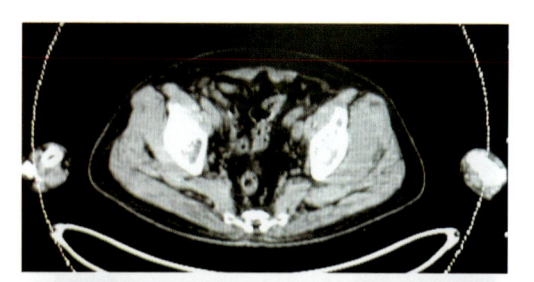

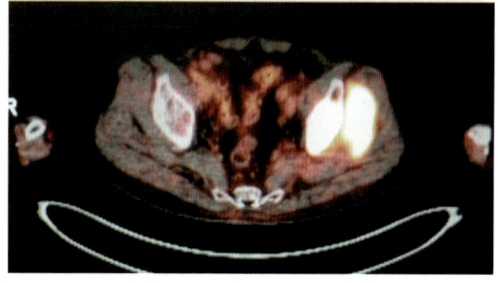

**図5b　多発性骨髄腫のPET像**
CT画像（上）のみでは，病変の存在ははっきりしない．右腸骨および周囲の組織にFDGが強く集積しており（下），病変の存在が疑われる．

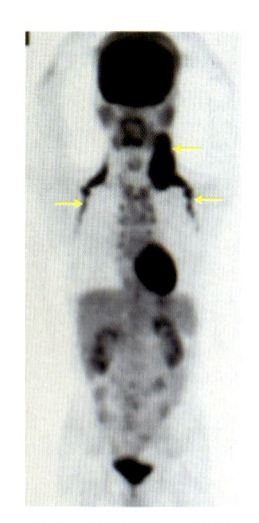

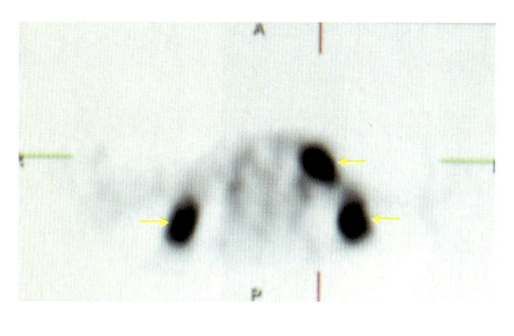

**図5c　悪性リンパ腫のPET像**
頸部のリンパ腫病変の他に，褐色脂肪組織へのFDGの集積が認められる．断層像のみでは，病変との鑑別が困難である．

が認められなければ腫瘍は消失したと判断できる．

## B PETの問題点

　しかしPETにも問題点がある．まず，実施の方法と結果の解釈がいまだ標準化されていない．つまり読影者，装置，組織型ごとのFDGの親和性の間に，多様性があることである．

　また，胸腺の過形成，感染，炎症，サルコイドーシス，褐色脂肪組織などにもFDGは

治療前 治療後 3ヵ月後

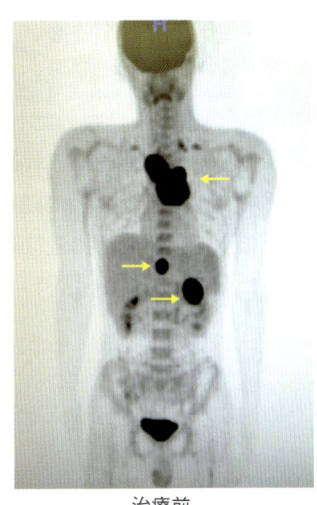

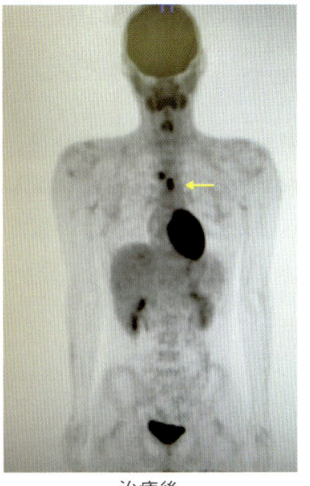

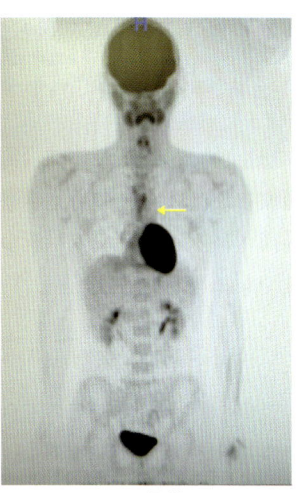

**図5d　悪性リンパ腫のPET像**
治療前（左）は，縦隔および腹部リンパ節にFDGの集積が認められていた．治療後（中）は，縦隔に一部FDGの集積が残存していた．経過観察3ヵ月後の再検（右）では，縦隔の集積は低下していた．無治療での変化であり，病変の残存ではなく胸腺への生理的なFDGの集積と考えられた．

取り込まれる（図5c）．化学療法後の骨髄回復期やG-CSFなどの造血因子を用いた後に，骨髄でのFDGの取り込みがびまん性に増加していることが認められることもある．そのように，病変が存在しないにもかかわらず陽性と判断される，つまり**偽陽性**の場合がある．

その他に，装置の分解能，技術，組織型ごとのFDGの親和性の多様性による**偽陰性**もある．PETは決して万能の検査ではないため，臨床経過や他の検査所見と併せて総合的に結果を解釈する必要がある．

### C　PET陽性の解釈

正常な解剖学や生理学と矛盾する巣状またはびまん性のFDGの取り込みがあれば，病変と判断できる．例外として，縦隔の血流プールと同等または低い強さで取り込みが亢進している腫瘍，周囲の肝臓・脾臓より取り込みが低い肝臓または脾臓の結節，びまん性に取り込みが亢進している治療後数週間以内の骨髄がある．PETが陽性であるかどうかの判断は視覚的評価で行い，FDGの取り込みの程度を数値化した**standard uptake value (SUV)** は用いない．陽性と偽陽性の判断を迷う場合は，生検を行うことが最も確実な判別方法である．

### D　病型によるFDGに対する親和性

悪性リンパ腫は，組織型によりFDGの親和性が異なる．悪性リンパ腫のうち，ホジキンリンパ腫，びまん性大細胞型B細胞性リンパ腫，濾胞性リンパ腫，マントル細胞リンパ腫が，FDG高親和性の組織型である．これらのFDGに親和性が高い病型ではPETにより病変の有無をほぼ確実に判別できるため，治療後のPETのみで効果判定が可能である．しかしそれ以外ではFDGの取り込みがほとんどみられないものもあるため，治療の効果

判定にPETを用いる場合には，比較対象のために治療前にもPETを行う事が望ましい．

## E 治療後のPETの施行時期

悪性リンパ腫において，治療後の病変の炎症性変化は，化学療法の後で2週間，放射線治療または放射線併用化学療法の後では，2～3ヵ月もしくはそれ以上続き，病変の残存と混同されることがある（**図5d**）．このような偽陽性の頻度を最小化するため，治療後は最低でも3週間はPETを行うべきではなく，治療完了後6～8週後に行うことが望ましい．

## F PET施行の際の注意点

・運動を行うと筋肉でのFDGの取り込みが亢進してしまうため，検査前日～当日は運動を避ける．
・検査直前に糖分を摂取すると病変でのFDGの取り込みが低下するため，検査の4時間以上前より絶食にする必要がある．
・糖尿病などで血糖値が高い状態では，FDGは筋肉や脂肪に集積する傾向があるため，検査の精度が下がる場合がある．

# 5章 主な治療法

## 1 化学療法

### I 化学療法とは

　化学療法とは，抗がん薬を用いた治療法のことである．

　造血器腫瘍は，他の悪性腫瘍と異なり，外科手術により治癒が望める疾患ではない．発症初期から全身に腫瘍細胞が存在すると想像される造血器腫瘍においては，抗がん薬治療が最も効率よく腫瘍細胞を駆逐する方法である．

　抗がん薬は**細胞分裂**期に作用する薬剤がほとんどである．したがって，正常細胞より盛んに細胞分裂を行う腫瘍細胞がより強い影響を受ける．一方で，盛んに細胞分裂が行われている正常細胞にも抗がん薬が作用し，しばしば副作用として発現する．常に細胞分裂している正常細胞として造血細胞，粘膜細胞，毛母細胞はとくに顕著な副作用が発現する．化学療法には少なからず副作用があり，時に重篤な合併症を起こす可能性がある．このため，注意深い観察と迅速な対応が必要となり，医師，薬剤師，看護師の連携が必須である．

### II 化学療法の理論と実際

#### A 急性白血病における細胞動態

　急性白血病では，発症時には全身に $10^{12}$（1兆）個に及ぶ白血病細胞が存在し，正常造血細胞はその1/100程度に減少している．抗がん薬の作用機序から腫瘍細胞だけではなく正常造血細胞も破壊することから，化学療法後の**造血障害**が顕著にみられる．きわめて強力な化学療法を行うと造血幹細胞までが失われ，骨髄不全となり，致命的である．このため，化学療法における投与量・投与期間の過誤は深刻な事態をまねくことになるので，慎重な確認が必須である．

#### B 化学療法の選択

　抗がん薬を選択する際には，まず対象とする腫瘍の特色を考慮する．腫瘍により選ぶべき化学療法レジメンは自ずと限られてくるが，その多くは臨床試験により効果が報告されている治療法である．さらに目指す治療効果および腫瘍の悪性度などにより，化学療法の

表1 パフォーマンスステータス（PS：Performance Status）

| スコア | 定義 |
|---|---|
| 0 | まったく問題なく活動できる．<br>発症前と同じ日常生活が制限なく行える． |
| 1 | 肉体的に激しい活動は制限されるが，歩行可能で，軽作業や座っての作業は行うことができる．例：軽い家事，事務作業 |
| 2 | 歩行可能で，自分の身のまわりのことはすべて可能だが，作業はできない．日中の50％以上はベッド外で過ごす． |
| 3 | 限られた自分の身のまわりのことしかできない．日中の50％以上をベッドか椅子で過ごす． |
| 4 | まったく動けない．<br>自分の身のまわりのことはまったくできない．<br>完全にベッドか椅子で過ごす． |

［日本臨床腫瘍研究グループ（Japan Clinical Oncology Group：JCOG）ホームページより引用 http://www.jcog.jp/doctor/tool/C_150_0050.pdf（2014年8月7日検索）］

強度を選択する．しかし，悪性度が高い腫瘍であっても，全身状態が不良の患者や，高齢者である場合には，副作用が少ない化学療法を選択する．

全身状態の評価は化学療法の選択のみならず，副作用の評価にも重要である．客観的に数量化するために，統一したスケールを用い評価する．パフォーマンスステータス（PS：performance status）（表1）は，世界共通で使われている．

## III 造血器腫瘍の治療に用いられる抗がん薬の種類

抗がん薬はその作用機序・化学構造などから分類される（268ページ，表1参照）．中でもよく用いられるものとして，代謝拮抗薬，アントラサイクリン系薬剤，アルキル化薬，植物アルカロイドについて解説する．

### A 代謝拮抗薬

代謝拮抗薬は細胞分裂に必要なDNA合成あるいはRNA合成を阻害する．代謝拮抗薬は細胞周期の中ではS期に効率よく働くが，白血病治療において最も代表的なシタラビンは投与時間依存性の薬剤である．とくに急性白血病に対して使用されるシタラビンは投与量と投与時間について留意が必要である．急性骨髄性白血病に対して寛解導入時および地固め治療に使用されるシタラビン（キロサイド®）は24時間持続投与のものもあるが，大量シタラビンを一日に2回にわけて，一回3時間で投与する治療も日常診療で使用される．また，一日20～40 mgのシタラビンを投与する少量シタラビン療法も存在する．少量投与の場合，シタラビンは皮下投与が可能な数少ない抗がん薬である．

### B アントラサイクリン系薬剤

アントラサイクリン系薬剤（ダウノマイシン®，アドリアシン®，イダマイシン®）は，

DNA2本鎖に特異的に作用し，**トポイソメラーゼⅡ**を阻害することによりDNA鎖を分断する結果，細胞を死にいたらせる．腫瘍細胞が暴露されている時間よりも，薬剤の濃度が重要であり，通常短時間に投与する．心毒性が問題となり，使用する前の心機能を心臓超音波検査にて評価しておくことが肝要である．

### C アルキル化薬

アルキル化薬は，抗がん薬の中でも最も歴史があり，化学兵器のマスタードガスが開発のきっかけである．細胞への作用はDNA鎖の切断である．傷害されたDNAをもつ細胞は細胞死にいたる．シクロホスファミド（エンドキサン®）は免疫抑制作用も持ち，抗がん薬としてではなく，**免疫抑制療法**として，関節リウマチなどの膠原病疾患に使用されることもある．DNA鎖の障害が正常細胞にも蓄積され，長期投与が2次発がんの危険を高めることが知られている．

### D 植物アルカロイド

植物アルカロイドは植物の持つ毒をもとに合成されたものである．ビンカアルカロイドはG2/M期で細胞分裂を停止する．**末梢神経障害**が重大な副作用である．悪性リンパ腫の標準治療にビンカアルカロイドのビンクリスチン（オンコビン®）が含まれており，使用頻度が高い薬剤である．

## Ⅳ 抗がん薬の副作用

抗がん薬はその作用機序から，正常臓器になんらかの影響を与えるために，副作用の発現は必至である．主な副作用は，骨髄抑制（白血球減少，血小板減少，貧血など），消化器症状（悪心・嘔吐，食欲不振など），粘膜障害（口内炎，下痢など），皮膚毒性（色素沈着，脱毛など），その他に肝障害，腎障害，神経障害，過敏反応など多岐にわたる．薬剤特有の副作用や，時期によって発現しやすい副作用も異なるため注意が必要である（270ページ，表3，4参照）．

副作用の評価方法として国際的に統一した基準を用い，均一な評価が行われることが望ましい．現在，2009年米国 National Cancer Institute（NCI）の Cancer Therapy Evaluation Program（CTEP）が公表している「Common Terminology Criteria for Adverse Events（CTCAE）v4.0」を基準に評価することが多い．

抗がん薬の副作用やそのマネジメント方法についての詳細は，「12章1．化学療法における症状マネジメント」を参照のこと．

# 2 分子標的治療薬

## I 分子標的治療薬とは

　分子標的治療薬とは，ある特定の分子を標的として，その機能を阻害することによって治療効果を発揮する薬剤である．従来の抗がん薬は DNA 複製，核酸代謝経路などのような正常細胞にも共通する部位を標的としていたが，分子標的治療薬はがん細胞に特異的な分子を標的としているため，抗腫瘍効果の特異性が高まることが期待される．

　理論的には分子標的治療薬は腫瘍細胞に選択的に作用するため正常細胞への影響は少ないと考えられる．その一方で正常細胞における標的分子の機能によって予期せぬ副作用が出る可能性がある．抗がん薬とは異なるタイプの副作用が出てくることが多いため，従来の化学療法に分子標的治療薬を加えるような新たな併用療法が確立されてきた．

　分子標的治療薬の開発は，腫瘍の分子生物学的研究の進歩とともに進められ，血液疾患はこの分野の研究が盛んな領域であり，大きな成果を上げている．今後もさらなる発展が期待される分野である．

## II 血液疾患における分子標的治療薬の歴史

　血液内科領域の疾患で分子標的治療薬が最初に大きなインパクトを与えたのは急性前骨髄球性白血病（APL：acute promyelocytic leukemia）に対する **all trans retinoic acid（ATRA, 全トランス型レチノイン酸）**である．APL は 15 番染色体にある *PML* 遺伝子と 17 番染色体にある *RARα* 遺伝子が染色体転座により *PML/RARα* キメラ遺伝子が形成され，この産物である PML/RARα タンパクが前骨髄球から骨髄球への分化を腫瘍化する疾患である．ATRA の使用は前骨髄球で停止している細胞の分化を誘導し，アポトーシスを誘導することによって抗腫瘍効果を発揮する．APL はそれまで DIC を発症することにより致死率の非常に高い疾患であったが，1988 年に上海大学より ATRA の有効性を示す報告がなされ，ATRA が標準治療として確立した．

　続いて登場したのは慢性骨髄性白血病（CML：chronic myeloid leukemia）に対する**イマチニブ**（グリベック®）である．CML は 9 番染色体にある *ABL* 遺伝子と 22 番染色体にある *BCR* 遺伝子の染色体転座により *BCR-ABL* キメラ遺伝子を生じ，BCR-ABL 融合タンパクが細胞の不死化を引き起こすことで腫瘍化する．イマチニブは BCR-ABL チロシンキナーゼの働きを選択的に阻害することで抗白血病作用を呈する．従来 CML は同種移植のみが治癒をもたらす治療法であったが，イマチニブの登場によってその予後は劇的に改善し，現在では服薬のみで長期生存できる疾患となっている．

　その後に登場したのが CD20 陽性非ホジキンリンパ腫に対する**リツキシマブ**（リツキサン®）である．前述の薬剤と違い，本薬剤は細胞表面に発現する抗原に対するモノクロー

**表1　分子標的治療薬の種類（小分子化合物）**

| 一般名（商品名） | 作用機序 | 適応疾患 |
| --- | --- | --- |
| イマチニブ（グリベック®） | Bcr-Abl チロシンキナーゼ阻害薬 | 慢性骨髄性白血病<br>Ph 陽性急性リンパ性白血病 |
| ダサチニブ（スプリセル®） | Bcr-Abl チロシンキナーゼ阻害薬 | 慢性骨髄性白血病<br>再発または難治性 Ph 陽性急性リンパ性白血病 |
| ニロチニブ（タシグナ®） | Bcr-Abl チロシンキナーゼ阻害薬 | 慢性骨髄性白血病 |
| ボルテゾミブ（ベルケイド®） | プロテアソーム阻害薬 | 多発性骨髄腫 |
| ボリノスタット（ゾリンザ®） | ヒストン脱アセチル化酵素（HDAC）阻害薬 | 皮膚 T 細胞性リンパ腫 |

**表2　分子標的治療薬の種類（モノクローナル抗体）**

| 一般名（商品名） | 作用機序 | 適応疾患 |
| --- | --- | --- |
| リツキシマブ（リツキサン®） | キメラ抗 CD20 モノクローナル抗体 | CD20 陽性 B 細胞非ホジキンリンパ腫<br>免疫抑制状態下の CD20 陽性 B 細胞リンパ増殖性疾患 |
| イブリツモマブ チウキセタン（ゼヴァリン®） | 抗悪性腫瘍薬・放射標識抗 CD20 モノクローナル抗体 | CD20 陽性再発または難治性の低悪性度 B 細胞性非ホジキンリンパ腫<br>マントル細胞リンパ腫 |
| オファツムマブ（アーゼラ®） | ヒト型抗 CD20 モノクローナル抗体 | 再発または難治性の CD20 陽性の慢性リンパ性白血病 |
| モガムリズマブ（ポテリジオ®） | ヒト化抗 CCR4 モノクローナル抗体 | 再発または難治性の CCR4 陽性の成人 T 細胞白血病リンパ腫, 皮膚 T 細胞リンパ腫 |
| ゲムツズマブ オゾガマイシン（マイロターグ®） | 抗腫瘍性抗生物質結合ヒト化抗 CD33 モノクローナル抗体 | 再発または難治性の CD33 陽性の急性骨髄性白血病 |
| デノスマブ（ランマーク®） | ヒト型抗 RANKL 抗体 | 多発性骨髄腫による骨病変 |

ナル抗体である．B 細胞の表面に発現する CD20 は成熟リンパ球腫瘍である B 細胞性リンパ腫で発現している．リツキシマブは選択的に作用し，副作用が少ない一方で高い治療効果を得て治療成績を大きく改善させた．現在では多くの B 細胞性リンパ腫において標準療法に組み込まれている．

　他にも血液疾患における分子標的治療薬は数多く登場している．次にその種類について述べる．

## Ⅲ　分子標的治療薬の種類

　分子標的治療薬は小分子化合物とモノクローナル抗体の大きく 2 つに分類される．

図1 モノクローナル抗体の種類

マウス抗体（語尾＝omab）　キメラ抗体（語尾＝ximab）　ヒト化抗体（語尾＝zumab）　ヒト抗体（語尾＝umab）

■ マウス由来　■ ヒト由来

### A 小分子化合物

**小分子化合物**は化学合成によって産生され，受容体や細胞内シグナル伝達酵素（チロシンキナーゼなど）に特異的に結合してその機能を阻害する．一般名は○○ nib，あるいは○○ mib と表現される．**表1**にわが国で承認されている血液疾患に対する小分子化合物を示す．

### B モノクローナル抗体

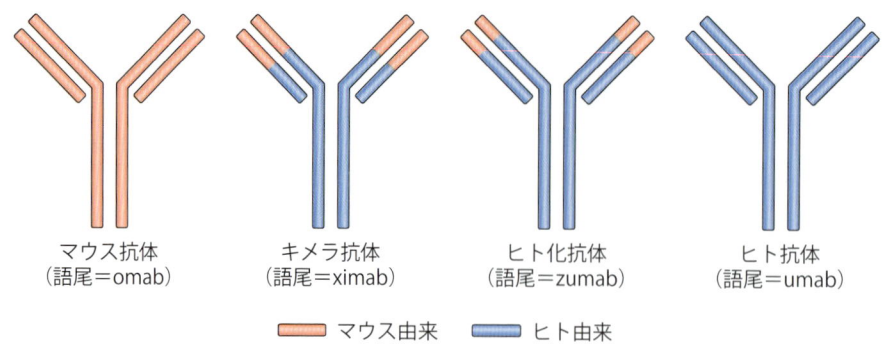

**モノクローナル抗体**（**図1**）は細胞表面に表出している特異抗原や受容体，さらには血漿中の成長因子に特異的に結合してその機能を阻害する．モノクローナル抗体は単剤で作用するものだけではなく，そこに抗腫瘍薬を結合させたものや放射性同位元素を結合させたものなどが開発されている．一般名は○○ mab と表現される．**表2**にわが国で承認されているモノクローナル抗体を示す．

## IV 分子標的治療薬の問題点

　分子標的治療薬の発展によりがん化学療法の治療戦略は大きな進歩を遂げた．腫瘍細胞に選択的に働き副作用の少ない薬剤は，治療効果が優れているというだけでなく患者負担が少ないという点でも，病気に苦しむ患者にとっては待ち望んだ治療法である．今後のがん治療において，分子標的治療薬の占める割合はますます大きくなると期待される．

　しかしながら，概して分子標的治療薬は高価であるということが問題である．開発に莫大な費用を要し，適応患者数が少ない血液疾患に対する分子標的治療薬が高額となるのは避けられない側面もある．このような高価な分子標的治療薬は患者の経済的負担を増し，さらには国民医療費の増大につながってくる．今後はさらにその傾向が強くなるため，どのような対策をとるか難しい問題である．

# 3 免疫抑制療法

## I 免疫抑制療法とは

　免疫抑制療法とは，過剰な免疫反応が原因となる疾患の治療のために，**免疫担当細胞**の働きを抑制する治療である．免疫担当細胞とは白血球であり，その中でもリンパ球の働きが中心である．多くの免疫抑制療法はこの**リンパ球**の働きを抑制することを目的としている．

　血液疾患には自己免疫により発症する疾患が多く存在するため，免疫抑制療法が奏功し，また，長期間にわたり免疫抑制療法を継続する必要がある症例も多い．特発性血小板減少性紫斑病（ITP）や自己免疫性溶血性貧血（AIHA：autoimmune hemolytic anemia）ではそれぞれ抗血小板抗体，抗赤血球膜抗体がつくられる．この**抗体**が結合した血球が脾臓などで貪食され血球減少をきたす．

　再生不良性貧血や一部の骨髄異形成症候群でも免疫抑制療法が奏功するため，自己免疫が関与している疾患群と考えられているが，機序は不明である．

　免疫抑制療法は疾患の発症機序を抑制して，劇的に奏功する一方で，病原体などから生体を守る働きを担う免疫担当細胞の働きを抑えることにより，**日和見感染症**などの感染症のリスクが上がることが問題である．また，高頻度に使用される副腎皮質ステロイドは，長期投与による特有の副作用の発現に注意する必要がある（詳細は，「12章3．免疫抑制療法における症状マネジメント」を参照）．

## II 各種の免疫抑制療法の実際

### A 副腎皮質ステロイド：少量～中等量

　プレドニゾロンにして 0.5～2 mg/kg（経口投与の場合，通常 1 mg/kg）を初期投与する治療である．ITP および AIHA の初期治療に用いられる．その他，薬剤性間質性肺炎，同種造血細胞移植後の移植片対宿主病（GVHD：graft versus host disease）といった免疫の異常による疾患の治療にも用いられる．初期投与の後，効果をみて緩徐に減量してゆくが，減量の途中で原疾患が再燃することもあり，慎重に減量は行われる．

　一方，悪性リンパ腫，急性リンパ性白血病治療においても化学療法と併用しステロイドが使用されるが，多くの場合レジメンに投与日数，投与量は規定されているため，混同しないよう注意が必要である．

　また，免疫抑制療法としてのステロイド療法は長期間投与が必要となる場合が多く，副作用の面から患者のコンプライアンスが問題となることがしばしばある．

### B 副腎皮質ステロイド：大量

メチルプレドニゾロン（mPSL）（ソル・メドロール®）大量投与は，mPSL 1000 mg を 3 日間，その後 500 mg，250 mg と順次減量し 125 mg まで減量してから中等量 PSL へ移行する．薬剤性間質性肺炎，急性前骨髄性白血病治療におけるレチノイン酸（ベサノイド®）投与後の副作用であるレチノイン酸症候群を発症した際に使用する．呼吸不全が進行し，急速に患者の全身状態が悪くなった際に投与を考慮する．残念ながら効果に対するはっきりしたエビデンスは存在しないものの，患者の状態がきわめて不良であるため使用する頻度が高い治療である．

### C アルキル化薬，代謝拮抗薬

免疫抑制療法の第 1 選択肢はステロイドであるが，無効な場合にシクロホスファミドを使用する場合がある．しかし，現在，自己免疫疾患に伴う血液疾患の発症機序が解明されつつあり，とくに ITP ではプレドニンが無効である場合トロンボポエチン受容体作動薬（レボレード®，ロミプロスチム®）が使用され，アルキル化薬，代謝拮抗薬の使用頻度は少なくなっている．

### D シクロスポリン，タクロリムス

シクロスポリン（エンドキサン®），タクロリムス（グラセプター®，プログラフ®）は同種造血細胞移植における GVHD 予防のために使用される．移植以外では再生不良性貧血や赤芽球癆に対してシクロスポリンが投与される．両薬剤共通で**腎障害**が問題となる．神経障害，高血圧，脂質異常症，高カリウム血症，耐糖能障害の出現もあるため，血中濃度のモニタリングが必要な薬剤である．また，多毛，振戦，歯肉増殖といった特有の副作用もある．タクロリムスはシクロスポリンよりも神経毒性が強い．

### E 抗リンパ球グロブリン，抗胸腺細胞グロブリン

中等症以上の再生不良性貧血に対する免疫抑制療法および同種造血細胞移植における GVHD 予防のための移植前処置として使用される．馬またはウサギにヒト胸腺細胞を注射し免疫された動物の血清グロブリンを精製した薬剤である．T リンパ球を特異的に傷害するため，免疫抑制効果は高い．

異種動物のタンパク質を患者に投与することから，発熱，悪寒，戦慄，関節痛といった副作用を認める場合がほとんどであり，投与中のバイタルサインの確認に注意を要する．また，急変時の対処方法を予定しておくべき薬剤である．

### F 静注用免疫グロブリン製剤大量療法

ITP 症例の観血的な治療を必要とする際に（摘脾などの外科手術，出産など）使用する．大量の免疫グロブリンを投与し網内系の働きを抑制し，血小板を一時的に増加させるとされている．製剤の製造方法の違いにより副作用の発現のしかたが異なる．

# 4 輸血

## I 輸血と血液製剤

### A 輸血とは

**輸血**とは病気，外傷，手術などで失われた血液成分を補うために他人（あるいは保存しておいた自己）の血液を輸注することである．他人の生きた細胞を輸注するという意味では**移植（同種移植）**と同様である．輸血療法は血液疾患の診療に欠かすことのできない重要な治療手段である．

#### a．輸血療法の進歩

輸血というと多くの人は，他人から採血した血液をそのまま点滴で輸注する（**全血輸血**）というイメージを持っている．しかしながら外傷・外科手術時の出血に対する補充療法として全血輸血の形で始まった輸血は，貧血の是正のための**赤血球輸血**，血小板減少症の治療としての**血小板輸血**，さらにアルブミン，血液凝固因子の補充のための**血漿分画製剤**の使用にみられるように**成分輸血**を中心とした輸血に進歩してきた．現在では全血輸血が行われることはごく限られた場合のみとなっている．

#### b．輸血のもつ危険性

一方，輸血療法の進歩に伴って，輸血のもつ危険性についても多くの認識がなされるようになった．ヒト免疫不全ウイルス（HIV），B型肝炎ウイルス（HBV），C型肝炎ウイルス（HCV），ヒトT細胞白血病ウイルス（HTLV）などの輸血によるウイルス感染，鉄過剰症，同種免疫抗体の発現，輸血関連肺障害，致死的輸血合併症としての輸血後移植片対宿主病などである．したがって，**輸血の適応**を厳密に守ることが必要である．また，起こりうる副作用については，患者あるいは家族に十分説明し，同意を得ることが必要である．

### B 血液製剤

血液は成分により体内分布や寿命が異なるので，成分ごとに必要なもののみを補う**成分輸血療法**には以下の利点がある．
①余分な成分による副作用や合併症をできるだけ防ぎ，循環系への負担を最小限にする．
②限られた資源である血液を有効利用する．

現在使用されている血液製剤を**表1**にまとめた．

#### a．赤血球製剤

赤血球製剤で最もよく利用されているのは**赤血球濃厚液**（RCC：red cell concentrates）（**図1a**）で，平均的体格の成人では本剤1単位でHb（ヘモグロビン）が約0.5〜0.7 g/dL，Ht（ヘマトクリット）が約1.5％増加することが期待される．洗浄赤血球製剤は滅菌生理食塩液で1回以上洗浄した製剤である．

表1 輸血用血液製剤

| | 製剤名（一般名） | 略号 | 有効期間 | 貯法 | 適応 |
|---|---|---|---|---|---|
| 成分製剤／赤血球製剤 | 赤血球濃厚液「日赤」<br>（人赤血球濃厚液） | RCC | 採血後<br>21日間 | 2～6℃ | 貧血 |
| | 洗浄赤血球「日赤」<br>（洗浄人赤血球浮遊液） | WRC | 製造後<br>24時間 | 2～6℃ | 反復するアレルギー反応，PNH |
| | 照射赤血球濃厚液「日赤」<br>（人赤血球濃厚液） | Ir-RCC | 採血後<br>21日間 | 2～6℃ | 輸血後GVHDの可能性が高い場合 |
| | 照射洗浄赤血球「日赤」<br>（洗浄人赤血球濃厚液） | Ir-WRC | 製造後<br>24日間 | 2～6℃ | |
| 血漿製剤 | 新鮮凍結血漿「日赤」<br>（新鮮凍結人血漿） | FFP | 採血後<br>1年間 | −20℃以下 | 肝障害，DICなどによる複合性の凝固障害 |
| 血小板製剤 | 濃厚血小板「日赤」<br>（人血小板濃厚液） | PC | 採血後<br>96時間 | 20～24℃で振盪保存 | 血液悪性腫瘍や化学療法，再生不良性貧血にともなう血小板減少 |
| | 濃厚血小板HLA「日赤」<br>（人血小板濃厚液） | PC-HLA | 採血後<br>96時間 | 20～24℃で振盪保存 | 同種血小板輸血にアレルギー反応を起こす患者 |
| | 照射濃厚血小板「日赤」<br>（人血小板濃厚液） | Ir-PC | 採血後<br>96時間 | 20～24℃で振盪保存 | 輸血後GVHDの可能性が高い場合 |
| | 照射濃厚血小板HLA「日赤」<br>（人血小板濃厚液） | Ir-PC-HLA | 採血後<br>96時間 | 20～24℃で振盪保存 | |
| 全血製剤 | 人全血液-LR「日赤」<br>（人全血液） | WB | 採決後<br>21日間 | 2～6℃ | 新生児の交換輸血，心臓手術 |
| | 照射人全血液-LR「日赤」<br>（人全血液） | Ir-WB | 採決後<br>21日間 | 2～6℃ | 輸血後GVHDの可能性が高い場合 |

PNH：発作性夜間血色素尿症，GVHD：移植片対宿主病，DIC：播種性血管内凝固症候群．

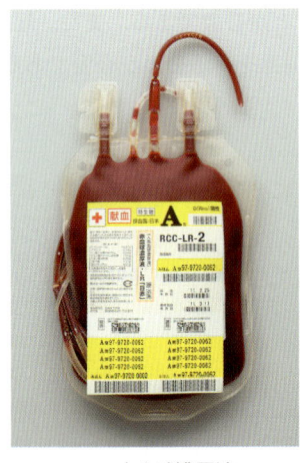

a 赤血球濃厚液　　b 新鮮凍結血漿　　c 濃厚血小板製剤

図1 血液製剤

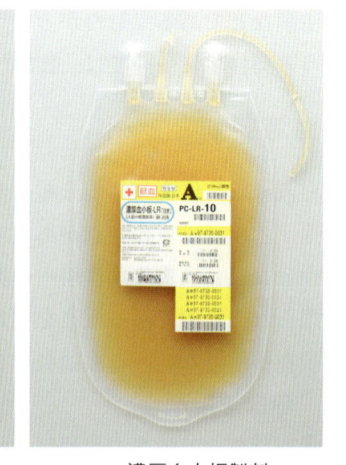

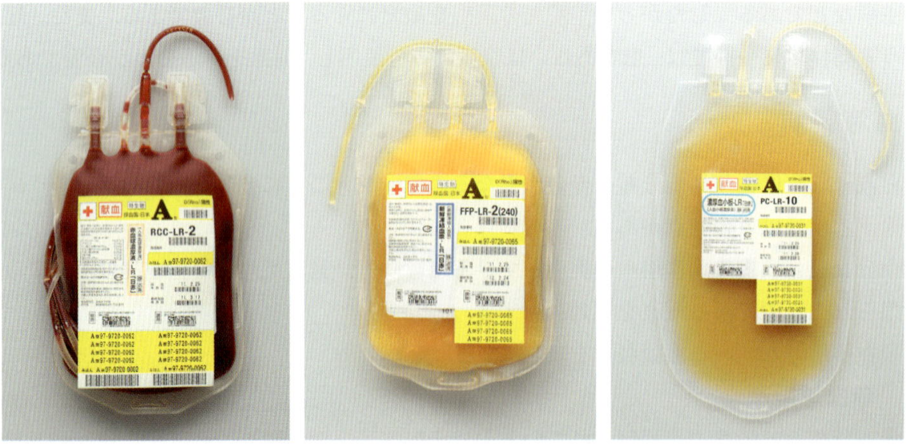

#### b．血漿製剤

血漿製剤は全血献血または成分献血より遠心により採取された血漿を急速に凍結したものである（図1b）．**新鮮凍結血漿**（FFP：fresh frozen plasma）には全凝固因子，アルブミン，免疫グロブリンなどの正常ヒト血漿中に存在するすべての成分が含まれている．

#### c．血小板製剤

**濃厚血小板製剤**（PC：platelet concentrate）には1単位あたり$2×10^{10}$個以上の血小板が含まれている（図1c）．

## II 輸血の適応と実際

### A 輸血の適応

以前は輸血が濫用される傾向があったが，アルブミン製剤の過剰投与や薬害エイズ事件を契機として，血液製剤の使用適正化が図られている．個々の製剤は適応に則って使用されなければならない．

#### a．赤血球製剤

慢性貧血に対する輸血は**濃厚赤血球製剤**を輸血する．Hbが7 g/dL以下の症例で輸血の適応となる．しかし一般に，鉄欠乏性貧血，悪性貧血，自己免疫性溶血性貧血などでは高度の貧血でも輸血の必要はなく，薬物療法によりすみやかな改善が期待できる．したがって，多くの場合輸血の適応となるのは**再生不良性貧血**と**骨髄異形成症候群**である．もちろん急性失血の場合は必要に応じて適応となる．

#### b．血小板製剤

**血小板輸血**の適応は，血液悪性腫瘍，化学療法，再生不良性貧血に伴う血小板減少などである．出血傾向がない場合は20,000/μL以下を原則とする．ただし，DIC（**播種性血管内凝固症候群**）を合併している場合や出血傾向が明らかな場合には50,000/mLを保つ方がよい．

#### c．血漿製剤

**新鮮凍結血漿**の適応は，肝障害，DICなどによる複合性の凝固障害に限られる．

### B インフォームドコンセント

インフォームドコンセントとは，医師による十分な説明とそれを理解した上での患者の同意という意味である．1997年4月より健康保険上の輸血料を請求する前提として，文書でのインフォームドコンセントが必須となった．

輸血におけるインフォームドコンセントの具体的内容は，
　①輸血の必要性と目的
　②輸血の効果と危険性
　③代替療法の有無と効力
　④輸血しない場合の危険

の4項目に要約される．実際の同意書の例を示す（図2）．

# 輸血に関する説明内容と同意書

□1．治療に際して輸血が必要になること、またはその可能性があること
□2．輸血を受けなかった場合、重い合併症が起きる可能性があること
□3．予想される輸血製剤の種類と使用量

　　　□赤血球製剤（使用量　　　単位）　　□血小板製剤（使用量　　　単位）
　　　□新鮮凍結血漿（使用量　　　ｍｌ）　□自己血輸血（使用量　　　単位）
　　　□その他の製剤　製剤名（　　　　　）（使用量　　　単位）

□4．輸血による副作用（感染症、免疫学的副作用）がおこりうること
□5．輸血前後の感染症検査（Ｂ型・Ｃ型肝炎ウイルス、エイズウイルス）の必要性について
□6．輸血前検体保管ならびに個人情報保護取り扱いについて
□7．その他（留意点、感染症救済制度などについて）

　　　年　　月　　日（＿＿＿＿病棟・外来）＿＿＿＿＿＿＿＿＿＿＿＿＿＿＿様に、
上記内容につき説明しました。

　　　　　　　　　　　　　　＿＿＿＿＿＿＿＿＿＿科　説明医師署名＿＿＿＿＿＿＿＿＿＿


○○大学医学部付属病院長　殿

　私は上記の説明を受け、質問する機会も得ました。その結果、

　＊説明された内容を理解し、納得しましたので、同意します。（　　）

　＊説明された内容を理解しましたが、この医療行為については同意しません。（　　）

　＊他院でのセカンドオピニオンの取得も含め、今一度説明の機会を希望します。（　　）

　　　　年　　月　　日　　　患　者　本　人：＿＿＿＿＿＿＿＿＿＿＿＿＿＿＿（自署）

特記事項　（同意に関する例外的事項などを記入）

　　　　　　　　　　　　　　親族／代理者：＿＿＿＿＿＿＿＿＿＿　続柄：＿＿＿（自署）
　　　　　　　　　　　　　　（親権者などの親族、または代諾者）

　　　　　　　　　　　　　　同　席　者：＿＿＿＿＿＿＿＿＿＿＿＿＿＿＿＿（自署）
　　　　　　　　　　　　　　（説明を一緒に受けた方があればご署名ください）

　　　　　　　　　　　　　＊患者本人の署名がある場合には家族または代理人の署名は不要です。ただし、本人が未成年者または署名できない場合などはご記入ください。

図2　輸血の同意書（実例）

## C 適合血の選択

### a．赤血球の型：ABO 式血液型と Rh 因子

　赤血球の型にはさまざまな種類があるが，代表的なものは **ABO 式血液型**と **Rh 因子**である．ABO 式血液型は赤血球膜上の糖鎖抗原であり，Rh 因子は血球膜上のタンパク抗原である．**不適合輸血**を防ぐために，受血者の ABO 式血液型，Rh 因子の血液型検査を行う．
　**ABO 式血液型の検査**には，
　　①患者血球の抗原を調べる**表試験**
　　②と患者血清中の抗 A 抗体，抗 B 抗体の存在を調べる**裏試験**
がある．これらの検査によって血液型を正確に決定する．輸血は ABO 式血液型の同型の血液を用いる．Rh 陰性者には Rh 陰性の同型血を輸血しなければならない．血液型不適合輸血による死亡例の 70％以上は ABO 不適合で，そのほとんどは人為的ミスによるとされている．
　赤血球型を一致させても溶血性輸血反応がおこることがある．これは A，B 抗原以外の赤血球抗原に対する抗体（**不規則抗体**）によるものである．したがって，さらに血清中の赤血球に対する抗体の有無を検査する．

### b．交差適合試験

　**交差適合試験（クロスマッチ）**は実際の輸血前（全血輸血，赤血球輸血，血小板輸血）に行う検査である．交差適合試験は以下の 2 種類に分けられる．
　　①患者血清と供血者血球の反応をみる**主試験**
　　②患者血球と供血者血清の反応をみる**副試験**
　不適合輸血を防ぐためには ABO 式血液型の不適合を検出し，37℃で反応する抗体を検出しうる適正な方法で交差適合試験を行う．ただし，日本赤十字血液センターから供給される血液は不規則抗体の有無が確認されているので，副試験は省略できる．
　また，患者取り違え，ラベルの貼り間違えをチェックするためには，血液型検査と同一の検体を用いないことが望ましい．主試験が凝集する血液の輸血は禁忌である．ただし，輸血が緊急を要する場合には患者の ABO 式血液型，Rh 型，不規則抗体陰性が確認されていれば，供血者血液の ABO 式血液型確認のみで輸血を開始できる．血漿製剤では ABO 式血液型が合致していれば交差試験は不要である．

# III 輸血の実際

## A 輸血の管理

　輸血マニュアルを作成し，それに基づき準備から投与までの一連の行動を確実に行う．
　　①血液型の結果はカルテのトップにファイルする．
　　②病棟では各シフトごと，リーダー看護師は保管中の血液製剤と伝票と実物をチェックし，次のリーダーに申し送る．
　　③血液製剤を病棟で保管している時間を最少限にする．

## B 血液製剤の保管

① 血液製剤の種類にあった保管をする．
- 冷凍（−20℃以下）：FFP（新鮮凍結血漿）
- 冷蔵（2〜6℃）：保存血，赤血球濃厚液，洗浄赤血球．
- 常温：PC（濃厚血小板）（使用まで3時間以上あるときは振盪(しんとう)保存）．

② 同一患者の血液製剤は種類ごとにひとまとめにする．
③ ネームタグは最後のパックが終了するまではずさず，患者氏名を確認できるようにする．
④ 保管場所の整理整頓を行う．

## C 輸血の準備から投与終了まで

一連の行動を確実に行い，ミスを予防するため，各施設で輸血投与マニュアルを作成し，それに基づき行動する．

### a．交差適合試験用の検体採取
① スピッツに患者氏名の入ったラベルを貼る．
② ベッドサイドで患者とラベルを確認する（採血前後）．
③ 氏名ラベルの付いていない検体は使用しない．

### b．受　領
① 輸血センター払い出し者と病棟受領者は，伝票と実物を照らし合わせて確認する：患者氏名，血液型，輸血の種類，量，ロットナンバー，有効期限．
　※同姓同名のケースもあるため，患者認識番号（ID），生年月日，年齢による個人の識別を日常的に心がけておく．
② 確認後，受領者は，伝票にサインする．

### c．血液製剤到着時
① 医師と看護師で輸血伝票と実物を声を出して照合，確認する．
- 医師：カルテにとじてある血型伝票や輸血伝票を見ながら，看護師の言っている内容が同一か確認する．
- 看護師：伝票に書かれた患者名，輸血の種類，量，ロット番号を読み上げる．

② 確認後，医師はサインする．
③ 有効期限を確認伝票に記入し保管する．

### d．投与前確認
① 看護師2人で指示表またはカーデックスを使用し，輸血指示内容を確認する．
② 投与する輸血伝票と実物を看護師2人で声を出して照合，確認をする．
③ 輸血パックに患者氏名と部屋番号を書き，人肌程度に暖める．
④ FFPは，確認・患者氏名記入後に溶解する：人肌程度のお湯で解凍し，3時間以内に投与する．
⑤ 輸血同意書の有無と輸血実施を医師から説明を受けているかを，患者に確認し，血型プレートを点滴台にかける．

e．投与直前
　①投与直前に再度 2 人の看護師で照合，確認する．
　②血液製剤が適温に温まっているか確認し，それぞれの輸血ルートをつける．血液疾患患者のように頻回に輸血する患者は，アレルギー予防のために，白血球除去フィルターを使用する必要がある．しかし，白血球除去フィルターには血管拡張物質を活性化し血圧を低下させる危険がある．そのため，降圧薬を投与されている患者には，とくに注意する．
　③ベッドサイドで輸血パックに書かれた名前を読み，患者本人であることを確認する．
　④輸血投与について，患者が説明を受けていないと言ったら，カーデックスまたはカルテで指示を確認する．
　⑤血液型を，本人に直接と，血型プレートで，二重に確認する．
　⑥開始または交換後，伝票に開始時間を記入する．

f．投与中
　ABO 式血液型の不適合輸血では，輸血開始直後から血管痛や不快感，胸痛，腹痛などの症状がみられる．そのため，輸血開始後 5 分以内はベッドサイドで患者の状態を観察する必要がある．
　副作用が現れたら輸血を中止し，主治医にただちに知らせる必要がある．ほとんどの重大な反応は 15 分までに明らかになるので，はじめの 15 分はよく観察する必要がある．即時型溶血反応（次ページ参照）のないことを確認した後にも，発熱，蕁麻疹などのアレルギー症状がしばしばみられる．そのため，その後も適宜観察を続け異常の早期発見に努める必要がある（詳細は「12 章 4．輸血における症状マネジメント」を参照）．
　①指示された投与時間で投与を実施できるよう頻回に訪室する．
　②副作用の有無を，とくに投与 15 分以内は厳重に確認する．
　③異常があれば輸血を中止しリーダー看護師に報告する．
　④リーダー看護師は医師に報告し対処の指示を受ける．

g．終　了
　①輸血による副作用（遅発性副作用を含む）の有無を確認する．異常時は伝票に症状および対処を記入する．
　②終了時刻を記入する．
　③不要な血液製剤はすみやかに返却する．

# Ⅳ　副作用・合併症とその対策

輸血の副作用や合併症には，
　①免疫学的機序によるもの，②感染性のもの，③その他の機序によるもの
があり，さらにそれぞれ発症の時期により，
　①即時型（急性型），②遅発型
に分けられる．これらの副作用や合併症の発生の有無について，輸血開始時・輸血中ばかりでなく，輸血終了後も必要な検査を含めて経過を観察していくことが望ましい．

これらの副作用や合併症を認めた場合には，遅滞なく輸血部門あるいは輸血療法委員会に報告し，その原因を明らかにするようにつとめる．また類似の事態の再発を予防する対策を講じる．とくに人為的過誤（患者の取り違え，転記ミス，検査ミス，検体採取ミスなど）による場合は，その発生原因と講じられた予防対策とを記録に残しておく．

## A 急性型副作用

輸血開始後数分ないし数時間以内に発症してくる急性型（あるいは即時型）の重篤な副作用としては，型不適合による血管内溶血，アナフィラキシー・ショック，細菌汚染血輸血によるエンドトキシン・ショック（菌血症），DIC，循環不全などがある．

### a．溶血反応

輸血中あるは輸血後におこる赤血球の溶血を伴う反応．溶血を起こす赤血球は患者のものあるいは輸注したものいずれでもよいが，通常は後者である．最も頻度の高い原因は不適合輸血である．血液型判定や適合試験の誤りによるものよりは，人為的な誤り（ラベルの間違い，検体・製剤の取り違えなど）によることが多い．

溶血反応がおこると，患者は不快感，不安感を訴える．無症状のこともある．呼吸困難，胸部圧迫感，頭痛，顔面紅潮，腹部・腰部の痛みなどの症状を認めることもある．重症の場合は，ショック徴候を認める．これらの反応は通常1時間以内に現れる．

### b．発熱反応

悪寒，すくなくとも1℃以上の体温の上昇，時に頭痛，背部痛がある．チアノーゼやショックに進行することはまれである．全輸血の0.5％に発症すると言われる．白血球の混入による反応である．

### c．アレルギー反応

供血者の血液中の未知の成分に対する過敏反応はまれではない．全輸血の2％に発症すると言われている．輸血直後の蕁麻疹，浮腫，時としてめまい，頭痛を伴う．まれにアナフィラキシーが起こることもある．抗ヒスタミン薬，コルチコステロイドの投与により予防，治療できる．

### d．循環血液量過多

貧血を伴う心疾患では，心臓の予備能が不十分で，輸血によりうっ血性心不全を引き起こす可能性がある．輸血はただちに中止し心不全の治療を開始する．

## B 遅発性副作用

輸血後数日経過してみられる血管外溶血や輸血後紫斑病などがある．

## C 輸血関連肺障害（TRALI：transfusion-related acute lung injury）

輸血後4時間以内に発症し，発熱，呼吸困難，喀痰を伴わない咳，低血圧，低酸素血症などの症状をきたす．製剤中の抗白血球抗体により肺血管床で白血球が凝集し，肺毛細血管内皮障害が起こることが原因と考えられる．呼吸管理（酸素療法，呼吸終末陽圧呼吸療法）と薬物治療（副腎皮質ステロイドと昇圧薬）を行う．

### D 輸血後移植片対宿主病（GVHD：graft versus host disease）

通常のGVHDは造血幹細胞移植でドナー由来のリンパ球の移植により引き起こされる．しかし，免疫抑制状態の受血者においては輸血中の生存能力のある少数のリンパ球でもGVHDを引き起こしうる．

輸血後7～14日頃に発熱，紅斑，下痢，肝機能障害，汎血球減少症を伴って発症する．

効果的な予防は，そのような患者に輸血される予定のあらゆる血液製剤に**放射線照射**することである．15～30 Gyの照射量でリンパ球以外の血液成分を損傷することなく，臨床上有効である．

### E 輸血後感染症

1940年代には輸血により梅毒が感染することが問題となり，1970年代以前には輸血後肝炎の発生率は20％近くまであり，1980年代には米国の売血者由来の第8因子製剤を注射されていた血友病患者の1/3が，そのころ出現したHIVに感染した．

このように輸血により感染症はいつの時代も問題となってきており，これからも新たな感染症が問題とならないとはいえない．肝炎，AIDS，CMV，HTLV-1，ウェストナイルウイルス，バベシア，マラリア，トリパノゾーマ，プリオン，梅毒などが感染しうる．

#### a．輸血後肝炎

本症は早ければ輸血後2～3週間以内に発症するが，肝炎の臨床症状あるいは肝機能の異常所見を把握できなくても，肝炎ウイルスに感染している場合がある．とくに供血者がウィンドウ期にあることによる感染が問題となる．このような感染の有無を見るためには，輸血後最低3ヵ月，できれば6ヵ月程度，定期的に肝機能検査と肝炎ウイルス関連マーカーの検査を行う必要がある．

#### b．ヒト免疫不全ウイルス感染

後天性免疫不全症候群（AIDS）の起因ウイルスであるヒト免疫不全ウイルス（HIV）感染では，感染後2～8週で一部の感染者では抗体の出現に先んじて一過性の感冒様症状が現れることがあるが，多くは無症状に経過して，以後年余にわたって無症候性に経過する．とくに供血者が**ウィンドウ期**（感染していても抗体産生がなく検査で検出できない期間）にある場合の感染が問題となる．感染の有無を確認するためには，輸血後2～4ヵ月以降に抗体検査などを行う必要がある．

### F 鉄過剰症

健康成人の鉄の1日必要量と排泄量はそれぞれ1 mgである．一方，赤血球製剤1 mL中には0.5～1 mgの鉄が含まれているので，1単位の赤血球製剤では100～200 mgの鉄が負荷されることになる．このため，赤血球製剤の頻回な輸血は鉄過剰症を引き起こす．鉄は皮膚，膵臓，肝臓，心筋などに沈着する．定期的にフェリチン値を測定し，必要に応じて経口鉄キレート薬を投与する．

## G 看護のポイント

- 輸血事故の原因としては取り違えなどの単純な人為的ミスが多いので十分な注意が必要である.
- 輸血開始後5分間は患者の側にいて即時型副作用の有無を観察する.重大な反応は15分までに明らかになるので,15分まではよく観察する必要がある.

# 5 放射線療法

## I 放射線療法の適応

　放射線療法は，抗がん薬が到達しにくい頭蓋内の病変や，巨大腫瘍に対して施行される．副反応も軽度ではないが，血液疾患治療の重要なオプションの1つである．

　血液疾患領域で放射線療法が適応になるのは，腫瘤性病変をつくる悪性リンパ腫，形質細胞腫（多発性骨髄腫）および中枢神経に血液悪性疾患が浸潤した場合である．血液腫瘍はいずれも，全身のどこにできてもおかしくない腫瘍である．場所によっては化学療法が効果的に到達しない．たとえば中枢神経に浸潤した悪性リンパ腫や白血病に対しては脳脊髄関門のため，化学療法薬の静脈投与が十分な効果を上げられない．このような場合，生理的なバリアがない放射線療法は有効である．また，造血細胞移植の前処置としての全身放射線照射も行われる．移植前処置としての放射線療法は造血細胞移植の項に詳細を記す．

　一般的ながん治療における放射線療法は，治癒を目指す治療目的の放射線療法と，治癒は望めないが症状の緩和などを目的とする姑息的放射線療法に分けられる．

## II 放射線療法の実際

### A 治療としての放射線療法

　リンパ腫，形質細胞腫に対する照射は，化学療法を施行後残存した単独病変，あるいは，初発時に巨大腫瘍で発症した症例に対して行われる．

　造血細胞移植の前処置に使用する全身放射線照射（TBI：total body irradiation）は抗腫瘍効果と患者リンパ球の増殖を抑制しドナーが拒絶されることを防ぐ免疫抑制効果を期待するものである．悪性疾患に対しては全身放射線照射10〜12 Gy（グレイ）の照射が行われ，良性疾患に対しては胸腹部照射（TAI：thoracoabdominal aortic irradiation），全身リンパ節照射（TLI：total lymphoid irradiation）が7.5〜12 Gyで行われる．照射は分割で行われ，放射線医により線量，遮蔽などの調節が行われる．

### B 姑息的放射線療法

　局所の腫瘍による苦痛や症状をとるために放射線療法を行うことがある．たとえば脊椎に存在する形質細胞腫により麻痺が出現するような場合に，症状緩和のための放射線療法が適応となる．

**表1　放射線療法の有害事象と発現時期**

| 発症時期 | 有害事象 |
|---|---|
| 照射当日 | 食思不振，悪心・嘔吐，全身倦怠感 |
| 2日〜3ヵ月 | 皮膚炎，口内炎，食道炎，下痢，脱毛，白血球減少 |
| 3ヵ月〜 | 消化管潰瘍，消化管狭窄，皮膚潰瘍，骨壊死，間質性肺炎，肺線維症，脊髄症，脳症，白内障 |
| 2年〜 | 血液悪性疾患 |
| 5年〜 | 固形がん |

## Ⅲ　放射線療法の有害事象とその対策

　放射線療法の有害事象は，治療中から終了後3ヵ月以内にみられる早期反応と，治療終了後3ヵ月以降に発症する晩期反応に大きく分かれる（**表1**）．

### A　早期反応

　早期反応は食思不振，悪心・嘔吐，全身倦怠感などで放射線宿酔（放射線治療による船酔い）が代表的である．これらの症状にはセロトニン受容体の拮抗薬であるグラニセトロン（カイトリル®）やデキサメタゾン（デカドロン®）の投与が行われる．

　局所的な急性反応は**放射線感受性**の高い組織（口腔粘膜，消化管粘膜，皮膚，骨髄）が照射範囲に含まれる場合にみられる．皮膚炎，**口内炎**，食道炎，下痢，脱毛，白内障，白血球減少がみられる．**口内炎**は重篤なものでは激しい疼痛のために，麻薬性鎮痛薬が必要となることがある．疼痛による食事摂取量の低下にもつながり，疼痛緩和は積極的に行うべきである．

### B　晩期反応

　晩期反応は急性反応に関与している細胞よりも分裂増殖の速度が遅いために症状の発現も遅延する．晩期症状は一度発症すると症状の改善が困難であることが多い．したがって，なるべく局所の放射線照射では正常組織に放射線があたらないように計画される．

　さらに，放射線照射の重大な有害事象として2次発がんが挙げられる．血液悪性疾患の発症は照射2〜3年後から出現し，6〜7年で発症のピークを迎える．その他の固形がんの発症に関しては，照射5年以降の発症が多く，平均して14年後の発症であった．

# 6 造血幹細胞移植

## 1）造血幹細胞移植の概要

　造血幹細胞移植は難治性白血病などの血液悪性疾患に対する根治療法として積極的に行われている．近年前処置強度を緩和した骨髄非破壊的前処置の開発により，移植対象症例の年齢は著しく上がっている．患者は前処置により白血球数がほぼ０に近くなること，および免疫抑制薬を使用されるため，多くの施設で造血幹細胞移植治療はクリーンルームを備えた専門病棟で行われる．このため，移植専門病棟では乳児から老人にいたるまで使用することになり，幅広い看護知識と経験が必要になる．

## I 造血幹細胞移植の分類

　造血幹細胞移植は用いる細胞の種類とドナーの種類により分類される．
　移植細胞の種類から，骨髄移植，末梢血幹細胞移植，臍帯血移植，に分類され，骨髄移植および末梢血幹細胞移植はさらに，血縁者間と非血縁者間に分類される．それぞれ，利点と欠点がある（表1）

### A 造血幹細胞の種類による分類

#### a．骨髄移植

　造血幹細胞移植の歴史は骨髄を移植することから始まった．骨髄は腸骨から採取し，ドナーは手術室において全身麻酔下で約1,000 mL前後の骨髄液を採取される．ボランティアドナーである骨髄移植推進財団を介した骨髄移植における骨髄採取と，血縁者間移植の骨髄採取になんら違いはなく，採取ドナーには崇高な意志を感じる．ドナーは完全に健康な

表1　細胞・ドナーの種類による移植の利点と欠点

|  | 利点 | 欠点 |
|---|---|---|
| ①血縁骨髄移植 | GVHDの発症率が低い | 手術室で全身麻酔下に骨髄を採取 |
| ②末梢血幹細胞移植 | GVL効果が高い<br>ドナーが全身麻酔を必要としない | 急性・慢性GVHDの発症率が高い<br>健常人にG-CSFを使用する |
| ③非血縁骨髄移植 | 生着不全率が低い | ドナーへの負担が大きい<br>移植日がドナーの都合で決まる<br>バンク登録から移植まで４ヶ月 |
| ④臍帯血移植 | ドナーへの負担が無い<br>HLA不適合でも移植可能<br>移植日は患者の都合で決まる | 生着まで時間がかかる<br>生着不全率が高い<br>感染症に弱い |

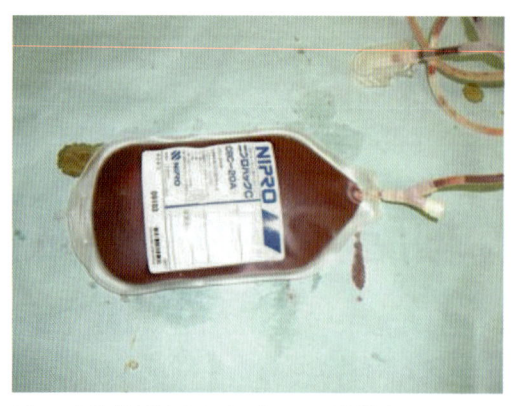

図1　分娩後採取されたばかりの臍帯血

生活を送っていることから，万に一つもドナーの健康被害があってはならない．このため，術前・術後の管理は慎重に行う．

#### b．末梢血幹細胞移植

ドナーに G-CSF 製剤（グラン®，ノイトロジン®）を投与し，末梢血中の白血球数が増加したところで，有核細胞を選択的に採取する．この時に，普段は骨髄に存在し，末梢血には存在しない造血幹細胞が豊富に含まれており，末梢血幹細胞移植が実現する．末梢血幹細胞移植の場合に，GVHD（87 ページ参照）の原因となるドナー T 細胞の数が骨髄移植の 100 倍と多いために，GVHD のリスクが高い．

健常ドナーに G-CSF を投与することの安全性に疑念があったが，完全に払拭されたため，わが国でも骨髄バンクドナーに対して，末梢血幹細胞採取が行われるようになった．

#### c．臍帯血移植

胎児の血液中には未分化な造血幹細胞が大量に存在している．胎児と母体をつなぐ胎盤に存在する胎児血液を回収して，造血幹細胞移植時まで液体窒素タンクで保存しておくことができる（図1）．臍帯血移植の最も大きな利点はドナーの負担がないことにある．また，HLA：human leucocyte antigen が不一致であってもドナーソースとして使用できることから，ドナーとして使用する場合の選択基準は，細胞数になる．

### B　ドナーによる分類

#### a．同種移植

ヒトからヒト，マウスからマウスというように同じ「種」の間で行われる移植を同種移植という．同種移植にはドナーが必要であり，造血幹細胞移植では組織適合抗原である HLA が一致している同胞間（兄弟・姉妹）からの移植がもっとも安全性が高い．しかし，同胞間で HLA 一致ドナーが存在しない場合，骨髄バンクに登録し，HLA 一致のドナーが現れるのを待つことになる．この場合，登録から移植まで平均で 4 ヵ月程度の調整時間が必要となり，この間に，原疾患が進行しないことも重要である．病状の進行が予想される場合，臍帯血移植を考慮するが，十分な細胞数が得られない際には，HLA 不一致の血縁ドナー，あるいは HLA 不一致の骨髄バンクドナーを検索する．

表2 同種移植と自家移植の比較

| 項目 | 同種移植 | 自家移植 |
| --- | --- | --- |
| 移植後合併症 | 高頻度<br>(抗がん薬による臓器障害，感染症など，同種免疫反応による合併症が大きな問題) | 低頻度<br>(自身の幹細胞なので免疫反応は起きないが，強力な化学療法の副作用が問題) |
| 再発率 | 低い<br>(同種免疫反応によるため) | 高い<br>(免疫力による抗腫瘍効果がないため) |

### b．自家移植

悪性リンパ腫，多発性骨髄腫では，腫瘍の駆逐のために大量の抗がん薬投与を行うことがある．この場合，抗がん薬治療により廃絶した骨髄の機能を回復することが必要となり，大量抗がん薬治療の前に自己の末梢血幹細胞を採取しておき，治療後に戻すことで骨髄機能を回復することができる．大量抗がん薬治療に耐えうる年齢までが対象症例となり，一般的に65歳までとされている．

また，末梢血幹細胞を採取するタイミングは，化学療法施行後の骨髄抑制期から回復してくる最中が最も多くの造血幹細胞が採取可能である．

高齢の女性や，前治療歴によっては幹細胞が末梢血中に動員されない症例があり，自家移植を断念せざるを得ない症例もある．同種移植と自家移植の比較を**表2**に示した．

## II ドナー選択基準

同胞間にHLA一致のドナーを見出せない患者では，次の選択肢を考慮する．
　①骨髄バンクに登録し，ドナー検索を開始
　②臍帯血バンクから適切な臍帯血を検索する
　③HLA不一致の血縁者間移植を考慮する

となるが，それぞれ一長一短がある．患者のおかれた状況を考慮し，適切なドナー選択が行われる．海外バンクからのドナー提供も可能であり，費用は高額であるが，①〜③でドナーが検出されない場合に考慮される．以下にそれぞれの特徴を紹介する．

### A 骨髄バンク

日本における骨髄バンクは1991年に設立された．ドナー募集，患者登録，コーディネートなどを骨髄移植推進財団が担当し，HLA検査などは日本赤十字社が担当している．2014年現在で44万人のドナーが登録されており，全国で月間100症例以上の骨髄バンクからの移植が行われている．また，ドナーの末梢血幹細胞の提供も開始されている．

骨髄バンクドナーからの移植を計画する際に最も重要なのは，登録から移植まで120日程度の時間がかかることにある．このため，移植適応症例では発症からできるだけすみやかにHLAタイピングを行い，血縁ドナーの有無を確認後，血縁ドナーが存在しない場合にすみやかに骨髄バンクに登録する必要がある．当初から移植適応にないと思われていた症例で，思わぬ時点で再発し，非寛解期の白血病に対する移植を考慮する際に，120日間

待つことが可能かどうか問題となる．120日の間，繰り返し化学療法を施行し，臓器障害，感染症を発症し，いざ移植となった際にリスクの高い移植になることが危惧される．

骨髄バンクにドナーが存在するかどうかはインターネット上で検索することが可能である（http://www.jmdp.or.jp）．

### B 臍帯血バンク

7つの臍帯血バンクにより1万7千以上の臍帯血情報がインターネット上で公開されている（https://www.j-cord.gr.jp）．総細胞数，CD34陽性細胞数，HLA情報などから，適切な臍帯血を選択しバンクに申し込むと，臍帯血の一部分を解凍し，正確な細胞数を知ることが可能となる．宅配便での搬送が可能であり，きわめて迅速に手配をすれば，申請から移植まで1週間程度で行うこともできる．

臍帯血移植の大きな利点は適切なタイミングで移植ができること，ドナー負担がないこと，HLA不一致であっても，ある程度であればGVHDのリスクが上がらないことがあげられる．

欠点は，とくに成人への移植では十分な細胞数が得られないことから，生着不全のリスクが高いことがあげられる．また，HLA不一致で移植する場合は，患者血中に臍帯血がもつHLA型で患者本人がもたないHLAに抗体（抗HLA抗体）が存在することもあり，さらに生着不全のリスクが高くなる．生着まで時間がかかることから，感染症のコントロールが大きな課題となる．

### C HLA不一致血縁者間移植

HLAのタイピングはHLA，A，B，C，DRを行う．血縁者間のわずかなHLAの不一致は非血縁者間のHLA一致ドナーからの移植と大きな成績の差がないことが知られている．しかし，半数のHLAが異なるような場合，たとえば親子間の移植では多くの場合，親から子に受け継がれた半分のHLAは一致しているが，子のもつHLAの残りの半分はパートナーから受け継がれたHLAであり，不一致であることが多い．このような大きくHLAが不一致である場合であっても，移植後にエンドキサンを免疫抑制薬として使用することにより，移植が可能となっている．ただし，わが国では臨床試験レベルの移植である．

このような，移植を考慮しなくてはならないのは，患者の病状が悪いため，バンクドナーを待つことができない場合で，適切な臍帯血も得られない場合，あるいは抗HLA抗体を有することにより，臍帯血移植を断念せざるを得ない場合である．治療の安全性が確認されれば，少子化が進んでいるわが国では同胞間の移植は少なくなり，親子間の移植として広く行われることになるかもしれない．

## III まとめ

造血幹細胞移植症例数は年々増加してきている．骨髄非破壊的前処置の登場により，移植年齢層の拡大に起因すると思われる．

# 2）移植前処置

## I 前処置とは

### A 前処置の目的

　同種移植による前処置は，①腫瘍を根絶するための抗腫瘍効果と，②患者自身のリンパ球の働きを抑制し，ドナー血球が拒絶されるのを防ぐ目的で使用される．

　再生不良性貧血のような良性疾患においても前処置は必須であるが，これは，抗腫瘍効果ではなく，後者の自己の免疫抑制により，ドナー血球が問題なく生着することを目的としている．生着を促すために前処置の強度を上げすぎると，前処置毒性により移植関連死亡率が上昇することが問題となる．

### B 骨髄非破壊的前処置（RIC：reduced intensity conditioning）

　抗腫瘍効果を目的とする場合に大量化学療法に全身放射線照射を組み合わせる前処置が従来より行われてきた．しかし，55歳以上，全身状態不良の症例においては強力な前処置そのものに耐えられず，移植関連死亡率が高いことが大きな障壁であった．そこで，ドナー血球が生着するのに必要十分な条件を満たし，抗腫瘍効果については考慮しない前処置が開発された．このため，移植適応年齢は大きく上昇している．

　いわゆるミニ移植とも言われる骨髄非破壊的前処置は，前処置に用いられる薬剤によっては，実際に移植を受ける患者の印象はとても"ミニ"といえるものではなく，「結構大変だった，二度と移植なんか受けたくない」と後になり訴えることが多い．RICの前処置は多種にわたり，施設ごとに，症例ごとに，そして疾患により異なる．しかし，多くの場合，フルダラビン，アルケラン，エンドキサンといった薬剤の組み合わせで成り立つため，**前処置関連毒性**の予測は薬剤に対応した有害事象を念頭に置くとよい．

## II 前処置の実際

　現在日本で使用されている代表的な前処置法を**表3**に，放射線照射方法を**図2**に示す．

表3 代表的な前処置法

| 骨髄破壊的 | |
|---|---|
| CY+TBI<br>L-PAM+TBI<br>VP-16+L-PAM+TBI<br>BU+CY<br>CA+CY+TBI | TBI：全身放射線照射<br>CY：シクロホスファミド（エンドキサン®）<br>L-PAM：メルファラン（アルケラン®）<br>VP-16：エトポシド（ラステット®）<br>BU：ブスルファン（ブズルフェックス®）<br>CA：シタラビン（キロサイド®）<br>FLU：フルダラビン（フルダラ®） |
| 骨髄非破壊的 | |
| FLU+L-PAM<br>FLU+CY±TBI<br>FLU+BU±TBI | ATG：抗胸腺細胞グロブリン ｝ 主治医の判断で各前処置に加えられる．<br>ALG：抗リンパ球グロブリン<br>TLI：全身リンパ節照射 ｝ 再生不良性貧血，免疫不全，代謝異常に<br>TAI：胸腹部照射　　　　対する移植でTBIの代わりに用いられる． |

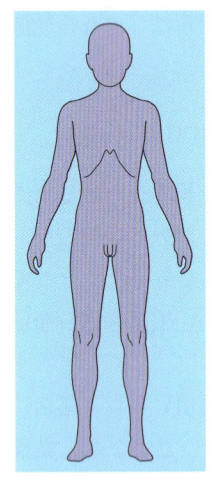

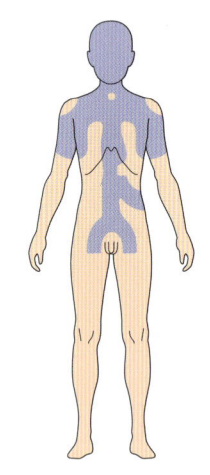

a. 全身照射（TBI）　　b. 全身リンパ節照射（TLI）　　c. 胸腹部照射（TAI）

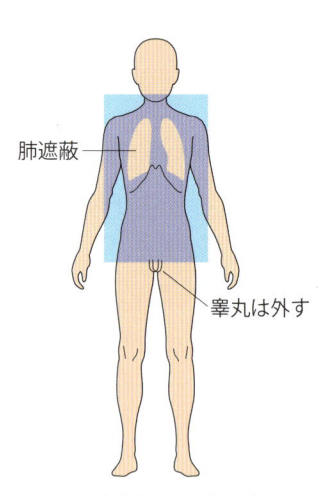

**図2　造血幹細胞移植の前処置としての放射線照射**
[加藤俊一：前処置と拒絶．血液・造血器疾患の治療と看護（堀田知光，横田弘子編），p.248，南江堂，2002より引用]

# III 前処置期間中の看護

## A 急性毒性

　抗がん薬や放射線照射により嘔吐や下痢などの消化管粘膜症状が出現し，大量の体液と電解質の喪失が起こる．このため，前処置中は大量の輸液が必要となる．大量の輸液は，もともと，腎機能や心機能が低下している患者では腎不全，心不全をまねくことが容易に想像されることから，尿量，体重，浮腫の有無，中心静脈圧などのバイタルサインの測定が必須になる．

　使用頻度の高いエンドキサン®は代謝産物が腎臓から排泄され膀胱内に貯留することに

より，**出血性膀胱炎**を発症するため，排尿を定期間隔に促さなくてはならない．

骨髄非破壊的前処置で高頻度に使用されるフルダラ®は，悪心・嘔吐などの抗がん薬特有の副作用は少なく，患者の訴えが少ない．腎機能によっては投与量の調節が必要である．

### B 精神的援助

前処置開始により，患者は急激な体調の悪化と変化で精神的に不安定になる．とくに，昼夜を問わず吐き気，下痢などの症状が続き，夜間であっても，頻回に看護師が病室を訪れるなどで，不眠を訴えることが多い．積極的に精神科に関与してもらい，主治医，看護師と連携して患者の精神状態を把握し，改善するよう努めることが重要である．

白血病症例の多くは，これまでに強度の高い化学療法を経験しているが，再生不良性貧血や高齢者の骨髄異形成症候群などでは，最初の化学療法が移植前処置である症例もある．この場合に，移植治療を受ける患者の緊張は高度であり，入室前にオリエンテーションを十分に行う．経験談が聞ける患者の会などの活用も有効である．

## 3）移植後合併症―GVHD

### I GVHDのメカニズム

**GVHD（graft versus host disease，移植片対宿主病）** は同種造血幹細胞移植における最も重大な合併症であり，特有の問題点である．移植されたドナー由来のリンパ球および造血幹細胞から分化したドナー由来のリンパ球が宿主を異物とみなして免疫反応を起こす．通常の臓器移植では，宿主のリンパ球がドナーから摘出され移植された臓器を異物とみなして攻撃する"拒絶反応"が問題であるが，造血幹細胞移植においては，拒絶反応はドナー血球が生着するまで重大な問題であるが，生着した後は，拒絶とは逆のドナーからの免疫反応が問題となる．

ただし，GVHDは患者の正常な臓器を攻撃するために問題となるが，悪性疾患の治癒を目指した同種移植であれば，ドナーからの同種免疫反応により，移植後再発率の低下をもたらすことが知られている．

### II GVHDの発症時期による分類

GVHDには移植後6日から60日頃に起きる急性GVHDと100日以降に起きる慢性GVHDに分類される．急性GVHDは移植された細胞に混入されるドナーT細胞による反応であり，慢性GVHDはドナー造血幹細胞が患者体内でリンパ球に分化し，リンパ球の成熟の過程でいくつものエラーが起きて発症するとされる．60日から100日までの間にもGVHDは発症し，急性とするか慢性とするか議論があるところである．免疫抑制薬を減量する時期でもあり，急激な減量により，非常に重篤なGVHDを発症する場合がある．

**表4 急性 GVHD 臓器障害のステージ分類**

| stage[*1] | 皮膚（皮疹；%）[*2] | 肝（総ビリルビン；mg/dL） | 消化管（下痢[*3]） |
|---|---|---|---|
| 1 | <25 | 2.0～3.0 | 200～1,000 mL，または持続する嘔気[*4] |
| 2 | 25～50 | 3.1～6.0 | 1,001～1,500 mL |
| 3 | >50 | 6.1～15.0 | >1,500 mL |
| 4 | 全身紅皮症，水疱形成 | >15.0 | 高度の腹痛・出血[*5] |

[*1]：ビリルビン上昇，下痢，皮疹を引き起こす他の疾患が合併すると考えられる場合は stage を 1 つ落とす．合併症が複数存在する場合や急性 GVHD の関与が低いと考えられる場合は，stage を 2～3 つ落としてもよい．
[*2]：熱傷における「9 の法則」を適応する．
[*3]：3 日間の平均下痢量
[*4]：胃・十二指腸の組織学的証明が必要である．
[*5]：消化管 GVHD の stage 4 は，3 日間平均下痢量＞1,500 mL，かつ腹痛または出血（visible blood）を伴う場合を指す．腸閉塞の有無は問わない．

[高見昭良：同種造血幹細胞移植：GVHD, GVL 効果．血液専門医テキスト（日本血液学会編），p.139, 南江堂，2011 より引用]

**表5 急性 GVHD の重症度分類**

| grade（重症度） | 皮膚 stage | 肝 stage | 消化器 stage |
|---|---|---|---|
| 0 度 | 0 | 0 | 0 |
| Ⅰ度 | 1～2 | 0 | 0 |
| Ⅱ度 | 3 | 1 | 1 |
| Ⅲ度 | ― | 2～3 | 2～4 |
| Ⅳ度 | 4 | 4 | ― |

注1：ECOG performance status（PS）が 4 つの場合，臓器障害が stage 4 に達しなくともⅣ度とする．
注2：各臓器障害の stage のうち，1 つでも満たしていればその grade を適用する．
注3：「―」は障害の程度が何であれ，grade には関与しないことを示す．

[高見昭良：同種造血幹細胞移植：GVHD, GVL 効果．血液専門医テキスト（日本血液学会編），p.140, 南江堂，2011 より引用]

# Ⅲ 急性 GVHD

　急性 GVHD は皮疹，下痢，黄疸を 3 徴候とする．3 徴候それぞれの重症度は stage 1～4 の 4 段階に分類され（表4），各 stage の組み合わせにより，急性 GVHD の grade は 0～Ⅳ度の 5 段階に分類される（表5）．Ⅲ度以上の GVHD は重症 GVHD とされ，予後不良である．各症状のマネジメント方法については，「12 章 6-Ⅴ症状マネジメント④急性 GVHD）を参照されたい．

## a．皮疹

　移植後 6 日頃より出現する．多くはドナー血球が生着する 14 日前後に手，肘関節，前胸部，頸部，顔面に紅斑が始まり，全身に広がる．典型的な皮疹は紅斑であり，細胞浸潤を

示唆する膨隆疹であることが多い．膨隆疹でない場合も生検により GVHD と診断されることがある．強い瘙痒感を伴う場合もあり，積極的にステロイド塗布を勧める．

### b．下痢

<u>下痢</u>は水様性であり，1日1〜2Lの下痢はしばしば経験する．重要なのは，重症度分類に下痢の量が含まれていることから，下痢量のカウントは必須であることである．体液の漏出から容易に脱水症にいたるため，下痢量に加え，体重，尿量，脈拍数，中心静脈圧の測定が重要な治療指針になる．きわめて大量の下痢が出現した場合，消化管粘膜のGVHDによる影響は甚大であり，下痢量が減少するまでかなりの時間を要する．また，重症GVHDを発症する症例では多くの場合，口腔粘膜障害により内服も困難になっているが，止瀉薬はすべて内服薬であることから，内服しやすくする工夫が必要である．

皮疹出現後に水様性の下痢が始まるが，前処置により多くの患者が多少なりとも下痢を伴っているため，GVHDの下痢であるかどうかの鑑別が必要になる．また，血栓性微小血管病変（TMA：thrombotic microangiopathy）も同種移植特有の下痢を発症する有害事象であり，GVHD と治療法が異なるため，確定診断が必要である．内視鏡による粘膜生検から病理診断を行い確定診断とする．ただし，下痢が出現した場合，GVHD の重症度は多くの場合Ⅲ度以上の重症 GVHD と診断されるため，治療は迅速に行われなくてはならず，病理診断を待たずに，治療介入に踏み切ることがほとんどである．

致死的な GVHD に進行しないよう，GVHD 治療のために免疫抑制薬は強化されるが，感染症に対して十分な対応が必要となる．

### c．黄疸

肝の GVHD は<u>ビリルビン</u>上昇を来し，進行するに従い黄疸が強くなる．肝 GVHD は悪化により肝不全となり，致死的となる．

直接・間接ビリルビンともに上昇するのが特徴である．肝中心静脈閉塞症（VOD：veno-occlusive disease）も黄疸（ビリルビン上昇）を認めるが，体重増加，腹水，右上腹部痛を特徴的な臨床症状とする．GVHD による黄疸は，多くの症例で先行する皮膚，消化管のGVHDを有する症例が多いことも，鑑別するうえで重要になる．

黄疸が出現する GVHD は最高度のグレードⅣの GVHD にいたる可能性があり，厳重な管理が必要となる．

## Ⅳ 慢性 GVHD

### a．慢性 GVHD の特徴

慢性GVHDは移植されたドナー幹細胞から分化したリンパ球が，成熟の過程でなんらかの問題が発生し，患者の正常な臓器を攻撃し始めることにより発症する．発症機序は自己免疫疾患に類似し，症状は膠原病に類似した症状を多くみる．

慢性 GVHD の発症は年齢，急性 GVHD，HLA 一致度，ドナー細胞の種類（臍帯血＜骨髄＜末梢血）が危険因子である．

### b．慢性 GVHD の症状

症状は多岐にわたる（表6）．いずれも，生命の危機にはいたらないと考えられる症状で

表6 慢性GVHDの臨床徴候

| 臓器 | diagnostic sign | distinctive sign |
|---|---|---|
| 皮膚 | 多形皮膚萎縮<br>扁平苔癬様皮疹<br>強皮症様硬化症皮疹<br>限局性強皮症様皮疹<br>硬化性萎縮性苔癬 | 色素脱失 |
| 爪 | | 爪形成異常，萎縮，変形<br>爪床剥離，翼状片，対称性爪喪失 |
| 頭皮，体毛 | | 脱毛（瘢痕性，非瘢痕性）<br>鱗屑，丘疹様角化病変 |
| 口腔 | 扁平苔癬様変化，板状角化症<br>硬化性病変による開口制限 | 口腔乾燥症，粘膜萎縮<br>粘膜囊胞，偽膜形成，潰瘍形成 |
| 眼球 | | 眼球乾燥症，疼痛<br>乾燥性角結膜炎<br>融合性の点状角膜障害 |
| 生殖器 | 扁平苔癬様，腟瘢痕形成・狭窄 | びらん，潰瘍，亀裂 |
| 消化器 | 食道ウェブ<br>上部食道の狭窄 | |
| 肺 | 生検で診断された bronchiolitis obliterans | 肺機能検査や画像で診断された bronchiolitis obliterans |
| 筋，関節 | 筋膜炎<br>関節拘縮 | 筋炎，多発筋炎 |

［高見昭良：同種造血幹細胞移植：GVHD，GVL効果．血液専門医テキスト（日本血液学会編），p.140，南江堂，2011より引用］

あるが，肺に発症する慢性GVHDは致死的である．

- 限局型（limited type）：局在性の皮膚病変のみのもの．
- 全身型（extensive type）：全身に及ぶ皮膚病変や，多臓器型のもの．

と，重症度分類がされる．

　近年，移植成績は上昇し，同種造血幹細胞移植後に長期生存する患者は珍しくなくなっており，生活の質（QOL：quality of life）を追求することも重要な課題である．慢性GVHDはQOLを低下させる大きな原因となるため，確実な診断と治療が必要である．慢性GVHDや移植後長期経過した患者を定期的に評価するLTFU：Long Term Follow-up外来は全身に発症する慢性GVHDを一定の基準に基づいて診断することを目指した外来であり，看護師の介入が重要である．

# V　GVHDの予防

　GVHDの予防法について表7に示す．カルシニューリン阻害薬であるシクロスポリン（サンディミュン®，ネオーラル®）やタクロリムス（プログラフ®，グラセプター®）のいずれかを主軸の免疫抑制薬として，移植後GVHDが落ち着くまで一定以上の期間使用す

表7　GVHD 予防

- ・sMTX+CyA
- ・sMTX+Tac
- ・T cell depletion
  ：ドナー細胞中のT細胞を除去する
  1．ATG：抗胸腺抗体
  2．アレムツズマブ：抗CD52抗体

sMTX：短期メソトレキセート，CyA：シクロスポリン，Tac：タクロリムス，ATG：抗胸腺グロブリン

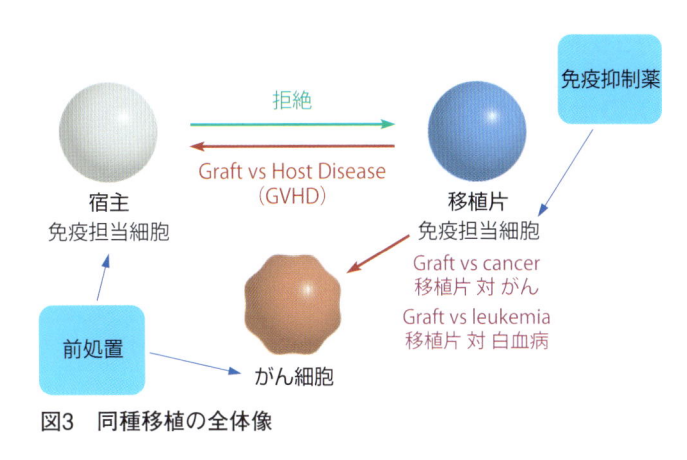

図3　同種移植の全体像

る．タクロリムスはシクロスポリンに比べ免疫抑制効果が高いことが知られている．骨髄バンクドナーやHLA不一致のGVHDのリスクが高い移植に用いる施設が多い．抗胸腺グロブリンは前処置に追加して使用し，移植後のGVHDを抑制する薬剤である．免疫抑制効果が高いため，移植後の感染症発症率が高い．また，同種免疫反応を強力に抑えることによりGVHDのリスクは低下するが，再発のリスクが上昇する懸念がある．シクロスポリン，タクロリムス，抗胸腺グロブリンについての詳細は「5章3．免疫抑制療法」を参照されたい．

ドナーT細胞除去は，急性GVHDの原因であるT細胞を除去するため，急性GVHDの頻度を低下させることができる．しかし，再発率が上昇することが問題である．再発の問題がない再生不良性貧血に対する移植では，抗胸腺グロブリンはGVHDを抑制するためにしばしば使用される薬剤である．

ここで，同種移植における全体像を図3に示す．

# Ⅵ　GVHDの治療

GVHDは重篤なものは生命を脅かす重大な副反応であるが，同時に，悪性疾患の場合にGVHD発症例では再発率が低いことが示されている．これは，同種免疫反応が正常な臓器を攻撃するとGVHDになるが，同時に白血病やリンパ腫も攻撃していることを示している（Graft versus Leukemia/Lymphoma効果：GVL効果）．GVHDを抑えるには免疫抑制薬

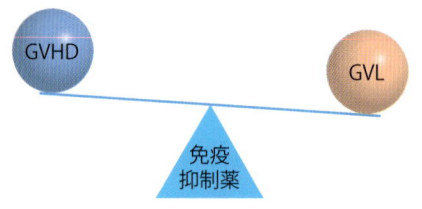

図4　GVHDとGVLのバランス

を大量に使用すればよいが，感染症や再発率の増加につながる．逆に再発をおそれて免疫抑制薬を減量して使用するとGVHDに患者が苦しむことになる．GVHDとGVLのバランスを免疫抑制薬でコントロールしている（図4）．

### A 急性GVHDの治療

皮膚単独の急性GVHDでstage 3程度であれば，皮膚に塗布する外用ステロイドだけで経過観察することもある．しかし，全身状態が急速に悪化する様な皮疹では治療介入する．
下痢または黄疸の出現は重症GVHDへの進行を示唆するため，ただちに治療介入する．
- ・1次治療；1～2 mg/kgのプレドニン
- ・2次治療；ソル・メドロール大量（250～1000 mg/日），MMF（ミコフェノール酸モフェチル）1000～2000 mg/日

などが，現在わが国で行われている急性GVHDに対する治療である．ちなみに，MMFは保険適用外使用となる．

### B 慢性GVHDの治療

限局型では経過観察とする場合が多いが，QOLの低下が認められる場合には少量のシクロスポリン，タクロリムスあるいはプレドニン®を使用する．
全身型の場合，シクロスポリン，タクロリムスまたはプレドニンを使用し，効果不足の場合には併用する．

## VII　まとめ

重症GVHDの治療はしばしば長期化し，難渋する．このような状況下において，本人，家族が十分に現状理解できるように常に状況を伝えることが重要である．また，血縁ドナーである場合に，ドナーからの免疫反応によりGVHDが発症することを強調すると，ドナーが強い自責の念をもつことになるため，現時点で重症GVHDは移植前に予測できないことをよく理解してもらう必要がある．

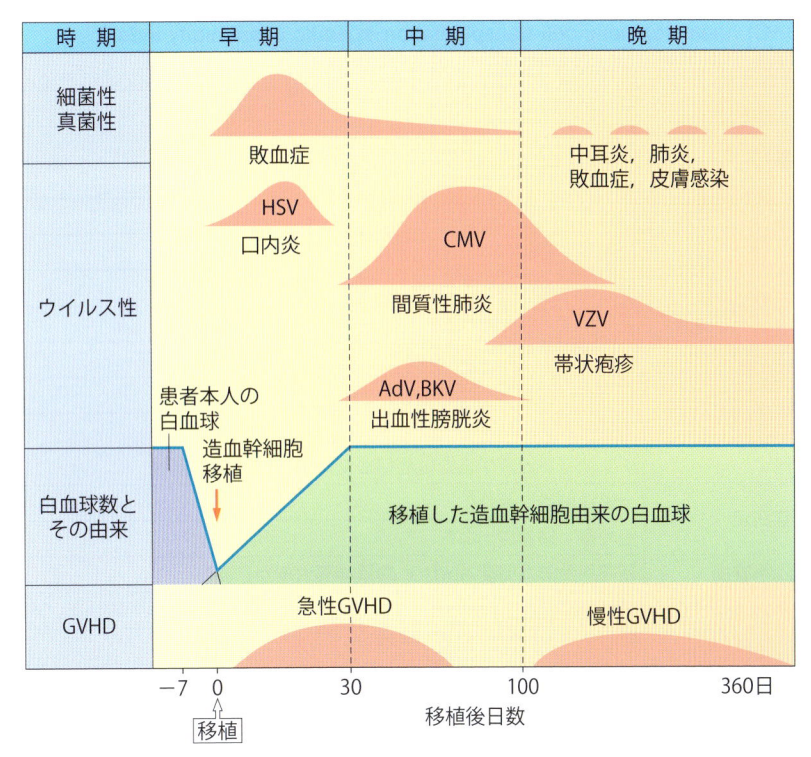

**図5 移植後の時期による感染症のリスク**
HSV：単純ヘルペスウイルス，CMV：サイトメガロウイルス，VZV：水痘帯状疱疹ウイルス，AdV：アデノウイルス，BKV：BKウイルス
［加藤俊一：移植後合併症—感染症，その他の合併症，後遺症．血液・造血器疾患の治療と看護（堀田知光，横田弘子編），p.258，南江堂，2002より引用］

# 4) 移植後合併症—感染症，移植関連死亡率

## I 感染症

　造血幹細胞移植における大きな問題点は感染症であり，以下の点で感染症にきわめて弱い状態にある．

- ・白血球の減少
- ・前処置による生体バリアの破綻（粘膜障害）
- ・免疫抑制薬の使用

　さらに，免疫が患者からドナー由来のものに再構築されるにはかなりな時間を必要とするため，移植後の症例は長期間にわたり感染症のリスクが高い状態が続く．血球の状態，免疫力の回復の過程，GVHDとの関連などから，移植後の時期によって罹患するリスクが高くなる感染症は異なる（図5）．

表8 HCT-CI（hematopoietic cell transplantation-specific comorbidity index）

| 合併症 | 定義 | スコア |
| --- | --- | --- |
| 1. 不整脈 | 心房細動★<br>心房粗動★<br>洞不全症候群★<br>心室性不整脈★ | 1 |
| 2. 心・血管病変 | 冠動脈疾患★<br>うっ血性心不全★<br>心筋梗塞★<br>EF≤50%§ | 1 |
| 3. 炎症性腸疾患 | クローン病★<br>潰瘍性大腸炎★ | 1 |
| 4. 糖尿病 | インスリン治療中または経口血糖降下薬による治療§ | 1 |
| 5. 脳血管病変 | 一過性脳虚血発作★<br>脳梗塞・頭蓋内出血★ | 1 |
| 6. うつ，不安症 | 精神科受診が必要 and/or 向精神薬治療が必要★ | 1 |
| 7. 軽度肝障害 | 慢性肝炎§<br>ビリルビン＜上限値の1.5倍§<br>AST/ALT＜上限値の2.5倍§ | 1 |
| 8. 肥満 | BMI＞35（成人）§<br>BMI-for-age≥95%（小児）§ | 1 |
| 9. 感染症 | 前処置開始前，開始後に抗菌薬の投与が必要§ | 1 |
| 10. 膠原病 | 治療が必要な膠原病★ | 2 |
| 11. 消化性潰瘍 | 内視鏡にて診断され，治療が必要★ | 2 |
| 12. 腎障害 | 血清クレアチニン＞2 mg/dL§<br>透析中§<br>腎移植の既往★ | 2 |
| 13. 中等度呼吸障害 | ヘモグロビン補正後のDlco 66-80%§<br>FEV1 66-80%§<br>軽度労作時呼吸困難§ | 2 |
| 14. 重症呼吸障害 | ヘモグロビン補正後のDlco≤65%§<br>FEV1≤65%§<br>安静時呼吸困難または酸素投与が必要§ | 3 |
| 15. 弁膜症 | 無症候性僧帽弁逸脱症を除く§ | 3 |
| 16. 固形腫瘍 | 外科手術，化学療法，放射線照射のいずれかにて治療された腫瘍，悪性黒色腫以外の皮膚がんは除く★ | 3 |
| 17. 中等度・重症肝障害 | 肝硬変§<br>ビリルビン＞1.5倍以上§<br>AST/ALT＞2.5倍以上§ | 3 |
| | 合計スコア | |

★既往症として確認されればカウントする
§造血幹細胞移植が計画されてから確認されればカウントする
※各合併症のいずれか一つでも当てはまればカウントする．複数当てはまる場合に重複カウントはしない．

### A 移植後早期：前処置開始から好中球生着までの約 30 日間

#### a．クリーンルーム
ヘパフィルターを介した空気が一方向に流れる．胞子となり空気中を漂うアスペルギルスなどの真菌感染症を防ぐことができる．しかし，真菌の中でも常在菌であるカンジダ属や，細菌，ウイルス感染症などはクリーンルームにおいても必ずしも防ぐことはできない．

#### b．細菌感染症
前処置後から生着にいたるまでの好中球減少期には，グラム陰性菌による細菌感染症に最も注意すべきである．発熱時には，感染源を特定する前に，広域抗菌薬を先行投与する．

#### c．ウイルス感染症
ヘルペスウイルスが問題となるが，アシクロビル（ゾビラックス®）の予防内服を行う．

### B 移植後中期：好中球生着から移植後 100 日頃まで

GVHD の出現や，免疫抑制薬の量によって感染症のリスクが変わるため，患者の状況に合わせた対応が必要である．基本的に，ウイルス，真菌感染症は予防的に抗ウイルス薬，抗真菌薬の投与により防衛する．

## II 移植関連死亡率

造血幹細胞移植の最も大きな問題点は，治療を行ったがために患者が死にいたる（移植関連死亡）ことが高率に発生することにある．移植後患者の死因は原病と移植関連死亡の 2 つに分かれるが，その 40％近くが移植関連死亡である．

移植関連死亡の原因は，①GVHD，②感染症，③前処置毒性，が主な原因となる．

移植前に，患者のもつ合併症，既往歴などから移植関連死亡率のリスクを評価することが可能になってきている．表8に HCT-CI を示す．各評価項目のスコア合計点が 3 点以上であると，移植関連死亡率のリスクが高い．反面，スコア 0 の患者では移植関連死亡率の発症は数％程度である．

# 7 その他の治療・対策—感染症対策，DIC対策，その他の合併症対策

## I 感染症への対策

　造血器腫瘍の治療では，使用されるほとんどの薬剤で白血球減少あるいはリンパ球減少に伴い，細菌やウイルスなどに対する抵抗力が低下する．また，化学療法の副作用による粘膜障害により粘膜が破綻することにより，物理的な生体バリアが破綻し容易に感染症に罹患する．入院治療を要する化学療法では多くの場合，中心静脈カテーテル挿入が必須であり，カテーテル刺入部も表皮という生体バリアが破綻しているため，感染症成立につながる．

　患者教育として，手洗い，うがいの指導を行うことが必須であり，外来患者においては発熱時の対応をあらかじめ伝えておくのがよい．

### A 発熱性好中球減少症（FN：febrile neutropenia）

　発熱性好中球減少症は，末梢血中の好中球数が $500/\mu L$ 未満である際に，体温が $38.3℃$ を超えるか，または $38℃$ 以上が1時間を超えて持続する状態である．化学療法により好中球数が減少することが原因であるが，好中球減少期間に比例してリスクは高くなる．したがって，数週間にわたって好中球減少期間が続く白血病治療，造血細胞移植治療ではリスクが高い．好中球数が存在しないため，感染症が成立している組織で膿がつくられず，画像検査などにより感染巣が特定できないことが多い．

　グラム陰性菌による敗血症は緊急対応が必要であり，ただちに抗菌薬の静注治療を開始する．

### B 血液培養

　患者静脈より採血し培養ボトルへ注入する．発熱性好中球減少症では，その緊急性から発症早期に広域スペクトラムを有する強力な抗菌薬が使用される．しかし，血液培養から敗血症起炎菌が同定されれば，検出菌に有効な抗菌薬を選択することが可能となり，広域スペクトラム抗菌薬の乱用による耐性菌の発生を防ぐことになる．

　血液培養で重要な点は，採血部位からの常在菌の混入を防ぐために，よく消毒すること，十分な血液を培養ボトルに入れること，採取部位を変更し2セットの採取を行うことにある．嫌気性ボトルと好気性ボトルにそれぞれ採取した血液を適量入れるが，その順番は問題にならず，嫌気性ボトルに空気を入れないことが重要である．

　血液疾患患者においては血小板数が少ないことなどから2セットの血液培養採取を躊躇するところである．この場合，1セットは静脈から，のこり1セットは中心静脈カテーテルからの採取を試みてもよい．

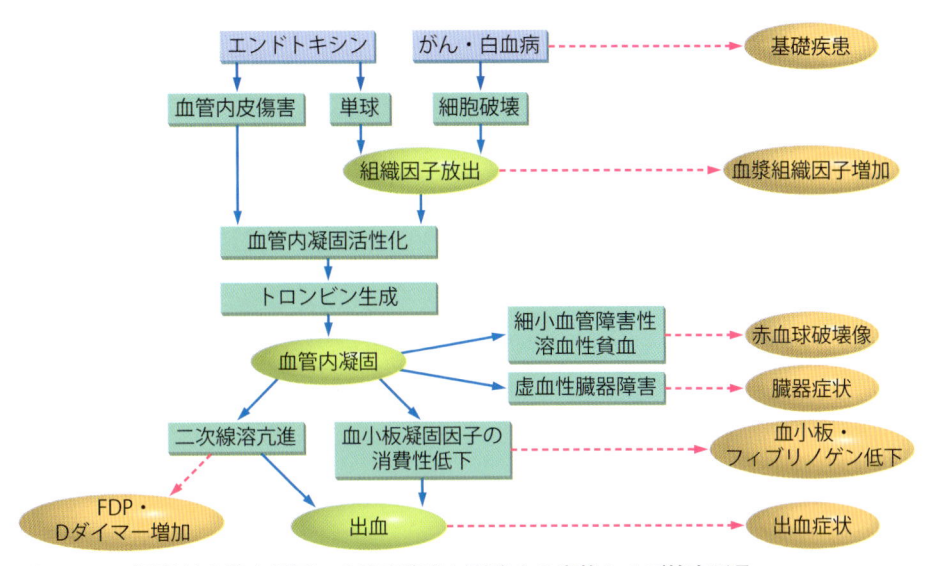

**図1 DIC（播種性血管内凝固）の発症機序と関連する症状および検査所見**
FDP：フィブリン分解物
[岸　賢治：化学療法と看護．血液・造血器疾患の治療と看護（堀田知光，横田弘子編），p.222，南江堂，2002より引用]

# II 出血対策：DICへの対策

　進行した造血器腫瘍，とくに，ほとんどの急性白血病では治療前から血小板の減少をきたしているため，出血傾向の改善は重要な治療ポイントである．とりわけ，急性前骨髄球性白血病（APL）では，ほとんどの症例でDIC（disseminated intravascular coagulation，播種性血管内凝固）を合併しているため，血小板輸血のほか，血漿製剤の投与が必要となる．

　著しい出血傾向を特徴とするため，とくに転倒・転落による頭部外傷は致命的になることがあり，厳重な観察が必要である．

　採血，静脈穿刺，骨髄穿刺など観血的な処置後に出血が止まらないことがあるため，処置部位の観察にも注意する．

## A DICの病態

　DICはがんや白血病，敗血症などを基礎疾患とし，組織因子の血中流入あるいは血管内皮傷害などにより，生体内で凝固系が過度に活性化され，全身の最小血管内に微少血栓形成が起こり，虚血性臓器障害と2次線溶亢進および血小板や凝固因子の消費による著名な出血傾向を生じる病態である（図1）．

## B DICの出血の特徴

　血小板減少に伴う皮膚の点状出血と凝固因子欠乏に伴う血腫とを併せ持ち，APLにおけるDICでは線溶亢進のために，止血後の再出血を認めるため，採血後の止血や点滴挿入後

**表1 腫瘍崩壊症候群の予防法**

| 予防法 | 目的 | ポイント |
|---|---|---|
| ①水分負荷，利尿 | 尿酸・リン・カリウムをすみやかに体外に排泄する | 化学療法開始の少なくとも24〜48時間前より補液を始める |
| ②アロプリノール | 高尿酸血症を予防する | アロプリノール投与に伴うキサンチン腎症予防のためにも水分負荷が必要 |
| ③尿アルカリ化 | 尿をアルカリ性に保ち，尿酸を結晶化しにくくする | クエン酸塩，炭酸水素ナトリウムを使用する |
| ④ラスブリカーゼの内服 | 尿酸を分解し，血中濃度を下げる | 治療開始の4〜24時間前に内服する |

の止血確認はしっかり行う必要がある．

### C DICの治療

DICの治療は原則，DICを引き起こしている原疾患の治療である．とくに血液疾患の場合，原因となっている白血病の治療をただちに開始しないことには増悪の一途をたどる．血小板減少にDICが重なり出血をきたした場合は不幸な転帰をたどることになる．治療の詳細は，「10章3．播種性血管内凝固症候群」を参照されたい．

## III その他の合併症と対策

### A 腫瘍崩壊症候群

化学療法により，一度に大量の腫瘍細胞が破壊されることによりさまざまな臨床症状を発症する．腫瘍量が多い初回化学療法や，診断時に尿酸値が上昇している症例において発症しやすい．

腫瘍崩壊症候群を発症頻度が高い腫瘍のほとんどが血液悪性疾患である．細胞崩壊により，尿酸，カリウム，カルシウム，リンが増加し，著しく血液がアシドーシスに傾く．治療開始後12時間から72時間後までに発症することが多く，臨床症状として尿量の低下が認められることから，化学療法中の尿量測定は必須である．尿量の減少に伴い，検査データ上はクレアチニン，尿素窒素の上昇も認められ，著しい電解質異常や高尿酸血症，急性腎不全などの治療のために，人工透析を必要とすることがある．

予防法として，①水分摂取の励行，②アロプリノール（アロシトール®）の予防内服，③尿のアルカリ化，④ラスブリカーゼ（ラスリテック®）の内服が挙げられる（**表1**）．外来化学療法においても発症しうる病態であり，慢性骨髄性白血病のような腫瘍細胞数が著しく多い疾患に対してチロシンキナーゼ阻害薬（イマチニブ，ダサチニブ，ニロチニブなど）を開始した際に，発症する報告がある．患者への十分な説明と対応を説明するべき副作用である．

表2 悪性高カルシウム血症の治療法

| 治療法 | 目的 | ポイント |
|---|---|---|
| 水分負荷 | 尿中への排泄を促進する | 生理食塩水を用いる．体液過剰がなければ，利尿剤の必要はない |
| ビスホスホネート系薬 | 破骨細胞による骨吸収を抑制する | 内服薬は吸収されにくいため，静注薬を使用 |
| カルシトニン製剤 | 骨へのカルシウム沈着を促進 | ビスホスホネート不応例に使用する |
| 副腎皮質ステロイド | 尿中排泄を促進する | 腫瘍によるビタミンD類似体由来の高カルシウム血症に有効 |

[長藤宏司：オンコロジー・エマージェンシー．血液専門医テキスト（日本血液学会編），p.453，南江堂，2011を参考に作成]

## B 悪性高カルシウム血症

　悪性高カルシウム血症は最も多い**腫瘍随伴症候群**であり，多発性骨髄腫，悪性リンパ腫（とくに成人T細胞白血病・リンパ腫）でしばしば経験する．血液疾患の場合，局所の骨破壊による．総カルシウム値が12 mg/dLを超えると，多尿，多飲，食欲不振，便秘，悪心，嘔吐，意識障害を発症する．生理食塩水を十分に輸液する治療が優先されるが，破骨細胞の働きを抑制するビスホスホネート系薬（ゾメタ®，アレディア®）の静注が有効である．何よりも，原疾患の治療が重要である（**表2**）．

# 8 よく使用される薬剤

## A 制吐薬

　化学療法を受ける患者のイメージとして，脱毛や悪心は根強いものである．現在使用される化学療法薬は多岐にわたり，催吐作用が強いものから弱いものまで使用される．**表1**に血液悪性疾患に使用する代表的な化学療法薬の催吐作用の強さについてまとめた．

　また，嘔吐は，①抗がん薬投与開始から1～2時間から24時間以内に発症する**急性嘔吐**と，②24時間以降に発症して5日程度持続する**遅延性嘔吐**と，③以前の抗がん薬投与にて制吐が不良であったことや，治療自体に強い不安をもつことなどから，薬剤を投与する前から症状が出現する**予測性嘔吐**に分けられる（表2）．

　中等度以上の催吐性を有する化学療法では，**セロトニン受容体拮抗薬**（5HT$_3$受容体拮抗薬），アプレピタント（ニューロキニン1受容体拮抗薬）を使用するが，軽度催吐性の薬剤においては，デキサメタゾンなどのステロイドだけでも十分に制吐効果が期待できる．

　ドパミン受容体拮抗薬（ドンペリドン，メトクロプラミド）は古典的な薬剤であるが，がん化学療法におけるセロトニン受容体拮抗薬との無作為比較試験では，制吐作用はセロトニン受容体拮抗薬がより有効であった．しかし，強い悪心出現時には，セロトニン受容

**表1 注射抗がん薬の催吐性リスク分類（日本癌治療学会分類）**

| 高度（催吐性）リスク<br>（催吐頻度＞90％） | 中等度（催吐性）リスク<br>（催吐頻度30～90％） | 軽度（催吐性）リスク<br>（催吐頻度10～30％） | 最小度（催吐性）リスク<br>（催吐頻度＜10％） |
|---|---|---|---|
| シスプラチン<br>シクロホスファミド（＞1,500 mg/m$^2$）<br>ダカルバジン<br>ドキソルビシン＋シクロホスファミド（AC）<br>エピルビシン＋シクロホスファミド（EC） | ブスルファン（＞4 mg/day）<br>カルボプラチン<br>シクロホスファミド（≦1,500 mg/m$^2$）<br>シタラビン（＞200 mg/m$^2$）<br>アクチノマイシンD<br>ダウノルビシン<br>ドキソルビシン<br>エピルビシン<br>イダルビシン<br>イホスファミド<br>メルファラン（≧50 mg/m$^2$）<br>メトレキサート（250～1,000 mg/m$^2$）<br>ベンダムスチン<br>クロファラビン<br>亜ヒ酸 | シタラビン（100～200 mg/m$^2$）<br>リポソーマルドキシルビシン<br>エトポシド<br>5-フルオロウラシル<br>ゲムシタビン<br>メトレキサート（50～250 mg/m$^2$）<br>マイトマイシンC<br>ミトキサントロン | L-アスパラギナーゼ<br>ブレオマイシン<br>ボルテゾミブ<br>クラドリビン<br>シタラビン（＜100 mg/m$^2$）<br>フルダラビン<br>ゲムツズマブオゾガマイシン<br>メトレキサート（≦50 mg/m$^2$）<br>リツキシマブ<br>ネララビン<br>ビンブラスチン<br>ビンクリスチン<br>ビノレルビン<br>ビンデシン |

表2 抗がん薬治療後の嘔吐の種類

| 嘔吐の種類 | 特徴 | 機序 | 薬剤 |
| --- | --- | --- | --- |
| 急性嘔吐 | 抗がん薬投与開始後1〜2時間から24時間後までに発生する嘔吐 | 抗癌剤の直接作用 | セロトニン受容体拮抗薬，副腎皮質ステロイド |
| 遅発性嘔吐 | 抗がん薬投与開始後24時間から48時間経過して発症．5日間程度持続 | サブスタンスPによる | ニューロキニン1受容体拮抗薬 |
| 予測性嘔吐 | 抗がん薬投与の前日から直前にかけて発生する嘔吐 | 過去の抗がん薬投与における不安 | 抗不安薬（ジアゼパム，ロラゼパム，ソラナックスなど）|

体拮抗剤との併用も行われる．

## B 造血因子薬

### a．G-CSF（顆粒球コロニー刺激因子）

　化学療法による骨髄抑制期に使用する．血小板数が十分に存在する場合には，皮下投与も可能である．化学療法による発熱性好中球減少症のリスクが高くなければ，使用しない．また，急性骨髄性白血病や骨髄異形成症候群では，白血球増殖因子が腫瘍細胞を刺激するおそれがあり，まったく使用しないこともある．発熱，骨痛が頻度の高い副作用である．

### b．赤血球増殖因子

　慢性腎不全による貧血に使用される．化学療法後の貧血には一般的に用いられることは少ない．

### c．血小板増殖因子

　血小板減少性紫斑病の治療に使用される．トロンボポエチン受容体（TPO-R）作動薬として，経口のエルトロンボパグオラミン（レボレード®）と，皮下投与のロミプロスチム（ロミプレート®）が国内で使用可能．TPO-Rとの特異的な相互作用を介して，トロンボポエチン（TPO）のシグナル伝達経路の一部を活性化することにより，骨髄前駆細胞から巨核球にいたる過程における細胞の増殖及び分化を促進させ，結果とし血小板数が増加する．

　主な副作用は，頭痛，疲労，倦怠感，関節痛などであり，重大な副作用としては，血栓症である．

## C 鉄剤・ビタミン $B_{12}$ 製剤

### a．鉄剤

　鉄欠乏性貧血で使用する．フェリチン値が低値であること，小球性貧血であることで診断される．鉄の内服薬は高頻度に消化器症状を認める．悪心，下痢，便秘など．このため，眠前の内服を進めることもある．また，どうしても内服できない症例では，点滴製剤の注射を使用することを考慮する．十分なフェリチンの上昇が治療の終了の決め手となる．

### b．ビタミン $B_{12}$ 製剤

　大球性貧血の症例で，ビタミン $B_{12}$ 欠乏症に使用する．回腸が疾患により障害を受けてビタミン $B_{12}$ が吸収されない症例であれば，内服薬は無効であるが，内因子欠乏によりビ

タミン $B_{12}$ が回腸から吸収できない悪性貧血では，1,000〜2,000 μg 程度を内服することにより，貧血が改善する．内服無効例では注射薬の筋注を行う．

## D 鉄キレート剤

通常鉄は体内でトランスフェリンと結合し存在する．トランスフェリンの許容量以上に存在する鉄はトランスフェリンと結合せず，遊離の鉄として生態にとって有害である．

血液疾患では赤血球輸血はしばしば行われる治療であるが，赤血球輸血は体内に過剰な鉄を持ち込む一因である．

鉄キレート剤は内服のデフェラシロクス（エクジェイド®）が使用できる．大量の水分に溶解して内服するために，若干内服しにくい薬剤であるが，過剰に存在する体内の鉄を排泄するためには必須の薬剤である．

腎障害が問題となり，腎機能が悪い症例では使用困難である．

## 6章

# 血液内科の看護師に必須の知識とスキル

## 1 感染管理

　血液疾患患者は，疾患の影響により易感染状態であることが多い．また，抗がん薬治療や免疫抑制療法，放射線治療に関連した骨髄抑制により感染リスクが高まり，外部からの感染に加え，常在菌による内因性感染（日和見感染）を起こすおそれがある．
　抗がん薬は，造血機能を障害し，骨髄抑制の副作用を伴う薬剤が多い．抗がん薬の影響は，血球の寿命が短いほど強く現れるが，とくに好中球は寿命が7～12時間と短く，治療開始日より減少する．好中球減少時には，発熱を伴う感染症を発症し重篤化しやすい（発熱性好中球減少症）．したがって，抗がん薬治療の開始直後から感染予防が必要となる．
　看護師の役割として，感染管理や感染徴候の早期発見・対応，感染時の看護について，正確な知識とスキルを習得することが重要である．

## I 感染予防

### A アセスメント

　疾患・治療の影響や免疫機能の低下の程度，過去の治療歴と経過，患者のリスクをアセスメント（表1）し，感染予防，異常の早期発見をするために，白血球（好中球）減少の程度（表2）やC反応性タンパク（以下，CRP），培養検査などの検査データや感染徴候（次ページ参照）などのアセスメントを行う．

### B 感染徴候の観察

　感染の特徴的な症状としては，38℃以上の発熱だが，高齢者や，コルチコステロイドや解熱鎮痛薬，抗炎症薬が投与されている場合，発熱反応が低いことも考えられる．また，白血病や悪性リンパ腫による腫瘍熱，抗がん薬が原因の発熱の場合もあるため，検査データと併せて，感染好発部位（表3）や全身の観察が必要となる．

### C 感染予防ケア

#### a．カテーテルの管理
■看護師
・刺入部は透明のドレッシング材で保護し，異常がないかを各勤務帯で観察する．

表1 発熱性好中球減少症のリスクスコア

| 項目 | ポイント |
|---|---|
| 症状 なし または軽度 | 5 |
| 症状 中等度 | 3 |
| 低血圧 なし | 5 |
| 慢性閉塞性肺疾患 なし | 4 |
| 固形腫瘍 または真菌感染症既往 なし | 4 |
| 脱水 なし | 3 |
| 発熱時に外来での管理下 | 3 |
| 年齢60歳未満 | 2 |

いずれかを選択：症状なしまたは軽度／症状中等度

最高ポイント26点（21点以上で低リスク群，20点以下を高リスク群として対処）

［Jean Klastersky et al：The Multinational Association for Supportive Care in Cancer Risk Index：A Multinational scoring system for identifying low-risk febrile neutropenic cancer patients. Journal of Clinical Oncology 18（16）：3038-3051, 2000 より引用］

表2 好中球数減少

| | Grade 1 | Grade 2 | Grade 3 | Grade 4 |
|---|---|---|---|---|
| 臨床検査 | <LLN-1,500/mm$^3$<br><LLN-1.5×10$^9$/L | <1,500-1,000/mm$^3$<br><1.5-1.0×10$^9$/L | <1,000-500/mm$^3$<br><1.0-0.5×10$^9$/L | <500/mm$^3$<br><0.5×10$^9$/L |

LLN：（施設）基準値下限

［有害事象共通用語規準（CTCAE）v4.0 日本語訳（JCOG版）2014 より引用］
JCOGホームページ（http://www.jcog.jp）

表3 感染好発部位

| 部位 | 症状 |
|---|---|
| 頭部 | 毛嚢炎，頭痛，耳痛，眼の充血 |
| 口腔内 | 発赤，白斑，歯肉炎，アフタ，齲歯 |
| 上気道 | 鼻汁，咽頭の痛み |
| 肺・気管支 | 喀痰，咳嗽，呼吸困難感 |
| 消化器 | 下痢，腹痛，悪心，胃痛 |
| 膀胱 | 排尿時痛，残尿感，尿混濁 |
| 肛門 | 痔核，肛門痛，発赤，びらん，潰瘍 |
| 全身 | 関節炎，発熱，悪寒 |
| その他 | カテーテル刺入部の発赤，疼痛，腫脹 |

・カテーテル刺入部の発赤，腫脹，熱感，疼痛，滲出液などの感染徴候がないか観察する．
・定期的なカテーテルの交換，刺入部の消毒を行う．

### b．皮膚・粘膜の清潔と乾燥予防

■看護師
- 嘔気や倦怠感により，患者自身による口腔清掃が困難になる場合がある．歯磨き・含嗽を励行し，セルフケア困難時には，看護師による援助を行う．
- 清拭をしている場合でも，陰部洗浄・部分浴にて局所の清潔を保持する．

■患者
- 食事や内服前，排泄前後，外出後などの手洗いなど，手指衛生を徹底してもらう．
- 固形石けんは受け皿を清潔に保たないと病原菌の繁殖のおそれがあるため，液状石けんを使用してもらう．
- シャワー浴，入浴で身体の清潔を保つ．更衣も連日行い，清潔なものを身につけてもらう．
- 乾燥によるバリア機能低下を防止するため，皮膚や粘膜に対し保湿剤や口腔内用リンス剤，ジェルで保湿してもらう．
- タオルは共用を避け，乾燥した清潔なものを使用してもらう．

### c．予防策の徹底

■看護師
- ベッドサイドに擦式アルコール製剤を設置し，1行為ごとに手指衛生を実施する．
- 患者の1m以内に接近して処置を行う際には，マスクを着用する．マスク上部はノーズピースを鼻の形に合わせ，下部は下顎までしっかりと覆い，正しく装着する．

■患者
- 患者だけでなく，家族にも予防策の重要性・方法を指導し，順守してもらう．

### d．環境の保護と調整

■看護師
- 面会時は人の多い場所を控え，面会者に感染症状や感染者との接触がないことを確認し，面会者にマスクの着用を促す．また，子どもの面会を制限する．
- 生花，植物やぬいぐるみなどの持ち込みを制限する．
- 義歯用カップやネブライザーの水は毎回交換する．
- 毎日清掃を実施し，生活空間における埃や汚れを除去する．
- 浴室などの入浴環境は，乾燥させ清潔を保つ．
- リネンは清潔なものを使用し，リネン交換時には患者は席を外して病原体を吸い込まないようにする．

### e．食生活での留意点

■患者
- 好中球が500/μL以下に減少した場合は，生ものやカビを含むチーズ（加熱殺菌処理していないチーズ），納豆，キムチなどの発酵食品は避けてもらう．
- まな板，布巾，食器などの調理器具の衛生にも留意し，食器洗い用のスポンジや水回りを乾燥させ，清潔に管理してもらう．
- 料理は，調理後2時間以内のものを食べてもらう．
- ペットボトルに直接口をつけずに，容器に移して飲んでもらう．

表4 感染症状が出現した際の観察ポイント

| 項目 | 観察ポイント |
|---|---|
| 検査結果の推移 | 白血球(好中球)数,CRP値,培養検査(血液・喀痰・尿・便),胸部X線画像 |
| 発熱の程度と熱型 | 発熱の程度(高熱:39℃以上,中等度発熱:38.0〜38.9℃,微熱:37.0〜37.9℃)<br>熱型(間欠熱,稽留熱,弛張熱) |
| 感染好発部位の感染徴候 | 感染好発部位(表3)の症状の有無 |
| 身体所見 | 中枢神経系:意識障害,痙攣,筋力低下,知覚低下<br>循環器:不整脈,心雑音,心内膜炎,水分バランス(イン・アウトバランス)<br>呼吸器:肺音の異常(胸膜摩擦音,ラ音),咳嗽・喀痰の有無,胸水の貯留,酸素飽和度低下<br>全身:ショック,脱水 |
| セルフケアの実施状況 | 感染による日常生活動作への影響の有無<br>セルフケアへの看護介入の必要性の有無 |

## D セルフケア支援

・感染予防の重要性や予防行動が具体的に理解できるように,オリエンテーションを行う.
・医療者に報告すべき感染徴候について指導し,セルフモニタリングを促す.
・退院時には,緊急連絡先とすみやかに報告が必要な以下の症状を確認する.発熱(38℃以上),呼吸困難,排尿困難,嘔吐や下痢が継続し水分摂取が困難な場合など.
・患者にとって,易感染状態は身体・心理的な苦悩が増大する.家族のサポート体制を確認し必要に応じて調整するなど,主体的にセルフケア行動に取り組めるように,心理面での支援を行う.

# II 感染時の看護

疾患や治療の影響で免疫機能が低下しやすい血液疾患患者に感染症状が出現した場合,重篤化により生命に危険を及ぼすおそれがある.重篤化させないよう,初期症状を見逃さず,早期対応を徹底していく.

## A 観察ポイント

感染症状が出現した際の観察ポイントを表4に示す.

## B 薬物療法と管理

・患者の状態やリスクに応じて医師より処方される抗菌薬,抗真菌薬,抗ウイルス薬を投与する.
・薬物の初回投与では,患者にアレルギー症状の出現がないか観察する.

- 抗菌薬は，常在菌が減少し耐性菌が増殖する菌交替現象を考慮して5〜7日で評価される．必要に応じて，薬剤が中止・変更されるため，バイタルサインや感染症状の変化について，経過記録を正確に残す．
- 脱水時には，補液について医師と検討する．

### C 症状緩和のケア

- 発熱や疼痛には解熱鎮痛薬を使用する．
- 悪寒時には温罨法，発熱時には冷罨法などで苦痛症状の緩和を図る．
- 発汗時には，短時間の清拭と寝衣交換を行う．
- 不足しているセルフケアの介入をする．
- 心理的なサポートを行う．
- 安静を保持し，体力の消耗を防ぐ．

# 2 出血傾向の管理

血液疾患患者は，疾患による血小板産生能の低下や，治療の副作用による骨髄抑制によって，血小板の減少が起こる．血小板減少による出血傾向は，倦怠感や虚弱を増大させ，大出血は生命危機に直結するため，アセスメントと予防，管理が重要となる．

## I 出血傾向のアセスメントと予防

### A アセスメント

出血傾向は，血小板数の減少，血管の障害，血液凝固因子の不足・欠如などによって生じる．血小板の基準値は13〜40万/mm$^3$であり，末梢血において7〜8日間の寿命といわれる．したがって，抗がん薬投与による骨髄抑制による血小板減少では，好中球の減少時期よりも若干遅れて出現することが多い．治療経過による血球の変動をモニタリングし，血小板減少の程度や出血のリスクをアセスメントしたうえで（表1，2），予防策を講じていく．

### B 出血予防

医療者が出血傾向に対する予防策を講じるだけでは，出血予防は不十分である．血液データを患者にも示し，予防策の重要性とセルフケア・セルフモニタリングを指導していく（表3）．

## II 出血時の看護

血液疾患患者にとって，血小板減少時の出血は致死的になる危険性が高い．出血傾向のある患者は，突然の出血によりショックや意識消失，気道閉塞といった急変が生じることがある．危険性を十分理解して日頃から急変に備え，迅速な対応が必要である．

### A 圧迫止血

- 滅菌綿球・滅菌ガーゼを使用し，圧迫止血する．
- 冷罨法にて出血部位を冷却し，末梢血管の収縮を図る．
- 鼻出血の際は，鼻中隔下端（キーゼルバッハ部位）を母指と示指で強く圧迫し，局所止血薬として，0.1％アドレナリン（ボスミン®）綿球を挿入する．

### B 体位・安静による止血

- 喀血時には，病巣部を下にして患者を側臥位にし，正常な肺を保護する．
- 吐血・下血の場合は安静を保ち，食事を制限して消化管の安静を保ち，出血部位の循環血液量を減少させる．

表1 出血傾向のアセスメント項目

| 血液検査データ | 血小板数,出血時間,プロトロンビン時間（PT）,活性化部分トロンボプラスチン時間（APTT）,フィブリノーゲン |
|---|---|
| 出血傾向の有無 | 皮膚（出血斑,採血・注射部位,全身）,排泄物への血液の混入 |
| 出血状態 | 出血原因,出血部位,出血持続時間,出血量,出血の性状 |
| 全身状態 | バイタルサインの変化（脈拍,血圧,呼吸）,四肢冷感,皮膚・粘膜の色調・湿潤 |
| リスクファクター | 播種性血管内凝固症候群（DIC）の合併,月経,痔核,栄養状態（鉄分・ビタミン$B_{12}$不足）,肝疾患,ビタミンK欠乏症,血小板産生を抑制する作用のある薬剤の使用：ロキソプロフェン（ロキソニン®）,フロセミド（ラシックス®）など,感染症の合併 |

表2 血小板数減少のGrade

| | Grade 1 | Grade 2 | Grade 3 | Grade 4 |
|---|---|---|---|---|
| 臨床検査 | <LLN-75,000/mm³<br><LLN-75.0×10⁹/L | <75,000-50,000/mm³<br><75.0-50.0×10⁹/L | <50,000-25,000/mm³<br><50.0-25.0×10⁹/L | <25,000/mm³<br><25.0×10⁹/L |

LLN：（施設）基準値下限

［有害事象共通用語規準（CTCAE）v4.0 日本語訳（JCOG版）2014より引用］
JCOGホームページ（http://www.jcog.jp）

表3 出血予防についての患者指導

| 環境・衣服調整 | ・転倒・打撲予防：環境整備,スリッパから靴への履物の変更,夜間フットライト点灯<br>・衣服の締めつけをなくす. |
|---|---|
| 清潔 | ・清拭時には皮膚を強く摩擦しないようにする.<br>・歯ブラシを軟らかいものに変更し,歯間ブラシやデンタルフロスの使用は中止する.<br>・爪を切るときは,深爪をしない.<br>・髭剃りは,剃刀は使用せず電動シェーバーを使用し,深剃りせずに皮膚を傷つけない.<br>・鼻を強くかまない. |
| 排泄 | ・排便時に努責しないよう,食物繊維に富む食事や水分摂取を促して便秘を予防する.必要時,緩下薬などの薬剤を使用する.<br>・温水洗浄便座を使用し,痔核からの出血を防ぐ. |
| 薬剤管理・医療処置 | ・鎮咳薬や去痰薬を使用し,咳嗽をコントロールする.<br>・血圧測定時や採血時は,駆血時間を1分以内にする.<br>・安静度を歩行介助などに変更し,独歩による転倒を防ぐ.<br>・採血時や抜針後は,5分以上の圧迫止血を行い,止血を確認する.<br>・坐薬や浣腸,その他,侵襲性の高い処置や検査は極力避ける.<br>・輸血ケア：医師の指示により,安全に血小板製剤を投与する. |

・鼻出血時には,患者をファーラー位にして,顔を横に向ける.

## C 心理的サポート

患者や家族にとって,出血は死を連想し不安と恐怖心を増大させる.血液付着物をすみやかに除去し,吸引びんの血液混入が目に触れないようカバーを用いるなど,配慮する.患者・家族に状況や医療的な対応について説明し,安心感につなげていく.

# 3 血液疾患患者へのコーチング

## I コーチングについて

　"コーチ"という言葉は，「人をその人がいる現在地から，その人が望む場所まで送り届ける」という語源を持つ．スポーツ界においての"コーチ"は，選手の成長や活躍を導くものとして馴染み深い．ビジネス界に"コーチ"が登場したのは1980年代の米国であり，目標達成をサポートする手段として，ビジネス分野でもその有用性が認められてきた．

　コーチングの理念としては，①人は無限の可能性をもつ，②その人が必要とする答えはその人がもっている，③協働的なパートナーシップを築く，の3点が挙げられる．その理念に基づき，相手の目標を明確化して自発的な行動を促すコミュニケーション技術である．

### A 医療界でのコーチングの活用と禁忌

　疾患の悪化防止や改善を図るために，患者や家族の価値観・ライフスタイルを尊重し，患者自身が主体的に目標に取り組むコミュニケーション手法として，コーチングが活用されるようになった．心筋梗塞，糖尿病，難病性疾患患者に対するコーチングを用いた研究では，臨床での有用性が明らかになっている．患者のもつ力を引き出すコーチングスキルは，血液疾患患者にとっても，主体的に長期的な療養を取り組む効果が期待できる．

　ただし，抑うつ状態や精神障害を有する患者には，コーチングサポートは禁忌であり，すみやかに精神科医へのコンサルトが必要である．

### B コーチングの流れ（図1）

　コーチは質問と承認を繰り返して患者に話を促しながら，問題点や解決法への気づきを促す．患者は，自らが望む状態に向かうために具体的な計画を立て，コーチは実施や経過をフォローしていく．患者が言葉で表現することで，自分の考えが整理され，主体的な目標設定・行動立案が可能になる．以下に手順を述べる．

　　①協働的なパートナーシップを構築するため，コーチは傾聴や承認を行い，ラポール（親和的・共感的な関係）を形成する．
　　②質問により患者の話を促すことで，患者は現状の把握や望ましい状態を明確化する．
　　③望ましい状態と現状のギャップについて質問し，患者から理由と背景を引き出す．
　　④ギャップを解決するための具体的な行動を，患者自身に立案してもらう．
　　⑤コーチ（看護師）は承認・フィードバックを繰り返して，患者の目標達成までフォローする．

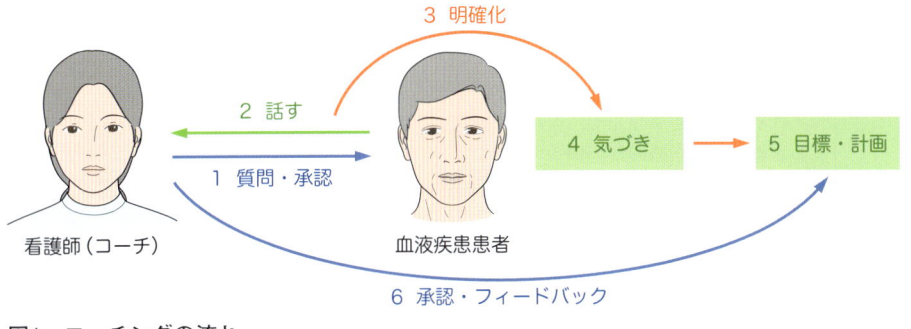

図1　コーチングの流れ

## II　コーチングスキル

### A　傾聴・要約

患者は，話を相手に真剣に聞いてもらい，話した内容についての要約を相手から伝えられる経験を通して，自己尊重感が高まり，現状を正しく認識することができる．
　①傾聴のポイント：患者の受け止めのままを理解する．先入観を持たずに話を聞き，評価や否定をせず患者のとらえ方をありのままに受け止める．
　②要約のポイント：「私はこのように理解しました」という意味で，患者の話を要約する．患者は「理解された」と感じ，同時に話した内容を客観視し現状を認識しやすくなる．

### B　質問

質問により，患者が現状を把握し，目標設定や行動計画が立案できるように促していく．患者の立場に立ち，未来に焦点を当てた質問をする．また，「なぜできないのか？」と理由を詰問するのではなく，「どうしたらできるようになるのか？」と解決策を引き出す質問をする．質問例を**表1**に挙げる．

### C　承認・フィードバック

患者が受け入れやすい言葉で，患者のありのままを承認する．患者の言動をどのように感じたのかを具体的にフィードバックすることで，患者は勇気づけられ，自らを客観視できるようになり，望ましくない行動を見直す機会となる．**表2**に投げかけの例を挙げる．

表1　コーチング時の質問例

1）現状把握のための質問例
　・今，いちばん困っていることは何ですか？
　・仕事に復帰するうえで，何が障害になっていると思いますか？
2）目標設定のための質問例
　・リハビリを続けた後には，どうなりたいと思いますか？
　・感染を予防することで，あなたにどんなメリットがありますか？
　・あなたが自分の身体のために，してあげられそうなことは何ですか？
3）リソースを発見する質問例
　・この問題を相談できそうな人はいそうですか？
　・インターネット以外で調べる方法は考えられますか？
4）行動計画を考える質問例
　・体力を維持するために，次の治療まで続けられそうなリハビリはありますか？
　・他にも方法を3つ考えられますか？
5）行動化を促す質問例
　・どの方法なら始められそうですか？　いつから始めますか？
　・何日間でこの目標は達成できそうですか？


表2　承認・フィードバックの投げかけ例

・○○さんが正直に話してくださって，看護する立場として学ぶことができました．
・大切さがわかっているだけに，……できなかったことは○○さんも悔しかったと思います．私もお話を聞いて切なかったです．どうしたらできるのかを，考えてみましょう．


看護師：Aさん，先生からの話の中で，何かわからなかったことはありましたか？

Aさん：わからないって言うより，移植を受けるか迷っていてね．漠然としていて…

看護師：移植を受けるか，迷ってらっしゃるんですね．（言葉の繰り返し）
　　　　どう迷っているか，よかったら聞かせてもらえますか？（オープンクエスチョン）

Aさん：移植って大変な治療で，移植を受けることで死んでしまう危険もあるって聞いてね．乗り越えたとしても，再発するかもしれないし，GVHDになるかもしれないって，不安よね．そんな大変な思いするなら，残された時間を大切にしようかと．

看護師：そうですか．移植後の再発や合併症について心配なんですね．（要約と焦点化）

Aさん：夫や娘は1％でも可能性があるなら，絶対に移植を受けろって．でも，今までだって治療費が大変なのに，移植の費用だなんて，家族に迷惑かけられないわよ．

看護師：ご主人や娘さんは，当然Aさんに生きていてもらいたいんですよね．Aさんは，経済面でご家族に負担をかけたくないんですね．ご家族を思う気持ちが伝わってきます．（要約とフィードバック）
　　　　先生から費用について詳しく聞きましたか？

Aさん：細かいことは聞いてないけど，高額になるようなことは言ってたわね．実は，

娘が来年○月に結婚することになって，それもあって，いろいろと物入りでね．
看護師：お嬢さん，ご結婚されることになったんですね．それは，おめでとうございます．それだけにAさんも，そしてご家族も再発は本当に悔しいですね．（共感）
Aさん：本当にね…（沈黙）（沈黙を共にする）
娘がおめでただってわかったから，結婚式を早めたのよ．
看護師：Aさん，おばあちゃんになるんですね．確か，初孫ですよね？　もしよかったら，医療費の件について，コーディネーターやソーシャルワーカーから詳しくお聞きになりますか？（リソースの提案：患者に主体的に選択してもらう）
Aさん：お願いしようかしら．今から再発や合併症を心配しても，100％そうなるとは限らないのよね……移植をやらなければ，結婚式に出られないのは確実だけどね．
看護師：Aさんのおっしゃる通り，再発や合併症のリスクがないとは言えませんが，もしもAさんが移植を受けるとしたら，どうなりたいと思っていますか？（目標確認の質問）
Aさん：結婚式も出たいし，孫の顔も見たい．少なくとも孫が歩くまでは，生きていたいよね．もし移植を受けなかったら，私も，家族も後で後悔しそうな気がする．
看護師：お孫さんの成長を見守りたいですよね．移植を受けない方が後悔する気がするんですね．治療について他に相談できそうな人はいますか？（要約・リソース確認）

## Ⅲ　コーチングスキルを用いた介入例—治療法の決定支援—

　Aさん50歳代後半女性．急性骨髄性白血病を3年前に発症し，化学療法で寛解していたが，血液検査で芽球が出現し骨髄穿刺で再発が確認された．造血幹細胞移植の必要性が主治医から説明されたが，迷いがある様子がみられ，看護師はコーチングを行った．
　コーチングにより患者の不安が焦点化され，対処やリソース・治療の目的が明確になった．

## Ⅳ　コーチングの応用

　コーチングは，上記のように対患者コミュニケーションとして有用である．さらに，医療従事者間において，互いの立場を尊重し，それぞれの能力を最大限に引き出し，チーム医療の促進に利用できる．また，職場におけるコミュニケーションを活性化し，スタッフのやる気を引き出すなど，効果的な目標管理の手段としての活用も期待できる．

# 4 血液疾患患者のリハビリテーション

## I リハビリテーションの目的

　血液疾患患者は，化学療法や放射線療法などにより，嘔気，食欲不振，倦怠感，骨髄抑制などの有害事象が出現することがある．それらに加え，身体活動量や全身体力の低下，長期にわたる治療によるストレスなどが影響しQOLが低下する．

　American College of Sports Medicine（ACSM）のがん患者運動ガイドラインでは，血液腫瘍患者にも運動療法の効果のエビデンスが述べられている．血液疾患患者のリハビリテーションの目的として，①QOL向上，②廃用症候群の予防，③ADL向上，④神経筋・骨関節系・心肺系の合併症予防，などが挙げられる．

## II リハビリテーションのアセスメント

　入院時は，患者の家庭における役割や運動習慣の有無，生活スタイルについて聴取する．また，血球数，運動器障害や神経症状，血糖値異常，骨転移，心肺機能，化学療法の有害事象を確認し，日々のバイタルサインや治療状態を確認したうえで，活動性を維持する必要性を指導する．

　治療に伴う廃用症候群の進行が予測される場合は，身体機能や生活能力の維持・改善を目的として，主治医の指示により理学療法士や看護師が，関節可動域や筋力，持久力を評価し，関節可動域訓練やストレッチング，筋力維持訓練を行う．

## III リハビリテーションの実際

　血液疾患患者は，貧血や白血球・血小板減少による安静指示や，治療の副作用による症状の出現により活動性が制限される．病勢や副作用に十分留意しながら，活動量を保ち，筋力維持を図る．血小板数が $5.0 \times 10^3/\mu L$ 未満，ヘモグロビン値<7.5 g/dL未満，発熱時は，出血予防，心肺機能への影響や体力の消耗を考慮して運動は避ける．

### a．入院・日常生活での留意点
- できる限り日中の臥床時間を減らす．
- 苦痛症状がないときには，坐位，立位をとり，歩行を促す．
- 翌日に疲労が残らない程度の起立・歩行量を確保する．

### b．化学療法を受ける患者のリハビリテーション

　急性白血病や悪性リンパ腫の化学療法では，しびれや知覚鈍麻などの有害事象が生じる細胞微小管阻害薬（ビンクリスチン（オンコビン®），ビンデシン（フィルデシン®），ビンブラスチン（エクザール®））を用いることが多い．細胞微小管阻害薬は，神経細胞の栄養

輸送にかかわる軸索を傷害するため，末梢神経障害が生じることが多い．熱傷やけが，転倒のおそれがあるため，歩行などの日常生活の変化に留意が必要である．早期の軽い運動やリハビリテーションにより，転倒防止を心がける．

# Ⅳ ベッドサイドで行うリハビリテーション

## A 寝たまま行えるリハビリテーション例

①膝を伸ばして45°くらい下肢を挙上する

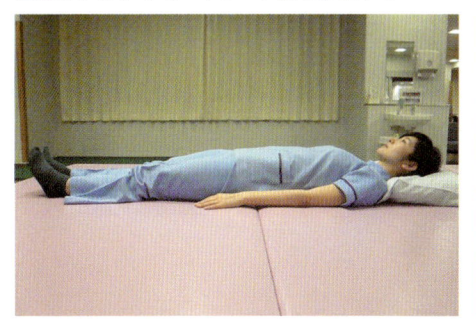

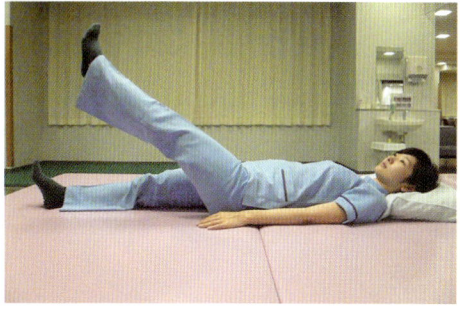

②膝を立てて，おしりを上げる

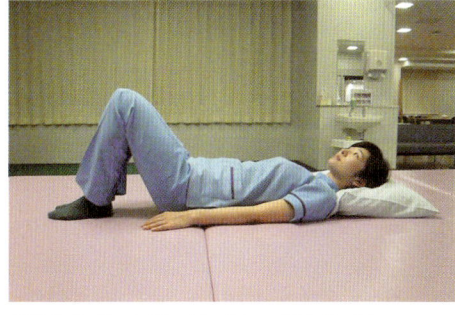

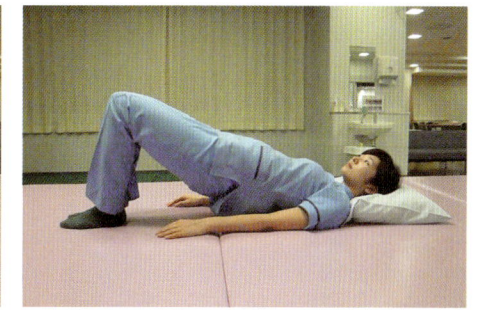

③膝を曲げてお腹に近づける/膝を伸ばす

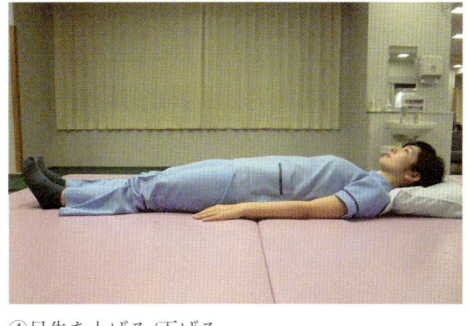

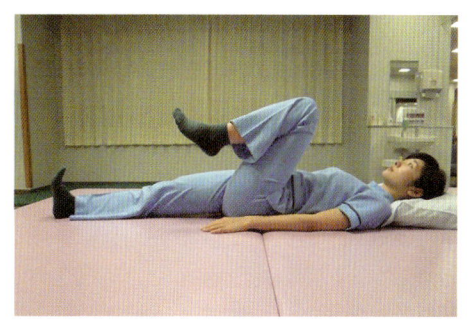

④足先を上げる/下げる

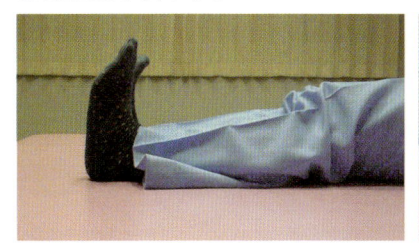

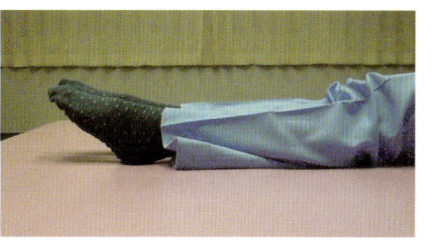

⑤グーパー　グーパー

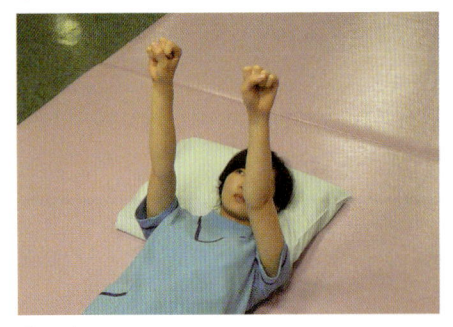

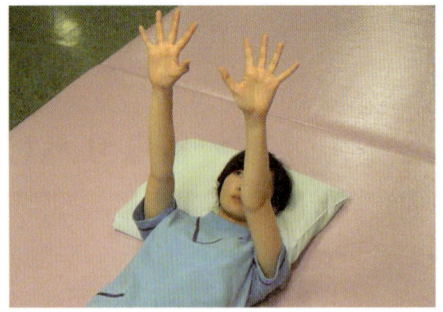

⑥深呼吸

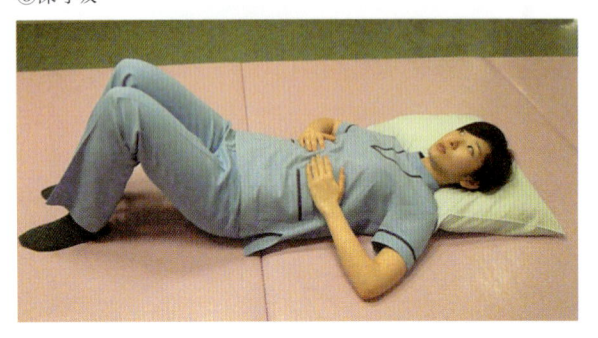

## B　座って行うリハビリテーション例

①膝を伸ばす

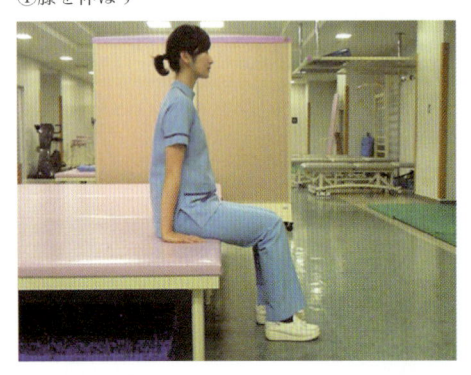

②胸の前で手を合わせて体を左右にひねる

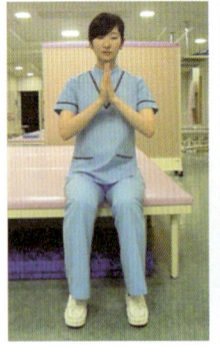

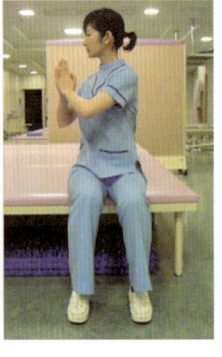

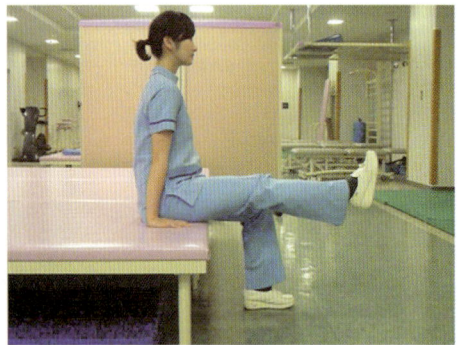

③もも上げ

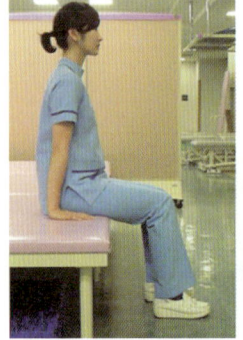

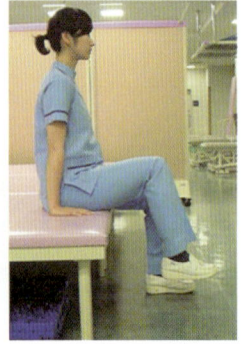

④座る・立つ

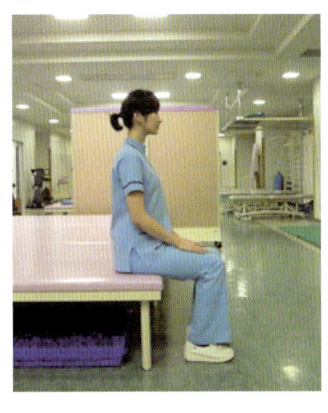

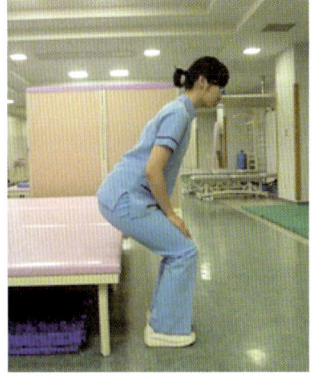

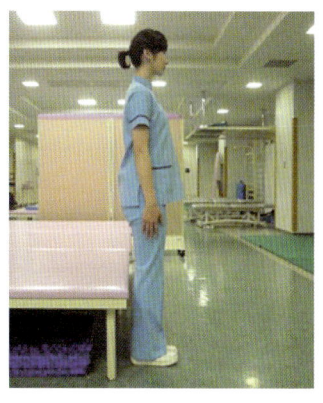

## C 立って行うリハビリテーション例

①足を横に開く

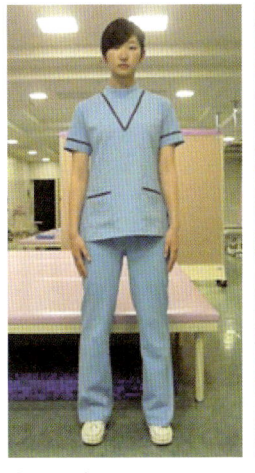

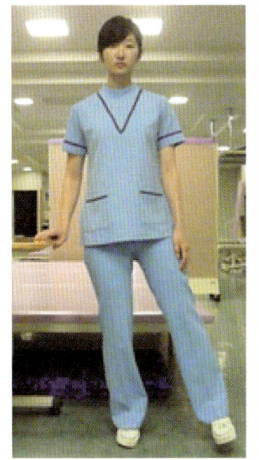

②かかとを上げる

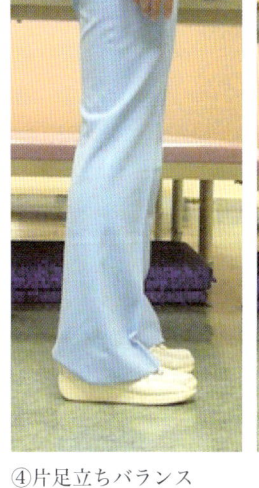

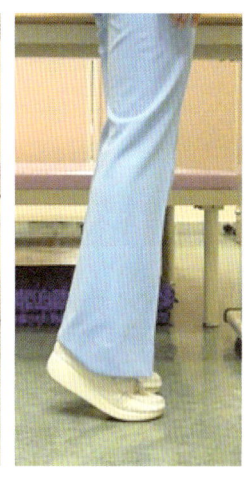

③足上げ90°

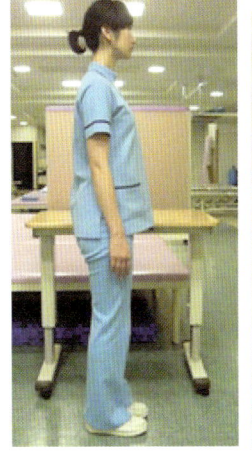

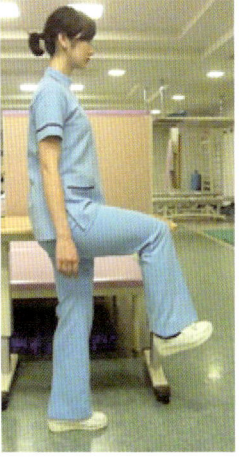

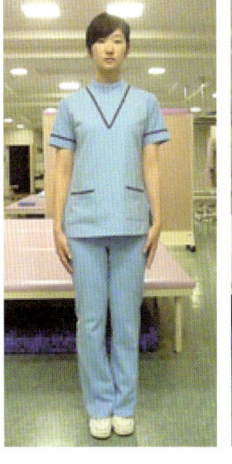

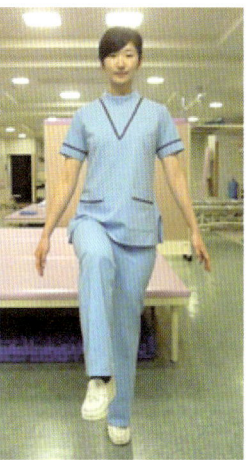

④片足立ちバランス

## D ストレッチ例

①片足を伸ばして前屈（片足は曲げる）

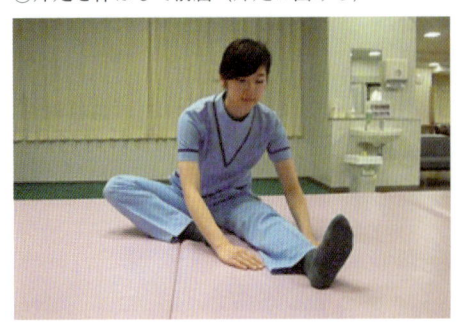

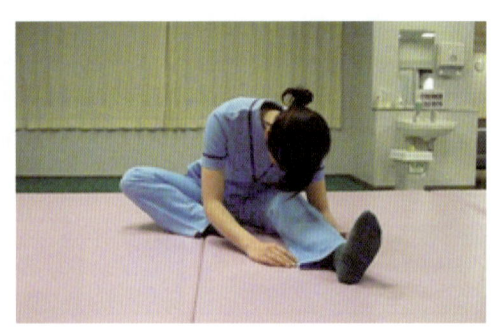

②膝を立てて左右に足をたおす

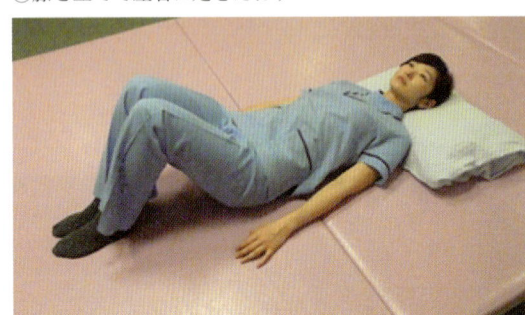

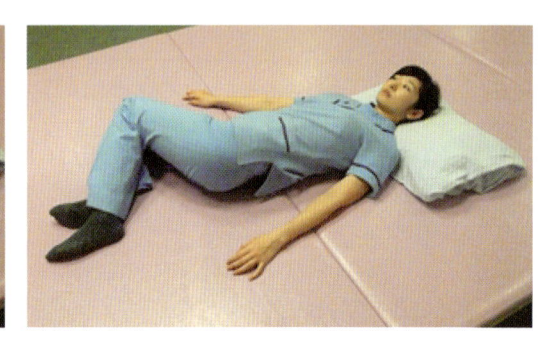

### 参考文献

1. 感染管理
1) 山口美沙：発熱性好中球減少症（FN），がん看護 14（2）：191, 2009
2) Jean Klastersky et al：The Multinational Association for Supportive Care in Cancer risk index. Journal of Clinical Oncology 18（16）：3038-3051, 2000
3) 有害事象共通用語基準（CTCAE）v4.0 日本語訳（JCOG版）2010
4) 堀田知光，横田弘子編：血液・造血器疾患患者の治療と看護，南江堂，2002
5) 川地香奈子：骨髄抑制．がん化学療法ケアガイド，改訂版（濱口恵子編），p.127-135，中山書店，2012

2. 出血傾向
6) 堀田知光，横田弘子編：血液・造血器疾患患者の治療と看護，南江堂，2002
7) 有害事象共通用語基準（CTCAE）v4.0 日本語訳（JCOG版）2010
8) 小島操子監訳：がん看護コアカリキュラム，p.206-218，医学書院，2007

3. コーチング
9) 安藤　潔：がん患者を支えるコーチングサポートの実際，真興交易出版部，2005
10) 安藤　潔：難病患者を支えるコーチングサポートの実際，真興交易出版部，2002

4. リハビリ
11) 稲川利光編：入院中のリハビリテーション，p.214-215，総合医学社，2013
12) 宮越浩一編：がん患者のリハビリテーション，p.2-10，メジカルビュー社，2013
13) 日本リハビリテーション医学会編：がんのリハビリテーションガイドライン，p.120-130，金原出版 2013
14) 田墨惠子：末梢神経障害．がん化学療法ケアガイド（濱口恵子編），p.181-188，中山書店，2012

# 7章 貧血性疾患の治療と看護

## 1 再生不良性貧血

> **Minimum Essentials**
>
> ❶ 疫学：わが国の患者数は約 11,000 人とされ，女性が男性より約 1.5 倍多く，年齢別に男女とも 20 歳代と 60〜70 歳代にピークがある
> ❷ 病態・機序：造血幹細胞の異常，自己免疫機序などにより，骨髄低形成と末梢血の汎血球減少をきたす
> ❸ 症状：主な症状として動悸，息切れなどの貧血症状，易感染，出血傾向をきたす
> ❹ 治療法：治療は重症度に応じて免疫抑制療法，骨髄移植，支持療法などが選択される
> ❺ 治療経過・予後：治療により約 7 割が輸血不要となり，約 9 割に長期生存が期待できる

## I 再生不良性貧血とは

　再生不良性貧血は，骨髄での細胞密度低下（低形成）と末梢血中のすべての血球減少（汎血球減少）を特徴とする症候群である．本疾患は厚生労働省難病指定を受けている．臨床調査個人票を用いた 2006 年の解析ではわが国の患者数は約 11,000 人で，年間新患者発生数は 100 万人あたり 6 人前後であった．これは欧米諸国の 2〜3 倍の発症率とされる．女性が男性より約 1.5 倍多く，年齢別には男女ともに 20 歳代と 60〜70 歳代にピークがある．

　先天性，後天性に分類される．先天性で最も頻度が高いのがファンコニ（Fanconi）貧血である．後天性再生不良性貧血は原因不明の特発性と，さまざまな薬剤，化学物質，放射線，妊娠による 2 次性がある．他に特殊型として肝炎後再生不良性貧血，再生不良性貧血—発作性夜間血色素尿症（PNH：paroxysmal nocturnal hemoglobinuria）症候群がある．また，赤血球系のみに産生低下がみられる病型は赤芽球癆とよばれる．再生不良性貧血の約 80％が特発性である．

　再生不良性貧血の予後は治療法の進歩によって改善しつつある．かつて重症患者の 50％生存期間は 6 ヵ月未満であったが同種移植療法の進歩により，移植後 5 年生存率は，年齢

が16歳未満の場合，非血縁ドナーからでは85％，血縁ドナーからでは93％であり，16歳以上の場合には非血縁が70％，血縁が89％となっている．

## II　成因，病態

　特発性再生不良性貧血は，骨髄毒性をきたす薬剤などの要因がないにもかかわらず骨髄造血幹細胞が量的ないし質的に障害を受けて，造血が低下することにより血球減少をきたす症候群である．成因として**造血幹細胞自体に異常**がある場合と，**免疫学的機序による造血幹細胞の障害**がある場合がある．

　造血幹細胞自体の異常に関しては，①再生不良性貧血と診断された患者のなかに染色体異常が検出される例があること，②免疫抑制療法後に骨髄異形成症候群，白血病に移行する例があることなどから再生不良性貧血の造血幹細胞の一部に当初から異常なクローンが存在していると考えられること，などから示唆されている．

　また，①再生不良性貧血の患者の骨髄細胞を半固形培地で培養した場合，造血細胞のコロニー形成は不良であることが常であるが，骨髄細胞からTリンパ球を除去すると造血コロニー形成が回復し，Tリンパ球を再添加することによって造血細胞コロニー形成が再び抑制されることからT細胞から出されるインターフェロンγや腫瘍壊死因子（TNF-α）による造血抑制作用が推定されていること，②臨床的に抗胸腺細胞グロブリン（ATG：anti-thymocyteglobulin）やシクロスポリン（CsA）などの免疫抑制療法が有効であること，などからは免疫学的機序が関与していると考えられる．

## III　臨床症状

　貧血一般の症状としては，顔色不良，動悸，息切れ，めまい，易疲労感，頭痛などを訴える．血小板減少による出血症状として皮膚・粘膜の点状出血・紫斑，鼻出血，歯肉出血などがみられる．重症例では血尿，性器出血，消化管出血，脳出血などをきたす．好中球減少のために易感染性となり，肺炎や敗血症などを合併しやすい．

## IV　検査，診断

### a．末梢血所見

　貧血のほかに白血球減少，血小板減少を伴う．白血球のうち好中球が減少し，リンパ球の比率が相対的に増加する．重症例では多くの場合リンパ球も減少する．白血病にみられるような異型細胞や幼若細胞は認めない．貧血は通常正球性である．網状赤血球は多くの例で低下しており，低下していない例でも貧血相応の網状赤血球増加は見られない．

### b．骨髄所見

　有核細胞数は減少し，とくに巨核球が著減する．生検では骨髄低形成で**脂肪髄**（図1）を呈する．造血細胞の異形成像はない．

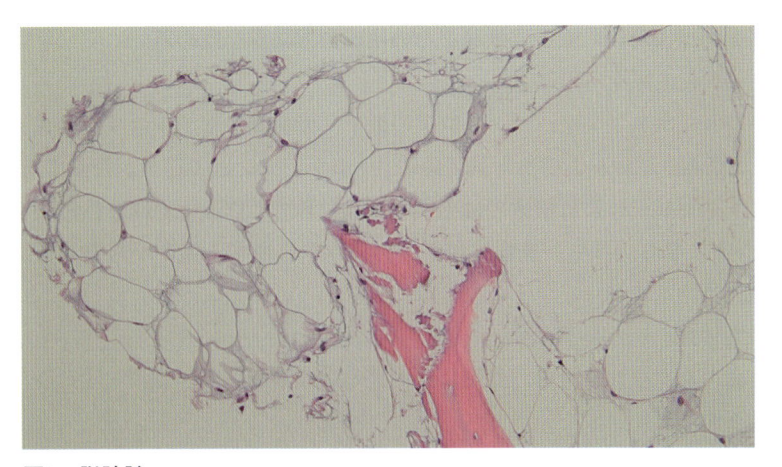

**図1 脂肪髄**
骨髄が脂肪髄によって占められ造血組織はほとんど認められない

### 表1 再生不良性貧血の診断基準（平成22年度改訂）

1. 臨床所見として，貧血，出血傾向，ときに発熱を認める．
2. 以下の3項目のうち，少なくとも2つを満たす．
①ヘモグロビン濃度：10 g/dL 未満，②好中球：1,500/μL 未満，③血小板：10万/μL 未満
3. 汎血球減少の原因となるほかの疾患を認めない．汎血球減少をきたすことの多いほかの疾患には，白血病，骨髄異形成症候群，骨髄線維症，発作性夜間ヘモグロビン尿症，巨赤芽球性貧血，がんの骨髄転移，悪性リンパ腫，多発性骨髄腫，脾機能亢進症（肝硬変，門脈圧亢進症など），全身性エリテマトーデス，血球貪食症候群，感染症などが含まれる．
4. 以下の検査所見が加われば診断の確実性が増す．
   1) 網赤血球増加がない．
   2) 骨髄穿刺所見（クロット標本を含む）で，有核細胞は原則として減少するが，減少がない場合も巨核球の減少とリンパ球比率の上昇がある．造血細胞の異形成は顕著でない．
   3) 骨髄生検所見で造血細胞の減少がある．
   4) 血清鉄値の上昇と不飽和鉄結合能の低下がある．
   5) 胸腰椎体のMRIで造血組織の減少と脂肪組織の増加を示す所見がある．
5. 診断に際しては，1．，2．によって再生不良性貧血を疑い，3．によってほかの疾患を除外し，4．によって診断をさらに確実なものとする．再生不良性貧血の診断は基本的に他疾患の除外によるが，一部に骨髄異形成症候群の不応性貧血と鑑別が困難な場合がある．

［厚生労働科学研究費補助金難治性疾患克服研究事業特発性造血障害に関する調査研究班：特発性造血障害疾患の診療の参照ガイド平成22年度改訂版, p.11, 2010より引用］

### c．鑑別診断

診断基準を表1に示す．また，汎血球減少をきたす疾患との鑑別点を以下に記す．再生不良性貧血はこれらの骨髄低形成や汎血球減少をきたす他疾患を除外することで初めて診断を確定することができる．

①急性白血病

とくに末梢血に芽球がみられない非白血性例が鑑別の対象となる．血液検査でLDHの上昇や，骨髄検査で芽球の増加がみられる．

②骨髄異形成症候群

末梢血に好中球の偽Pelger核奇形，顆粒形成不全，巨大血小板の出現，骨髄は正ないし

過形成で巨赤芽球様変化，微小巨核球などの血球形態異常を認める．
③発作性夜間血色素尿症（PNH）

　好中球アルカリホスファターゼ・スコアの低下，赤血球アセチルコリンエステラーゼ活性低下，ショ糖溶血試験およびハム試験陽性，ヘモジデリン尿の存在が特徴である．また，フローサイトメトリーによる検索では赤血球や顆粒球の CD55 と CD59 陰性細胞の割合が 1% 以上となる．なお，再生不良性貧血からの移行や合併する場合がある（再生不良性貧血—PNH 症候群）．

④巨赤芽球性貧血

　大球性貧血のパターンを呈し，骨髄に巨赤芽球の出現をみる．血清ビタミン $B_{12}$ ないし葉酸値が低下する．

⑤骨髄線維症

　骨髄は穿刺吸引が困難（ドライ・タップ）で，骨髄生検で線維化像を呈する．末梢血には涙滴赤血球の出現を見る．

⑥悪性腫瘍の骨髄転移

　骨髄穿刺・生検によって腫瘍細胞が群がり集まっている所見を認める．多くは末梢血に顆粒球幼若細胞や赤芽球が出現する．

⑦バンチ症候群

　バンチ（Banti）症候群では，腹水，腹壁静脈の怒張，脾腫を認める．

⑧感染症

　敗血症や粟粒結核など重症感染に伴う．

# V　治療

　再生不良性貧血の治療は
①造血改善を目的とした治療
②血球減少を補う対症的支持療法
に大別される．前者には**免疫抑制療法**，**タンパク同化ステロイド療法**，**造血幹細胞移植**がある．後者には，**輸血療法**と**サイトカイン療法**がある．

　治療方針の決定は重症度（表2）に従って行われる（図2, 3）．これらの治療により約 7 割が輸血不要となり，約 9 割に長期生存が期待できる．

## A　造血改善を目的とした治療

### a．stage 1 および 2 の治療（図2）

　血小板数が 5 万/$\mu$L 以上で汎血球減少の進行がない場合は，日常生活に支障をきたすことがなく，経過観察で自然に回復することがあるため無治療経過観察となる．また，同様の状態でも積極的に免疫病態を疑わせる所見がある際には**シクロスポリン（CsA）**（サンディミュン®，ネオーラル®）による免疫抑制療法が選択されることもある．

　汎血球減少が進行する場合や血小板数が 5 万/$\mu$L 以下で日常生活に支障をきたす場合には免疫抑制療法の適応となる．**抗胸腺細胞グロブリン（ATG）**導入に同意があれば ATG

**表2 再生不良性貧血の重症度分類（平成16年度修正）**

| stage 1 | 軽症 | 下記以外 |
|---|---|---|
| stage 2 | 中等症 | 以下の2項目以上を満たす<br>　網赤血球　　60,000/μL 未満<br>　好中球　　　1,000/μL 未満<br>　血小板　　　50,000/μL 未満 |
| stage 3 | やや重症 | 以下の2項目以上を満たし，定期的な赤血球輸血を必要とする<br>　網赤血球　　60,000/μL 未満<br>　好中球　　　1,000/μL 未満<br>　血小板　　　50,000/μL 未満 |
| stage 4 | 重症 | 以下の2項目以上を満たす<br>　網赤血球　　20,000/μL 未満<br>　好中球　　　500/μL 未満<br>　血小板　　　20,000/μL 未満 |
| stage 5 | 最重症 | 好中球 200/μL 未満に加えて，以下の1項目以上を満たす<br>　網赤血球　　20,000/μL 未満<br>　血小板　　　20,000/μL 未満 |

注1．定期的な赤血球輸血とは毎月2単位以上の輸血が必要な時をさす
注2．この基準は平成10（1998）年度に設定された5段階基準を修正したものである
［厚生労働科学研究費補助金難治性疾患克服研究事業特発性造血障害に関する調査研究班：特発性造血障害疾患の診療の参照ガイド平成22年度改訂版，p.13，2010より引用］

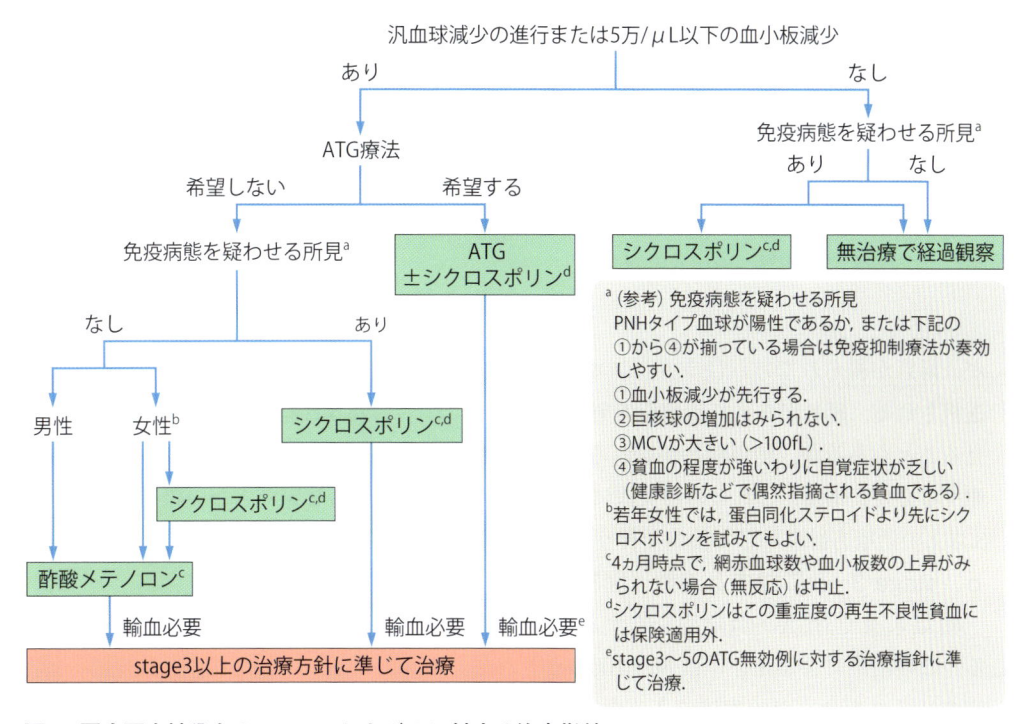

**図2 再生不良性貧血の stage 1 および 2 に対する治療指針**
［厚生労働科学研究費補助金難治性疾患克服研究事業特発性造血障害に関する調査研究班：特発性造血障害疾患の診療の参照ガイド平成22年度改訂版，p.20，2010より引用］

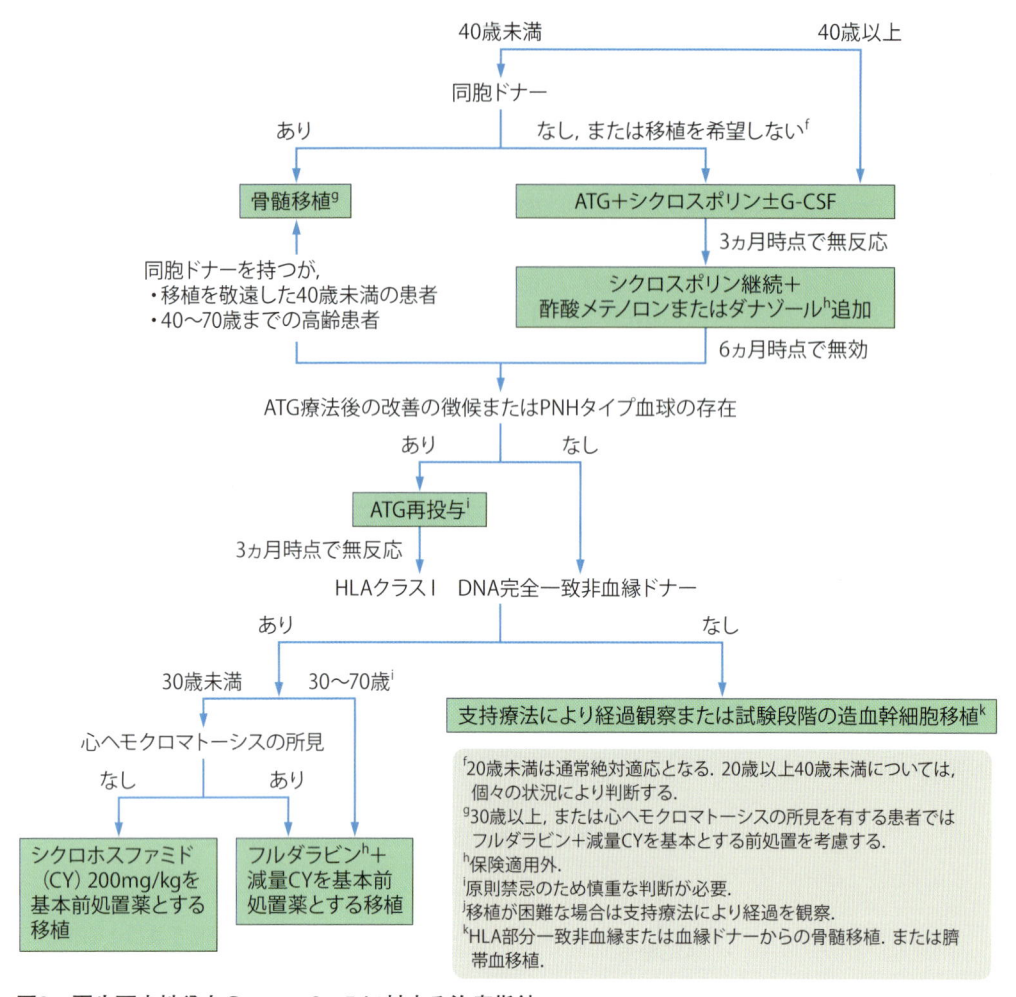

```
                          40歳未満              40歳以上
                              同胞ドナー
              あり        なし，または移植を希望しない^f
               │                    │
          ┌─────────┐      ┌──────────────────────┐
          │ 骨髄移植^g │      │ ATG＋シクロスポリン±G-CSF │
          └─────────┘      └──────────────────────┘
                                3ヵ月時点で無反応
          同胞ドナーを持つが，     ┌──────────────────────┐
          ・移植を敬遠した40歳未満の患者  │ シクロスポリン継続＋     │
          ・40〜70歳までの高齢患者   │ 酢酸メテノロンまたはダナゾール^h追加 │
                              └──────────────────────┘
                                6ヵ月時点で無効
              ATG療法後の改善の徴候またはPNHタイプ血球の存在
                    あり              なし
                ┌─────────┐
                │ ATG再投与^i │
                └─────────┘
                3ヵ月時点で無反応
              HLAクラスⅠ  DNA完全一致非血縁ドナー
              あり                               なし
        30歳未満    30〜70歳^j         ┌──────────────────────────────┐
                                  │ 支持療法により経過観察または試験段階の造血幹細胞移植^k │
      心ヘモクロマトーシスの所見           └──────────────────────────────┘
        なし      あり
   ┌──────┐  ┌──────┐
   │シクロホスファミド│  │フルダラビン^h＋│
   │（CY）200mg/kgを│  │減量CYを基本前 │
   │基本前処置薬とする│  │処置薬とする移植│
   │    移植    │  └──────┘
   └──────┘
```

^f 20歳未満は通常絶対適応となる．20歳以上40歳未満については，個々の状況により判断する．
^g 30歳以上，または心ヘモクロマトーシスの所見を有する患者ではフルダラビン＋減量CYを基本とする前処置を考慮する．
^h 保険適用外．
^i 原則禁忌のため慎重な判断が必要．
^j 移植が困難な場合は支持療法により経過を観察．
^k HLA部分一致非血縁または血縁ドナーからの骨髄移植．または臍帯血移植．

**図3 再生不良性貧血の stage 3〜5 に対する治療指針**
[厚生労働科学研究費補助金難治性疾患克服研究事業特発性造血障害に関する調査研究班：特発性造血障害疾患の診療の参照ガイド平成 22 年度改訂版，p.21，2010 より引用]

が，同意が得られなければシクロスポリンもしくは酢酸メテノロン（プリモボラン®）が選択される．患者があえて治療を希望しない場合には，stage 3 となるまで無治療で経過を見ることもあるが，治療開始が遅れることにより治療効果が下がる可能性があることを説明する必要がある．これらの治療法に反応がなく輸血依存から離脱できない際には，stage 3 以上の治療方針に準じて治療を行う．

#### b．stage 3〜5 に対する治療（図3）

40歳未満で HLA 一致同胞を有する患者では同胞をドナーとした骨髄移植が推奨される．この治療による生存率は 86〜100％とされている．ただし，不妊を伴い，致死的合併症のリスクを含んだ治療法であるため，その適応は個々の症例ごとに検討する必要がある．40歳未満で HLA 一致同胞のいない患者と 40 歳以上の患者に対しては ATG と CsA の併用療法を行う．この治療によって約 70％が輸血不要になり，約 80％に長期生存が期待できるとされている．この年齢の患者では HLA 一致同胞からの骨髄移植であっても長期生

存率が70％前後にとどまるため免疫療法が優先される．
　以下にそれぞれの治療内容について具体的に述べる．
(1) 抗胸腺細胞グロブリン（ATG）療法
　ATG：antithymocyte globulin は胎児ヒト胸腺細胞や胸部手術時に胸管から採取したヒトリンパ球やヒトリンパ球細胞株をウマやウサギに免疫して得られた抗体である．従来はATG 製剤として主にウマATG が使用されていたが，ウマATG 製剤が製造中止となったため2008 年よりウサギATG（サイモグロブリン®）が用いられている．再生不良性貧血ではTリンパ球に異常が起こっていると考えられており，ATGはこの異常なT細胞を減少させることで効果を示すと考えられている．
　投与に際しては微量を1時間投与し過敏反応がないことを確かめてから行う．ATGの副作用としては過敏反応，血清病（動物の血清を抗原として起こる抗原抗体反応であり，発疹，浮腫，タンパク尿，ショックなどを呈するもので，ATG投与後5〜14日後に起こる）のほかに血小板が一過性に減少する．過敏反応および血清病を予防するためにメチルプレドニゾロン（ソル・メドロール®）またはプレドニゾロン（プレドニン®）1〜2 mg/kg を併用し，ATG 投与後に漸減していく．治療効果の発現は多くは2, 3ヵ月後であるが，6ヵ月以上を経過して血液所見の改善が得られる患者もいる．
(2) シクロスポリン（CsA）療法
　CsAは臓器移植後の拒絶反応や同種移植後の移植片対宿主病(GVHD：graft versus host disease)の予防，Behcet 病などの自己免疫疾患の治療薬などとして広く用いられている．再生不良性貧血においても造血幹細胞に対する異常な免疫を抑制することで効果が得られる．重症再生不良性貧血においてはCsAを併用したほうがATG単剤よりも寛解導入率，生存率で優れている．
　投与は5 mg/kgから経口分2で開始し，血中濃度をモニタリングしながら適宜増減する．副作用としては腎障害，多毛，歯肉腫脹などがある．
(3) 酢酸メテノロン
　酢酸メテノロン（プリモボラン®）はエリスロポエチンの産生増加を介して貧血の改善効果が期待される．
　酢酸メテノロンは5〜20 mg/日で投与され，効果判定には通常3〜6ヵ月を要する．副作用としては肝機能障害の他，嗄声や多毛などの男性化作用などがある．女性患者では10 mg/日以上の投与を長期間継続すると不可逆的な男性化が起こりうるため，副作用について十分説明する必要がある．
(4) 骨髄移植
　再生不良性貧血は造血幹細胞の持続的な減少によっておこる疾患であり，造血幹細胞の補充療法である同種造血幹細胞移植の適応症の1つと考えられている．
　同胞ドナーが得られない場合は骨髄バンクに登録し非血縁者間骨髄移植を考慮する．移植における幹細胞ソースとしては骨髄が選択される．ヨーロッパ骨髄移植グループ（EBMT）および国際骨髄移植登録（IBMTR）の解析では，末梢血幹細胞移植を受けた患者では，骨髄移植を受けた患者に比べて慢性GVHDの頻度が増えるため有意に生存率が低下すると報告されている．日本造血幹細胞移植学会に登録された患者でも，末梢血幹細胞

移植を受けた患者が骨髄移植を受けた患者に比べて生存率が低い傾向が認められた．よって，①ドナーの骨髄採取が困難な場合，②ドナーの体重が患者体重と比較して著しく軽い場合，③移植後早期に重症感染症を発症する可能性がきわめて高い場合，などを除き再生不良性貧血に対する移植には末梢血幹細胞ではなく骨髄幹細胞を用いるべきであると考えられる．

## B 血球減少を補う対症的支持療法

### a．輸血療法（赤血球輸血）

再生不良性貧血は慢性の造血障害であり，患者は貧血によく適応している．よって再生不良性貧血患者の貧血に対してはヘモグロビン値が 7 g/dL 未満となったら赤血球輸血を検討する．ただし貧血症状の出現には個人差があるため，7 g/dL 未満でも赤血球輸血を施行しない場合もある．

頻回の赤血球輸血は感染の危険を増すようになる．さらに鉄過剰症となり組織に鉄が沈着するとヘモジデローシスとなり，それが組織に損傷を与えるようになり肝機能障害・糖尿病・心不全などが起こってくるとヘモクロマトーシスとなる．ヘモクロマトーシスによる心室性不整脈などの致死的合併症を避けるために，デフェラシロクス（エクジェイド®）による鉄キレート療法が行われる．

輸血製剤は輸血後GVHD反応を予防するために放射線照射血を用い，投与にあたっては白血球除去フィルターを用いることが望ましい．

### b．輸血療法（血小板輸血）

再生不良性貧血における予防的血小板輸血は抗HLA抗体の産生を促し，血小板輸血不応例となる可能性がある．米国や英国でのガイドラインでは再生不良性貧血において予防的血小板輸血のトリガー値は規定されていないが，日本のガイドラインでは血小板数0.5万/μLとトリガー値が規定されている．また，出血傾向がある場合にはトリガー値にかかわらず血小板輸血を検討する．

### c．好中球減少に対する顆粒球コロニー刺激因子（G-CSF）

一般的に好中球が500/μL以下の場合には重症感染症の頻度が高いのでG-CSFを併用する．

# 看護計画

## A 予測される経過と看護

1) 大まかな経過・予後の予測
- 入院による治療期間は重症度や治療方法で異なるが，一般的に1, 2ヵ月程度になる．
- 治療は造血改善を目的とした治療（造血幹細胞移植，免疫抑制療法，造血刺激療法）と血球減少を補う対症的支持療法（輸血療法，サイトカイン療法）に分けられる．
- 予後は治療法の進歩に伴い改善し，重症患者も造血幹細胞移植や免疫抑制療法で長期生存が可能となった．

2) 問題点
- 貧血症状に伴う身体的な苦痛や日常生活動作の制限や転倒の危険性
- 白血球減少による感染の危険性
- 血小板減少による出血傾向
- 治療の長期化や予後への不安による精神的苦痛
- 病識や意志力の不足，周囲のサポート体制の不備による治療の継続や自己管理困難

3) 看護目標
- 患者は貧血に伴う身体的な苦痛が軽減し日常生活を安全に送ることができる．
- 患者は感染予防するための行動がとれ，清潔に関する行動を習慣化できる．
- 患者は出血を予防するための行動がとれ，日常生活での注意点を理解できる．
- 患者は長期療養の心構えができ，患者自身が治療継続の必要性を理解し，セルフコントロールできる．
- 患者は自らが日常生活や仕事の範囲を設定し，自己管理でき，家族や周囲のサポートを得ることができる．

4) 治療期の観察と看護ケア

● 予測される症状
- 赤血球低下によるめまい，息切れ，動悸，疲労感などの貧血症状
- 白血球低下による肺炎症状や発熱による感冒症状
- 血小板低下による粘膜出血，紫斑，消化管出血などの出血傾向
- 薬物療法の効果と副作用
- 赤血球輸血の繰り返しによるヘモクロマトーシス

● 看護ケア・患者指導
- 貧血は徐々に進行するため，データ上は重度の貧血であっても患者の自覚症状が軽いことがある．患者自身が日常生活の中で注意すべき点を指導する．
- めまいや立ちくらみを予防するために，急に動くことを避け，ゆっくり行動する．
- エレベータやエスカレーターを利用する．登り坂では手すりにつかまるなどし，休みながら登り負担を軽減させる．

- 好中球数が500/μL以下の患者へは，うがいと手洗いの励行を指導する．
- 人混みへの外出を避け，外出時はマスクを着用するよう指導するが，好中球200/μL未満の重症の患者以外は，極端に厳密な制限は不要である．
- 皮下出血があっても，歯磨きもしくは手指による歯肉マッサージを指導する．ブラッシングをしないと歯肉炎を合併し，さらに出血しやすくなる．
- 皮下の点状出血や鼻出血ではただちに生命への危険はないが，眼底出血や血尿，消化管出血など深部の出血は頭蓋内出血など生命の危険性が高く，血小板製剤などの投与が必要になる．血小板が2万/μL以上では，血小板輸血は行わない．
- 造血改善を目的とした治療時は，看護師は治療効果と特徴的な副作用について十分理解し，症状に応じた対応を行う．
- 総赤血球輸血量が20Lを超えると皮膚の黒色調，肝機能障害，心筋障害，糖尿病などの鉄過剰症状が出現しやすいため，輸血は患者の日常活動や合併症を考慮して必要最小限にする．

● 心理面でのケア

- 患者は，診断から外来での治療・入院と，繰り返し継続しての治療の中，日常生活における活動制限や治療の長期化，見通しの立たない不確かさに伴うつらさや不安，薬剤の副作用による脱毛や満月様顔貌など外観が変化することのつらさなど，精神的苦痛はさまざまである．そのときどきの症状に合わせて，患者が自己管理できるよう，また家族が患者をサポートできるよう，共に歩む姿勢で共感的にかかわり，援助する．
- 経済的不安については，再生不良性貧血は特定疾患治療研究事業の対象疾患であり（2015年2月現在），医療費の公的負担制度があるので，患者・家族に紹介する．

## B 退院指導

再生不良性貧血の入院の目的は大きく3つに分類されるため，それぞれに退院目標は異なる．

### 1）診断のための検査入院

- 診断確定と重症度の判定が目的になり，疾病に対する理解と出血や感染に対する予防，日常生活についての注意点の細かい指導が必要である．

### 2）出血および感染での入院

- 慢性・難治性の疾患であるため，治療が奏効しない場合は，感染や出血で繰り返し入院を余儀なくされる．
- 発熱に対しては原因菌の検索と広域の抗菌薬の投与や，必要に応じてG-CSF（顆粒球コロニー刺激因子）を併用する．
- 出血に対しては血小板輸血が投与される．
- 感染や出血を繰り返すと患者や家族は恐怖や不安を感じるため，予防方法や発症時の対応について指導する．

### 3）特定治療のための計画的入院

- ATG療法や造血幹細胞移植は入院が必須である．

- ATG療法の薬剤の投与期間は5日間であるが，一過性に白血球減少や血小板減少をきたすので，G-CSFや血小板輸血を準備し慎重に対応する．
- 発疹や関節痛，肝機能障害などの血清病症状は3週間程度までの観察を要し，治療効果の判定は3ヵ月以降に行う．
- 免疫抑制療法が有効でない場合で，HLA適合ドナーがいれば，造血幹細胞移植が第一選択となる．

## C 外来フォローアップ

重症例を除いて多くは外来フォローが中心であるため，症状が安定していれば定期的な赤血球輸血や血小板輸血も外来で可能である．

- 貧血に対する赤血球輸血の適応は，Hb値で7 g/dLを目安に，患者の日常生活や合併症の有無で判断する．
- 血小板輸血は，血小板数が2万/$\mu$L未満で明らかな出血症状がある場合に考慮する．
- 皮下の点状出血や少量の鼻出血であれば，必ずしも血小板輸血は必要としない．
- 鼻出血に対しては1％ボスミン綿球やガーゼを用いて鼻栓処置を行い，止血困難な場合は輸血を行う．

# 2 鉄欠乏性貧血

> **Minimum Essentials**
>
> ❶ 疫学：貧血の中で最も多い，特に閉経前女性に多い
> ❷ 病態・機序：さまざまな理由により鉄欠乏をきたすことによりヘモグロビン合成が行われなくなり起こる貧血である
> ❸ 症状：倦怠感や労作時の動悸，息切れ以外にも口角炎，嚥下困難，異食症などの症状をきたす
> ❹ 治療法：基礎疾患がある場合はその治療を優先し，補充療法としては経口鉄剤が第1選択である
> ❺ 治療経過・予後：多くの場合鉄剤に対する反応は非常に良好であり，すみやかに貧血の改善が得られる

## I 鉄欠乏性貧血とは

　鉄の1日必要量は1 mgとされており，通常は食事から補われる．食事に含まれる鉄分は1日平均20〜30 mg程度であり，その5〜10％が吸収されることによってバランスが保たれている（図1）．鉄欠乏性貧血（IDA：iron deficiency anemia）とは，からだの中の鉄分の需要と供給のバランスが崩れることにより鉄の不足をきたし，十分なヘモグロビン合成が行えなくなることによって生じる貧血である．貧血の中で最も多いといわれており，日常診療の中で最も遭遇する貧血のタイプである．女性は月経に伴って定期的に赤血球を失っているため，男性に比べてIDAになりやすいため，わが国で若い女性の小球性低色素性貧血を見た際にはまず本疾患を考え検査を進めていくべきである．

## II 成因，病態

　鉄欠乏をきたす原因は鉄摂取量不足，鉄吸収不良，鉄需要増大，鉄喪失過剰に分けられる（表1）．鉄摂取量不足は菜食主義や過剰なダイエット，牛乳で育てられた乳児に起こりやすい．鉄吸収不良は消化管切除術後，鉄需要の増大は成長期の女子，妊婦にみられる．鉄欠乏の原因で最も多いのは鉄喪失過剰であり，その中でも慢性出血が多い．慢性出血の原因は消化管出血や過多月経，痔などが多い．最も注意を要する病態は消化管悪性腫瘍に伴う慢性的な消化管出血である．成人男性や高齢者の鉄欠乏性貧血では消化管悪性腫瘍の可能性を考えて検査を進めていく必要がある．女性では月経以外にも子宮筋腫，子宮がん

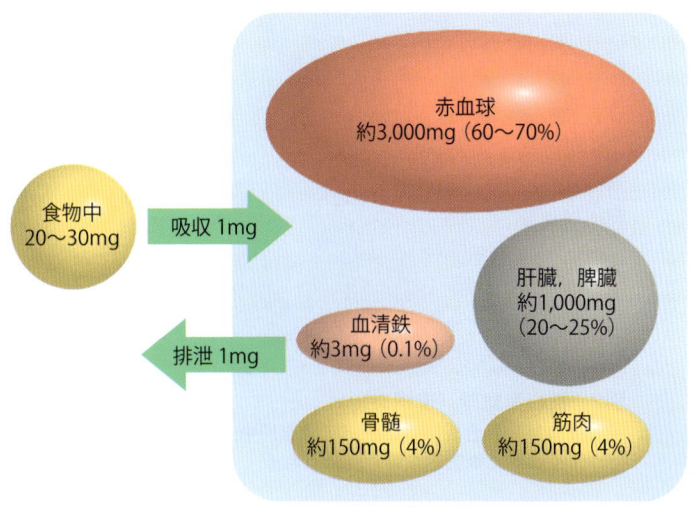

図1 体内の鉄分布

表1 鉄欠乏性貧血の原因

| 鉄摂取量不足 | 偏食，食事摂取量の減少，過剰なダイエット |
|---|---|
| 鉄吸収不良 | 胃・十二指腸・小腸切除術後，消化器疾患 |
| 鉄需要増大 | 成長期，妊娠・分娩，授乳 |
| 鉄喪失過剰 | 慢性出血（消化管悪性腫瘍・潰瘍），過月経 |

などによる性器出血が原因となっていることもある．

# III 臨床症状

　一般的に貧血は緩徐に進行するために生体の各組織が酸素欠乏に順応する結果，高度に進行してから自覚症状が出てくることが多い．自覚症状を認めず健康診断などで見つかることも少なくない．

　貧血の共通症状としては，**全身倦怠感**や**易疲労感**，**頭重感**，**めまい**，**労作時の息切れ**や**動悸**などの症状が現れる．

　消化器症状としては，舌乳頭の萎縮，舌炎，口角炎，咽頭炎などが認められ，悪化すると嚥下困難や嚥下痛を伴うこともある．これら舌炎，口角炎，嚥下困難を合併するものを**プランマー・ヴィンソン（Plummer-Vinson）症候群**という．女性では月経が不規則となり，場合によっては無月経となる．身体所見では顔面・眼瞼結膜の蒼白化が認められ，爪の変形は**匙状爪（spoon nail）**とよばれる．**氷食症**や**土食症**といった**異食症**を認めることがある．これは脳への酸素供給不足により，満腹中枢障害や体温調節障害が起こることによるとされている．

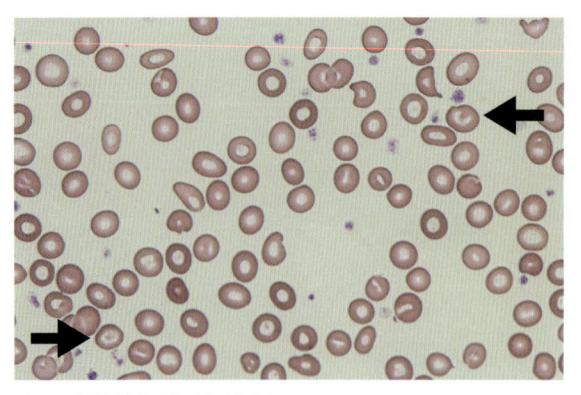

**図2 標的赤血球（末梢血）**
ヘモグロビンの合成障害によって，血球中心部が厚く，中間部が薄くなった標的赤血球が認められる．

# Ⅳ 検査，診断

### a．末梢血所見

貧血はMCVおよびMCHCが低下する小球性低色素性貧血を呈する．血液像では厚みが減り中央淡明が著しく拡大する菲薄赤血球，赤血球中心部が厚く中間部が薄い標的赤血球（図2）などが認められる．

### b．骨髄所見

骨髄は正形成であるが赤芽球系細胞が増加し，その結果M/E比（53ページ参照）は低下する．鉄染色では鉄芽球は減少し，マクロファージ内の可染鉄も消失している．ただし，IDAでは通常骨髄穿刺は行われない．

### c．フェロカイネティクス

血清鉄は減少し，総鉄結合能（TIBC：total iron binding capacity）は増加し，不飽和鉄結合能（UIBC：unsaturated iron binding capacity）は著明に上昇する．貯蔵鉄の低下を反映して血清フェリチン値は低下する．ただしフェリチンは炎症により高値となるため炎症を合併している場合は注意が必要である．血清鉄消失時間は短縮し，赤血球鉄利用率は正常である．

### d．鑑別診断

小球性低色素性貧血をきたす疾患は鉄欠乏性貧血以外にも慢性炎症に伴う2次性貧血，鉄芽球性貧血，無トランスフェリン血症，サラセミア，異常ヘモグロビン症などがある．

# Ⅴ 治療

IDAの治療は，原因や基礎疾患がある場合はその原因や基礎疾患の治療を行うことが基本となり，さらに不足している鉄の補充を行っていく．鉄の補充に対して貧血のすみやかな改善が得られるため，通常赤血球輸血の適応はない．

## A 食事療法

　食事療法の基本は，鉄分を多く含み，かつ吸収のよい食品を多く摂取することである．鉄分が多く含まれる食物としては，肉やレバー，赤身の魚などの動物性食品，大豆や緑黄色野菜などの植物性食品などがある．動物性食品に含まれる鉄をヘム鉄といい，吸収率が高いとされる（10～20%）．これに対し植物性食品に含まれる鉄を非ヘム鉄といい，吸収率が低いとされている（2～5%）．食事療法ではヘム鉄を含む食品をとることが望ましいが，それだけをとるのではなくこれらの食品をバランスよく摂取することが重要であり，偏食や過度のダイエットは避けるべきである．

　食事療法はIDAの予防や軽い貧血に対しては有用であるが，高度の貧血に対しては薬物療法の併用が必要となってくる．

## B 薬物療法

　薬物療法は経口と経静脈による投与法がある．

### a．経口鉄剤療法

　経口鉄剤はクエン酸第一鉄ナトリウム（フェロミア®），フマル酸第一鉄（フェルム®），溶性ピロリン酸第二鉄（インクレミン®）といった有機酸鉄製剤と，硫酸鉄（フェロ・グラデュメット®など）がある．有機酸鉄製剤は鉄が有機酸と結合することにより吸収されやすくなっているが，悪心，嘔吐，腹痛，腹部膨満感，下痢，便秘といった消化器症状が出やすい．これに対して硫酸鉄は徐々に鉄を放出して吸収されていくために前述のような消化器症状は少ないが，その一方で吸収率が低くなるといった側面もある．

　鉄剤の吸収は低いpHでよいとされており，効率よく吸収させるためには胃酸のpHが低い空腹時に内服することが望ましい．ただし，副作用である消化器症状も出やすくなるために実際は食後に服用することも少なくない．また，アスコルビン酸（ビタミンC）は鉄を還元型に変換して吸収を助けるとされている．緑茶に多く含まれるタンニン酸は鉄の吸収を阻害するといわれているが，大量に飲まなければ影響は少ない．

　経口摂取開始後まずは血清鉄が上昇し，網状赤血球も増加する．その後2～3週程度でHb値の上昇が認められる．

### b．注射用鉄剤療法

　通常は経口鉄剤が選択されるために適応は以下の場合に限られる．

　①消化器症状などの副作用が強く，経口鉄剤の内服が困難である場合
　②上部消化管病変により鉄吸収が困難である場合
　③手術など鉄喪失が多量で経口投与での補充が不十分である場合

　静脈内投与では経口投与と違い投与した鉄がすべて体内に蓄積するため，投与量には注意が必要である．血液中の過剰な鉄は組織に沈着して臓器障害を起こすヘモジデローシスの原因となる可能性がある．鉄剤の経静脈投与では副作用としてアナフィラキシーショックがあり，予防するためには1回投与量を過量とせずに，急速静注を避けて緩徐に投与する必要がある．また，血管外漏出は炎症と色素沈着を残すために注意を要する．

# 看護のポイント

## 1 治療時の注意点

　鉄欠乏性貧血は，鉄の需要と供給のバランスが崩れ，生体内の貯蔵鉄が欠乏し，ヘモグロビンの合成が十分に行われないことで起こる貧血であり，治療は，①原疾患の治療，②鉄剤投与による貧血の是正である．鉄剤投与時のポイントを指導する必要がある（**表2**）．

- 鉄の吸収は空腹時が良好であるが，胃腸障害などの副作用が起こりやすいため，吸収率がやや低下するが食後でもよい．
- 鉄剤投与はヘモグロビン濃度が正常に回復しても貯蔵鉄を補充するまでの2～3ヵ月間継続投与するため，症状が改善しても自己判断で内服を中断しないよう，継続的な治療を理解できるように説明する．

## 2 アセスメントの視点

- 高齢者の鉄欠乏貧血は病的出血によるものが多く，とくに消化管出血によるものが多い．
- 近年はピロリ菌感染と鉄欠乏性貧血の関連性が報告されており，鉄剤に不応性の場合や鉄剤依存性の萎縮性胃炎には，ピロリ菌感染を検査することも有用である．
- 組織の鉄欠乏による影響としては，舌炎，食道粘膜の萎縮，萎縮性胃炎など嚥下障害が主である．

## 3 患者指導

- 鉄欠乏性貧血は，偏食など食習慣の変化が原因のこともあるため，食事の工夫や鉄を

表2　鉄剤の副作用および注意事項

| 与薬法 | 副作用 | 注意事項 |
| --- | --- | --- |
| 経口与薬 | ●胃腸障害（胸やけ，悪心，食欲不振）<br>●排便障害（下痢，便秘） | ●鉄剤の鉄吸収には内服後30分を要し，緑茶，コーヒー等はタンニン鉄をつくって吸収を悪くするので服薬後1時間はそれらを飲まないようにする．<br>●便の色が暗緑色か黒色となるが，あらかじめ心配ないことを説明する． |
| 静脈注射 | 過敏症（頭痛，めまい，しびれ，動悸，倦怠感，悪心，発熱，発疹，かゆみ，アナフィラキシー・ショック（血圧下降），鼻閉，くしゃみ，咽頭浮腫による呼吸困難，気管支けいれんによる喘息発作，不整脈，じん麻疹） | ●薬物が血管外に漏れると局所に疼痛性の硬結を起こすため血管確保を十分に行う．<br>●長期連用は鉄の組織沈着による合併症（ヘモクロマトーシス）を起こすこともあるので，臓器不全（肝硬変，皮膚色素沈着，糖尿病，心不全，性腺機能低下など）がないか観察が必要． |

［長場直子：鉄欠乏性貧血．新看護観察のキーポイントシリーズ　成人内科Ⅲ（小野寺綾子，陣田泰子編），p.16，中央法規出版，2011より引用］

多く含む食品を摂取するよう指導が必要である．

## 4 精神的ケア

・鉄欠乏性貧血の原因として悪性腫瘍の可能性もあることで，患者，家族は原疾患に対して不安をもつこともある．不安の軽減に努める．

# 3 骨髄異形成症候群

## Minimum Essentials

1. 疫学：わが国における有病率は1991年の時点で10万人あたり2.7人とされているが，高齢化と診断技術の向上により患者数は増加傾向にある
2. 病態・機序：造血幹細胞レベルでの遺伝子異常によって骨髄系細胞の形態異常が起こり，末梢血の汎血球減少をきたす
3. 症状：主な症状は白血球減少に伴う易感染，赤血球減少に伴う貧血症状，血小板減少に伴う出血傾向である
4. 治療法：治療はリスク別に支持療法，免疫抑制療法，化学療法，同種造血幹細胞移植などが考慮される
5. 治療経過・予後：治癒を期待できる治療は同種造血幹細胞移植のみである

## I 骨髄異形成症候群とは

　骨髄異形成症候群（MDS：myelodysplastic syndrome）は**造血幹細胞レベルでの異常**が起こることによって汎血球減少などの病態を引き起こす症候群である．骨髄中の幼若な血液細胞は正常な形と異なっている（異形成）ことが多く，単一疾患でなく複数の疾患の集まり（症候群）と考えられているため骨髄異形成症候群とよばれている．正常な血液細胞が減少することで，感染，貧血，出血傾向などの症状が認められる．本疾患は高齢者に多く発症するが，まれに若年者にも発症することがある．わが国における有病率は10万人あたり2.7人であるが（1991年時点），高齢化と診断技術の向上に伴って患者数は増加傾向にある．全体の30％程度は急性骨髄性白血病に移行するため，前白血病状態とも言われている．

## II 成因，病態

　MDSは造血幹細胞の遺伝子変異によって起こる単クローン性疾患である．近年，本疾患特異的にRNAスプライシングにかかわる遺伝子変異が報告され注目を集めている．
　原因としては不明のもの（特発性），放射線照射，アルキル化薬やトポイソメラーゼⅡ阻害薬などの抗腫瘍薬，有機溶剤などがある．小児期に発症する症例については遺伝性のものもあるが，成人期以降に発症する症例については遺伝性が証明されているものはない．
　また，骨髄での造血は亢進しているにもかかわらず，分化成熟の過程で異常が起こり細

**表1　骨髄異形成症候群の診断基準―厚生労働省 特発性造血障害に関する調査研究班（平成 22 年度改訂）**

1. 臨床所見として，慢性貧血を主とするが，ときに出血傾向，発熱を認める．症状を欠くこともある．
2. 末梢血で，1 血球系以上の持続的な血球減少を認めるが，血球減少を欠くこともある．骨髄異形成症候群の診断の際の血球減少とは，成人で，ヘモグロビン濃度 10 g/dL 未満，好中球数 1800/μL 未満，血小板数 10 万/μL 未満をさす．
3. 骨髄は正ないし過形成であるが，低形成のこともある．
   A. 必須条件（FAB 分類では，1），2）が，WHO 分類では，1）〜4）が必須である）
      1) 末梢血と骨髄の芽球比率が 30％未満（WHO 分類では 20％未満）である．
      2) 血球減少や異形成の原因となるほかの造血器あるいは非造血器疾患が除外できる．
      3) 末梢血の単球数が $1\times10^9$/L 未満である．
      4) t（8；21）（q22；q22），t（15；17）（q22；q12），inv（16）（p13 q22）または t（16；16）（p13；q22）の染色体異常を認めない．
   B. 決定的基準
      1) 骨髄塗抹標本において異形成が，異形成の程度の区分で Low 以上である．
      2) 分染法，または fluorescence in situ hybridization（FISH）法で骨髄異形成症候群が推測される染色体異常を認める．
   C. 補助診断
      1) 骨髄異形成症候群で
      2) 網羅的ゲノム解析［マイクロアレイ CGH（comparative genomic hybridization）法，single nucleotide polymorphisms arrays（SNP-A）］で，ゲノム異常が証明できる．
      3) フローサイトメトリーで異常な形質を有する骨髄系細胞が証明できる．

胞死を起こすために正常な血球成分を末梢血に供給できない状況（**無効造血**）を呈する．

## III 臨床症状

血球減少に伴う諸症状が出現する．顆粒球減少により易感染状態となると，発熱をきたす．貧血の進行により，動悸，息切れ，倦怠感，頭重感，顔色不良，耳鳴りなどの症状を自覚するようになる．貧血は通常慢性的に進行するため，初期には自覚症状が乏しく，健康診断やほかの疾患の血液検査時に偶然発見されることも少なくない．血小板減少に伴う症状としては鼻出血，皮下出血，歯肉出血などの出血症状をきたす．

## IV 検査，診断

診断基準を**表1**に示す．血球減少をきたす疾患が鑑別の対象となる．典型的な所見がそろっている症例の診断は容易だが，境界例や相互移行例など診断が困難な場合がある．

### A 末梢血所見

末梢血所見としては**汎血球減少**をきたし，各血球の形態異常が認められる．形態異常として顆粒球系においては**低分葉核好中球**（**偽 Pelger-Huet 核異常**，図1），**過分葉核好中球**（図2）などが認められる．赤血球系では**多核赤芽球**，**巨赤芽球様変化**などが認められ，巨核球系では**単核巨核球**，**巨大血小板**などが認められる．末梢血中にはしばしば芽球の出

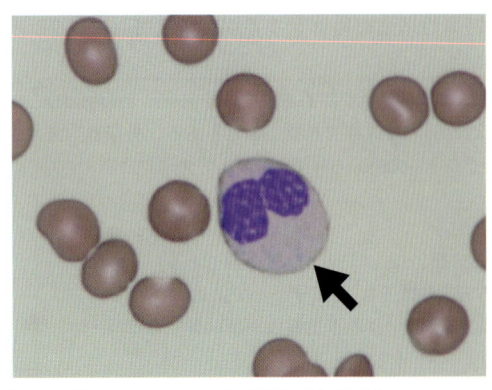

図1　偽 Pelger-Huet 核異常（末梢血）　　　　図2　過分葉好中球（末梢血）

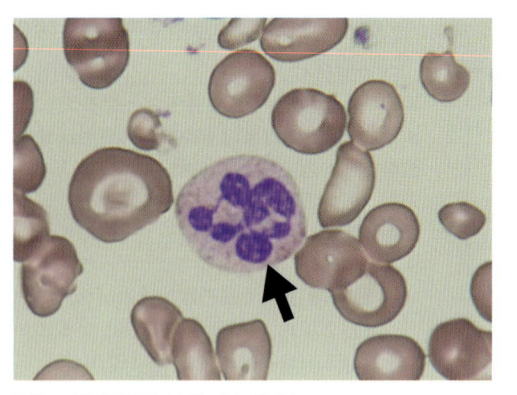

現が認められる．芽球は感染後などでも認められることがあるが，少数で持続性に認められる際には本疾患を積極的に疑う所見である．貧血は正球性〜大球性貧血となることがある．

### B 骨髄所見

骨髄では一般的に正〜過形成を呈するが低形成を呈することもある．顆粒球系では偽ペルゲル異常，低あるいは無顆粒など，赤芽球系では巨赤芽球様変化など，巨核球系では微小巨核球などが認められる．

### C 生化学検査所見

LDH（乳酸脱水素酵素）や間接ビリルビンの上昇を認めることが多い．無効造血や骨髄内溶血の結果と考えられている．ハプトグロビンは低下傾向，ビタミン $B_{12}$ は正常〜軽度上昇，フェリチンは上昇傾向を呈する．

### D 染色体検査

骨髄での染色体異常は50〜70％程度に認められ，5番染色体欠失（5−），5番染色体長腕欠失（5q−），7番染色体欠失（7−），8番染色体トリソミー（＋8），20番染色体長腕欠失（20q−）などの頻度が高いとされる．とくに5q−に関しては 5q−症候群 という診断名が付き，治療方針も他の MDS と異なってくる．

## V 治療

MDS の予後予測モデルとして複数の予後予測モデルが提唱されている．その中で頻用されているものの1つとして，①骨髄中の芽球割合，②染色体異常の種類，③末梢血での血液細胞数の減少程度を用いた IPSS（International Prognostic Scoring System, 国際予後スコアリングシステム）がある（表2）．IPSS における Low, Intermediate（Int）−1 を低リスク，Int−2, High を高リスクとして臨床的な対応を考慮することが多い．また，WHO 分類が使用されている現在では WPSS（WHO classification-based

表2 骨髄異形成症候群の国際予後スコアリングシステム（IPSS）

| スコア | 0 | 0.5 | 1 | 1.5 | 2 |
|---|---|---|---|---|---|
| 骨髄中の芽球割合 | <5% | 5〜10% |  | 11〜20% | 21〜30% |
| 核型* | 良好 | 中間 | 不良 |  |  |
| 血球減少 | 0-1系統 | 2-3系統 |  |  |  |

*染色体異常
良好：正常染色体，20q−，−Y，5q−
中間：その他
不良：7番染色体異常，複雑染色体異常（3個以上）

| リスク群 | スコア | 予後（50%生存率） |
|---|---|---|
| 低リスク群（Low） | 0 | 5.7年 |
| 中間リスク群—1（Int—1） | 0.5〜1.0 | 3.5年 |
| 中間リスク群—2（Int—2） | 1.5〜2.0 | 1.1年 |
| 高リスク群（High） | ≧2.5 | 0.4年 |

表3 骨髄異形成症候群のWHO分類準拠予後スコアリングシステム（WPSS）

| スコア | 0 | 1 | 2 | 3 |
|---|---|---|---|---|
| WHO分類 | RA，RARS，5q− | RCMD，RCMD-RS | RAEB-1 | RAEB-2 |
| 核型* | 良好 | 中間 | 不良 |  |
| 赤血球輸血依存 | なし | あり |  |  |

*染色体異常
良好：正常染色体，20q−，−Y，5q−
中間：その他
不良：7番染色体異常，複雑染色体異常（3個以上）

| 予後リスク | スコア |
|---|---|
| Very low | 0 |
| Low | 1 |
| Intermediate | 2 |
| High | 3-4 |
| Very high | 5-6 |

Prognostic Scoring System，WHO分類準拠予後スコアリングシステム）も用いられている（表3）．

## A 低リスク症例の治療方針

　低リスク症例に関しては血球減少に対する治療がまずは検討される．状況に応じて高リスク症例と同様のアザシチジンや同種造血幹細胞移植も考慮する．

### a．輸血療法

　血球減少に対する支持療法としては輸血療法がある．血液疾患による貧血に対する濃厚赤血球（RCC：red cell concentrates）の輸血に関してはHb 7 g/dLが1つの目安とされるが，貧血の進行度や罹患期間などによりその必要量は異なるため一律に決定することは難しい．また，血小板減少に対する濃厚血小板（PC：platelet concentrate）輸血に関しては，造血器腫瘍に対する化学療法中には血小板数が1万/μL以上に維持するように血小板輸血を予防的に行うことが推奨されているが，MDSにおいては血小板数が5千/μL前後ないしはそれ以下に低下する場合に血小板輸血の適応となる．MDSにおける血小板減少は慢性的に経過することが多く，血小板数が5千/μL以上あって出血症状が皮下出血程度の軽微な際には血小板輸血の適応とならない．赤血球輸血に伴う合併症として輸血後鉄過剰症がある．頻回のRCC輸血により肝機能障害や糖尿病を発病することがあり，それらによりMDSの予後が悪化する可能性がある．そのため，MDSの輸血後鉄過剰症に対しては適切な鉄キレート療法としてデフェラシロクス（エクジェイド®）投与が治療の選択肢として推奨され，一部症例によっては本治療により造血能が改善することも報告されている．

### b．免疫抑制療法

　芽球の増加が認められない低リスクの一部において抗胸腺細胞グロブリンやシクロスポリンによる造血回復が期待される．とくにHLA型がHLA-DR15，赤血球輸血歴の短い例，若年例での効果が認められる．

### c．サイトカイン療法

　わが国では保険適用外の治療となるが，貧血に対してエリスロポエチン（EPO：erythropoietin）投与により一部の例で改善が認められ，輸血回数の減少効果が示されている．2014年12月にダルベポエチン（ネスプ®）が薬事承認された．EPO血中濃度低値例にはG-CSFの併用が有効率を上昇させると報告されている．

### d．レナリドミド

　レナリドミド（レブラミド®）はサリドマイドの誘導体で免疫調節などの効果がある．5番染色体長腕の欠損（del（5q））を伴う5q−症候群での血球減少へはレナリドミド（サレド®）の有効性が報告されている．del（5q）を伴わないMDSに関しても赤血球輸血非依存が達成される例がみられるが，現時点でわが国での保険適用はない．

## B 高リスク症例の治療方針

　高リスク症例は血球減少や白血病への進展リスクが高く予後不良であるため積極的な対応が必要とされる．

### a．同種造血幹細胞移植

　MDSに対する治癒が期待される唯一の治療法である．状況が許せばドナーが見つかり次第施行することを考慮する．ただし，本治療は侵襲が強い治療であるため，高齢者に多い本疾患においては治療適応とならない症例も数多く存在する．日本造血細胞移植学会から発行されているガイドラインにおけるMDSに対する移植適応を示す（**表4**）．

表4　日本造血細胞移植学会ガイドラインによる MDS に対する移植適応

| IPSS | 病型 | HLA 適合同胞 | HLA 適合非血縁 | 臍帯血移植[*3] |
|---|---|---|---|---|
| Low | RA/RARS[*1] | CO | CO | Dev |
| Int—1 | RA/RCMD/RS[*1] | CO | CO | Dev |
|  | RAEB-1[*1] | CO | CO | Dev |
| Int—2 | RA/RCMD/RAEB-1 | S | S | CO |
|  | RAEB-2[*2] | S | S | CO |
| High | RAEB-1/2[*2] | S | S | CO |

S：standard of care，移植が標準治療である
CO：clinical option，移植を考慮してもよい
Dev：developmental，開発中であり臨床試験として実施すべき
[*1]：血球減少高度で血液補充療法依存性あるいは重症感染症・出血ハイリスクの症例で，他の保存的治療法無効の場合．
[*2]：染色体異常が good prognosis を示す一部の症例では移植適応を慎重に考慮する．
[*3]：患者年齢，臍帯血細胞数などにより CO または Dev となる．
[日本造血細胞移植学会：造血細胞移植ガイドライン骨髄異形成症候群（成人），p.5，日本造血細胞移植学会，2009 より引用]

### b．アザシチジン

　アザシチジン（ビダーザ®）は 2011 年よりわが国でも発売開始となった MDS に対する治療薬である．アザシチジンは新たに合成される RNA に取り込まれタンパク質の合成を阻害することで殺細胞効果を呈し，新たに合成される DNA に取り込まれることで DNA 鎖のメチル化を阻害して細胞の分化を誘導し増殖抑制を示す薬剤である．高リスク症例においてはこれまで同種造血幹細胞移植以外に予後を改善させることを証明できた治療法は存在しなかったが，アザシチジンは白血病への進行を遅らせ，QOL を改善し，生命予後の延長につながることを証明した唯一の治療法である．そのため，同種造血幹細胞移植が行われない高リスク症例においては第 1 選択となる薬剤である．また，同種造血幹細胞移植の前後にアザシチジンを使うことによって治療成績を改善させる試みが行われているが，現時点では臨床試験の段階であり確立した治療法ではない．

## 看護のポイント

### 1　治療時の注意点

- 血球減少（貧血・顆粒球減少・血小板減少）に対する看護の基本は，再生不良性貧血に準ずる．ただし，同程度の血球減少でも出血傾向や易感染性になり，骨髄不全状態に陥ることがあるため注意を要する．
- 骨髄穿刺・骨髄生検・採血など観血的処置時に穿刺部位の止血状態を十分に観察する．
- 芽球の増加する RAEB や RAEB-t で化学療法を施行する場合は，急性白血病の看護に準じた出血や感染予防の対処が必要である．

- 病型がRAやRARSなどで血球減少が高度でなければ，外来でのフォローが基本である．また，高齢者で病勢の進行が緩和な患者は，RAEBやRAEB-tであっても，QOLを考慮して経過観察，もしくはシタラビンオクホスファート（スタラシド®）の内服治療が選択されることが多い．

### 2 精神的ケア

- 骨髄異形成症候群は慢性かつ不可逆性に進行する難治性・進行性の疾患である．中高年に好発し，白血病化や骨髄不全状態に移行した場合，各種化学療法によっても予後不良であり，患者のもつ予後への不安を観察し，精神的支援に努める．

# 4 溶血性貧血

> **Minimum Essentials**
>
> ❶ 疫学：わが国では 100 万人あたり 12〜44 人と推定されている
> ❷ 病態・機序：なんらかの原因により赤血球が壊されて貧血をきたす
> ❸ 症状：一般的な貧血症状以外にも黄疸をきたしたり，しばしば脾腫を触知したりする
> ❹ 治療法：原因疾患によって治療法は大きく異なる
> ❺ 治療経過・予後：治療効果，予後もそれぞれのタイプにより異なる

## I 溶血性貧血とは

　溶血性貧血は，赤血球がなんらかの原因によって破壊されて起きる貧血の総称である．通常貧血と黄疸を認め，しばしば脾腫を認める．日本での溶血性貧血全病型の推定患者数は 100 万人対 12〜44 人とされており，再生不良性貧血とほぼ同数であり，全貧血の約 10％ を占めるとされている．通常正球性正色素性貧血のパターンをとる．

## II 成因，病態

　原因としては先天性（遺伝性）のものもあるが，後天性でも起きる．先天性の原因としては鎌状赤血球症，サラセミア，遺伝性球状赤血球症などがある．また，後天性としては自己免疫性溶血性貧血，発作性夜間ヘモグロビン尿症，バンチ症候群，血栓性血小板減少性紫斑病などがある．

　また，溶血が起こる場所は血管の中と外で分けられる．血管内で赤血球が寿命を迎える前に壊される血管内溶血としては発作性夜間ヘモグロビン尿症，血栓性血小板減少性紫斑病などがある．それに対し脾臓などの血管外で赤血球が寿命を迎える前に壊される血管外溶血としては鎌状赤血球症，サラセミア，遺伝性球状赤血球症，自己免疫性溶血性貧血，バンチ症候群などがある．

## III 臨床症状

　貧血の進行速度により貧血症状は異なる．急速な進行を呈する貧血では動悸や息切れなどの貧血症状が強く出るが，緩徐に進行した貧血では体が貧血に適用するために貧血症状よりも溶血に伴う黄疸や胆石にて発見されることもある．赤血球は一般的に脾臓でマクロ

ファージに捕食されて処理されており，血管外溶血では脾臓での赤血球破壊が亢進されるため多くの患者で脾腫が起こる．しかし，巨脾をきたすことはまれである．

血管内溶血では尿中にヘモグロビンが出現し，暗赤色やコーラ様の色調と表現される色調の尿が認められる．血管内溶血が大量で急速に起こる際には急性腎不全となることがある．

## IV 検査，診断

溶血性貧血の検査所見は赤血球の破壊亢進および，貧血を補うための骨髄造血の亢進による所見が認められる．診断基準を表1に示す．溶血性貧血の診断がついたら更なる検査により原因疾患を確定していく．

### A 発作性夜間ヘモグロビン尿症

造血幹細胞が PIG-A* 遺伝子に後天的変異を起こし，クローン性に拡大した結果，補体により血管内溶血を起こす疾患である．典型的な症例では血管内溶血により早朝尿がコーラ様の色調を呈する．造血幹細胞レベルでの異常であるため汎血球減少を呈する．

診断基準を表2に示す．検査としては低イオン濃度の等張砂糖液の中で溶血をみる砂糖水試験が用いられる．PNH患者では補体活性化が起こり溶血の亢進を認めるため陽性となる．また，弱酸性（pH6.5～7.0）の条件下において血清中での赤血球の易溶血反応を見るハム（Ham）試験も用いられる．PNH患者では酸性化で容易に補体が活性化するため溶血が起こり陽性となる．また，PNH は CD55 と CD59 などの補体制御タンパクと赤血球を結ぶアンカータンパクに変異が生じるため，フローサイトメトリーで CD55，CD59 モノクローナル抗体を用いて PNH タイプ血球を検出する方法が重要である．

### B 血栓性血小板減少性紫斑病

フォン・ヴィレブランド因子（vWF：von Willebrand factor）分解酵素である ADAMTS13** の活性異常により，末梢血管の血管壁に血小板血栓が付着し，閉塞されることによって起こる疾患である．症状としては TTP の 5 徴として血小板減少症，溶血性貧血，腎機能障害，発熱，精神症状を呈する．しばしば溶血性尿毒症症候群（HUS：hemolytic uremic syndrome）と鑑別が困難な場合がある．

末梢血中に破砕赤血球（図1）の出現が認められる．現時点では保険適用外検査であるが，ADAMTS13 活性低下や ADAMTS13 に対するインヒビターの出現を認める．

### C 鎌状赤血球症

11番染色体上のグロビンβ鎖の6番目のアミノ酸がグルタミン酸からバリンに代わることによって，異常なヘモグロビン（ヘモグロビンS）ができることにより重症の貧血を起

---

*PIG-A：phosphatidylinositolgiycan-class A
**ADAMTS13：a disintegrin-like and metalloproteinase with thrombospondin type 1 motifs 13

**表1 溶血性貧血の診断基準—厚生労働省 特発性造血障害に関する調査研究班（平成16年度改訂）**

1. 臨床所見として，通常，貧血と黄疸を認め，しばしば脾腫を触知する．ヘモグロビン尿や胆石を伴うことがある．
2. 以下の検査所見がみられる
   1）ヘモグロビン濃度低下
   2）網赤血球増加
   3）血清間接ビリルビン値上昇
   4）尿中・便中ウロビリン体増加
   5）血清ハプトグロビン値低下
   6）骨髄赤芽球増加
3. 貧血と黄疸を伴うが，溶血を主因としないほかの疾患（巨赤芽球性貧血，骨髄異形成症候群，赤白血病，congenital dyserythropoietic anemia，肝胆道系疾患，体質性黄疸など）を除外する．
4. 1．2．によって溶血性貧血を疑い，3．によって他疾患を除外し，診断の確実性を増す．しかし，溶血性貧血の診断だけでは不十分であり，特異性の高い検査によって病型を確定する．

**表2 発作性夜間ヘモグロビン尿症の診断基準（平成25年度改訂）**

1. 臨床所見として，貧血，黄疸のほか肉眼的ヘモグロビン尿（淡赤色尿〜暗褐色尿）を認めることが多い．ときに静脈血栓，出血傾向，易感染性を認める．先天発症はないが，青壮年を中心に広い年齢層で発症する．
2. 以下の検査所見がしばしばみられる．
   1）貧血および白血球，血小板の減少
   2）血清間接ビリルビン値上昇，LDH値上昇，ハプトグロビン値低下
   3）尿上清のヘモグロビン陽性，尿沈渣のヘモジデリン陽性
   4）好中球アルカリホスファターゼスコア低下，赤血球アセチルコリンエステラーゼ低下
   5）骨髄赤芽球増加（骨髄は過形成が多いが低形成もある）
   6）Ham（酸性化血清溶血）試験陽性または砂糖水試験陽性
3. 上記臨床所見，検査所見よりPNHを疑い，以下の検査所見により診断を確定する．
   1）直接クームス試験が陰性
   2）グリコシルホスファチヂルイノシトール（GPI）アンカー型膜タンパクの欠損血球（PNHタイプ赤血球）の検出と定量
4. 骨髄穿刺，骨髄生検，染色体検査等によって下記病型分類を行うが，必ずしもいずれかに分類する必要はない．
   1）臨床的PNH（溶血所見がみられる）
      (1) 古典的PNH
      (2) 骨髄不全型PNH
      (3) 混合型PNH
   2）溶血所見が明らかでないPNHタイプ血球陽性の骨髄不全症（臨床的PNHとは区別する）
5. 参考
   1）確定診断のための溶血所見としては，血清LDH値上昇，網赤血球増加，間接ビリルビン値上昇，血清ハプトグロビン値低下が参考になる．PNHタイプ赤血球（III型）が1%以上で，血清LDH値が正常上限の1.5倍以上であれば，臨床的PNHと診断してよい．

［厚生労働科学研究費補助金 難治性疾患克服研究事業 特発性造血障害に関する調査研究班：発作性夜間ヘモグロビン尿症診療の参照ガイド，平成25年度改訂版より引用］

こす疾患である．ヘモグロビンSを含む赤血球は変形して鎌状の赤血球となることがあり，とくに感染を起こした際や低酸素状態になった時にこの形態異常が起きる．貧血以外の症状としては小児期に脾腫を発症する．また鎌状赤血球は黒人に多く発症し，小児期に

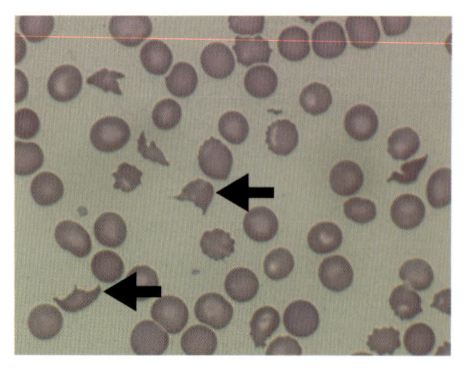

図1 破砕赤血球（末梢血）
破砕赤血球：断片化した赤血球で，形態は小球状型，三角型，ヘルメット型など多彩である．

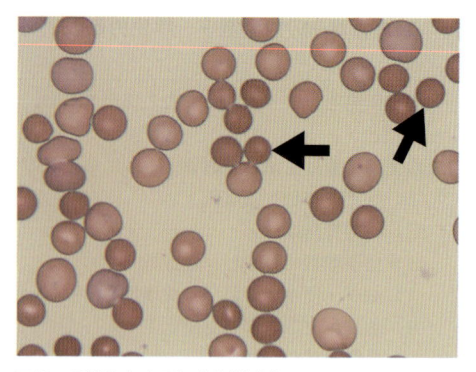

図2 球状赤血球（末梢血）
球状赤血球：中央淡明が減少ないし消失した赤血球で，典型的なものは径が小さく全体が濃染し球状で，小型球状赤血球（microspherocyte）ともいわれる．

は腕，下肢，指が比較的長くなり，骨と骨髄が変化することにより手足の骨に痛みを生じることがある．常染色体劣性遺伝を示すため，家族歴が重要である．
　鎌状赤血球試験により診断を行う．

### D サラセミア

　ヘモグロビンを構成するグロビン遺伝子の異常によって起こる先天性溶血性貧血である．常染色体優性遺伝による遺伝形式を呈する．地中海，亜熱帯アジア地域に多く，地中海貧血という別名を持つ．異常を起こすグロビンのポリペプチド鎖により $\alpha$ サラセミア，$\beta$ サラセミアなどに分類される．
　貧血は小球性低色素性貧血で，赤血球の中心部と辺縁が濃く染まりその中間部が薄く染まる標的赤血球（target cell）が認められる．鉄欠乏性貧血と類似した貧血パターンを呈するが，血清鉄，フェリチンは低下しない点が異なる．診断に関してはヘモグロビン分析を行い確定する．

### E 遺伝性球状赤血球症

　日本での先天性溶血性貧血で最も頻度が高い疾患であり，常染色体優性遺伝を呈する．また後天性で遺伝子突然変異により発症する例もある．赤血球の形状が球状となるために，脾臓を通過することができず赤血球が壊れ溶血性貧血症状をきたす．
　末梢血の塗抹標本上，小型の球状赤血球（図2）を確認することができる．また，赤血球浸透圧抵抗試験において浸透圧脆弱性の亢進を呈する．

### F 自己免疫性溶血性貧血

　赤血球膜上の抗原と反応する自己抗体が産生されることにより，赤血球が破壊される疾患である．わが国の推定患者数は100万人あたり3～10人と推定されている．
　一般的な溶血の所見に加えて直接クームス試験が陽性となる．

# Ⅴ 治療

## A 発作性夜間ヘモグロビン尿症

従来はプレドニンなどの免疫抑制療法が行われていたが，補体C5に対するヒト化単クローン抗体である**エクリズマブ**（ソリリス®）が保険承認され治療に用いられる．この治療法により本疾患の治療成績は格段に改善したが，隔週での投与継続が生涯必要となってくる．薬剤費が膨大になるので適応を慎重に考慮する必要がある．貧血が高度にみられる症例では赤血球輸血が用いられるが，輸血においては洗浄赤血球を用いる．

## B 血栓性血小板減少性紫斑病

治療としては**血漿交換**が第1選択になる．これにより不足しているADAMTS13を補充し，ADAMTSに対するインヒビターの除去ができる．さらに，これらの病態を引き起こしている異常な免疫を抑制するためにステロイドを併用することが多い．わが国での保険適用はないがリツキシマブ（リツキサン®）の有用性も数多く報告されている．症状は進行性であり，可能な限り早期の治療介入が望まれる．

## C 鎌状赤血球症

クリーゼとよばれる急性発作の予防，貧血のコントロール，症状の緩和などを行う．とくに感染症や脱水に対する治療が重要である．

## D サラセミア

根治療法として同種造血幹細胞移植が施行されることもあるが，合併症の問題などがあり対象となる症例は限定される．対症的な治療として貧血に対して赤血球輸血を行う．ただし，頻回の赤血球輸血は鉄過剰症を引き起こすことになる．これに対しては鉄キレート療法として**デフェラシロクス**（エクジェイド®）を用いることで対応する．

## E 遺伝性球状赤血球症

貧血が高度となる際には**脾摘術**が唯一の治療法である．ただし脾摘により感染症のリスクが増加するため肺炎球菌ワクチンの接種などの対応が必要となる．基本的に慢性の経過を呈し，予後は良好である．

## F 自己免疫性溶血性貧血

**副腎皮質ホルモン**が有効である．プレドニゾロン（プレドニン®）を1 mg/kgで開始しHb値の上昇，網赤血球の低下，ハプトグロビンの上昇などの溶血所見の改善が認められたら徐々に減量する．年齢や全身状態に応じてプレドニゾロンは容量を調節する．予後を規定する要因は多様であるため，初発時に臨床経過を的確に予測することは困難である．

## 看護のポイント

### 1 アセスメントの視点

- 溶血性貧血は黄疸を伴うため，肝胆道系疾患と間違われやすいが，網状赤血球の増加を伴う貧血と間接ビリルビンの増加で区別が可能である．
- ウイルス感染が誘因となって溶血発作や赤芽球無形成発作が起きることがあるので，感染が疑われる場合には貧血や黄疸の程度を慎重に観察する．

### 2 治療時の注意点

- 重症の溶血性貧血や溶血発作は入院治療が必要である．
- 自己免疫性溶血性貧血は，免疫抑制療法の効果があり，貧血の改善が得られるため，輸血は基本的に行わない．しかし，溶血が激しく貧血が急激に進行し，Hb 値が 6 g/dL 未満で貧血症状が顕著であれば，赤血球濃厚液もしくは洗浄赤血球が投与されるので，輸血を繰り返す場合は心不全や肝不全の合併にも注意を要する．
- 重症の自己免疫性溶血性貧血に対して輸血を行う場合は，点滴ルートをウォーマーで温めながらゆっくり投与し，頻回に血圧や脈拍を測定し，不快感や発疹など副作用を慎重に観察する．
- 副腎皮質ステロイド投与はプレドニゾロン（プレドニン®）で 1 mg/kg から開始し，通常 1〜2 週間で効果が現れるが，4 週間投与して Hb 値が 10 g/dL 以上に上昇し，網状赤血球が 3％以下になったら減量する．減量は 2〜4 週間で 5 mg を目安に行う．

### 3 患者指導

- 副腎皮質ステロイドは満月様顔貌，尋常性痤瘡，多毛などの外観の変化を伴う副作用が出現するため，とくに女性患者には苦痛となり服薬自己中断する場合もある．副腎皮質ステロイドは漸減していくなど治療経過を説明し服薬量はきちんと守るように説明し精神的サポートを行う．
- 激しい運動や過度な労働は避ける．とくに動悸や息切れ，浮腫などの心不全症状がある場合は医師に報告し安静にするよう指導する．

### 4 外来フォローアップ

- 溶血が慢性に継続する場合は胆石を合併しやすく，胆石発作や胆のう炎の原因になるため，定期的に腹部超音波検査などで経過を把握する．

# 5 巨赤芽球性貧血

> **Minimum Essentials**
> 1. 疫学：発症頻度は 10 万人あたり 2 人程度と考えられている
> 2. 病態・機序：原因としてビタミン $B_{12}$，葉酸欠乏，その他の核酸合成障害で起こる
> 3. 症状：貧血症状以外にも汎血球減少や消化器症状，神経症状をきたす
> 4. 治療法：摂取不足に対しては経口補充，吸収障害に対しては非経口補充が行われる
> 5. 治療経過・予後：予後は良好であるが治療継続が必要な場合がある

## I 巨赤芽球性貧血とは

　巨赤芽球性貧血は造血細胞の核酸合成が障害を起こし，細胞核と細胞質との成熟バランスが異常をきたし，巨赤芽球が出現する疾患である．

　巨赤芽球の多くは正常な赤芽球に成熟することができず，アポトーシスを起こして骨髄内で崩壊する．これを無効造血という．赤血球に成熟した際にも通常よりサイズが大きくなり，大球性貧血を呈する．無効造血は赤血球系だけではなく好中球系や巨核球系にも生じるために汎血球減少症をきたす．

## II 成因，病態

　巨赤芽球性貧血の原因を**表1**に示す．主に**ビタミン $B_{12}$ の欠乏**と**葉酸欠乏**で起こり，他に核酸代謝の障害などで起こる．わが国における巨赤芽球性貧血の大部分はビタミン $B_{12}$ 欠乏によるものである．

### A ビタミン $B_{12}$ の代謝

　ヒトは体内でビタミン $B_{12}$ を合成できないために食物から補給しなければいけない．食物中のビタミン $B_{12}$ は胃液中の内因子とよばれるタンパクと結合したのちに回腸で吸収される．吸収されたビタミン $B_{12}$ はトランスコバラミン II と結合して骨髄に運ばれる．ビタミン $B_{12}$ はコバルトイオンをもつヌクレオチド分子で血漿中ではシアノコバラミンとして存在する．ビタミン $B_{12}$ は生体内ではホモシステインからメチオニンの生成反応の補酵素としてはたらくほかに，コハク酸代謝にも関与しているので欠乏によってこの経路が阻害されると大量のメチルマロン酸が尿中に排泄される．

　1 日分の食物中に含まれるビタミン $B_{12}$ は約 $10 \sim 30\,\mu g$ とされており，そのうち約 30％

表1 巨赤芽球性貧血の成因による分類

| ビタミンB$_{12}$欠乏 | 摂食不足 | 菜食主義者 | |
|---|---|---|---|
| | 吸収障害 | 内因子欠乏 | 悪性貧血，胃全摘，先天性内因子欠乏症 |
| | | 小腸疾患 | 小腸切除，吸収不良症候群，クローン病など |
| | | 細菌，寄生虫との競合 | 盲嚢（blind loop）症候群，広節裂頭条虫症 |
| | その他 | トランスコバラミンII欠乏症，笑気ガス吸入 | |
| 葉酸欠乏 | 摂取不足 | 偏食，アルコール中毒，人口栄養の管理不足 | |
| | 吸収障害 | 吸収不良症候群，抗痙攣薬 | |
| | 需要の増大 | 妊娠，悪性腫瘍，血液透析 | |
| | 利用障害 | メトトレキサート，アルコール中毒 | |
| 核酸代謝の阻害 | プリン代謝拮抗薬 | 6-メルカプトプリン，アザチオプリン | |
| | ピリミジン代謝拮抗薬 | 5-FU，シタラビン | |
| | その他 | ハイドロキシカルバミド，ジドブジン，アシクロビル | |
| その他 | 骨髄異形成症候群，赤白血病 | | |

が吸収される．体内の貯蔵量は約5 mgとされており，体内貯蔵量が1/10の0.5 mg以下になると巨赤芽球性貧血を発症するとされる．主に肝臓に貯蔵されており，肝臓内貯蔵量が枯渇するには2～3年程度かかる．ビタミンB$_{12}$は動物性食品に含まれており，通常の食事摂取を行っているヒトではビタミンB$_{12}$欠乏を起こすことはないが，厳密な菜食主義者では本疾患が起こることがある．発症頻度は10万人あたり2人程度と推測されている．

これらの病態でみられる巨赤芽球性貧血のうち，**胃全摘後**，**悪性貧血**が多くみられる．

### a．胃切除後

胃切除により胃粘膜から分泌される内因子が不足することによりビタミンB$_{12}$吸収障害が起こり貧血を発症する．胃全摘術後には貧血発症までに2～10年，平均5～6年を要し，全例で発症する．胃部分切除での発症例は1～2%程度とされる．

### b．悪性貧血

胃粘膜の萎縮のため胃酸，内因子が作れなくなることによりビタミンB$_{12}$吸収障害が起こり貧血を発症する．患者血清中に抗内因子抗体，抗胃壁細胞抗体などの自己抗体が検出されることより自己免疫異常が原因とされる．

## B 葉酸の代謝

葉酸は食物中に広く含まれ，通常はグルタミン酸が7個連結したポリグルタミン酸型として存在する．ポリグルタミン酸は小腸細胞膜の水解酵素によってモノグルタミン酸型に分解されて小腸上部より吸収される．葉酸は生体内でプリン体，ピリミジン体，アミノ酸などの合成に関与し，ヒスチジンからグルタミン酸合成反応の補酵素としてはたらく．

葉酸の一日の需要量は約50 μgであるが，加熱調理に対して不安定で利用率も悪いため

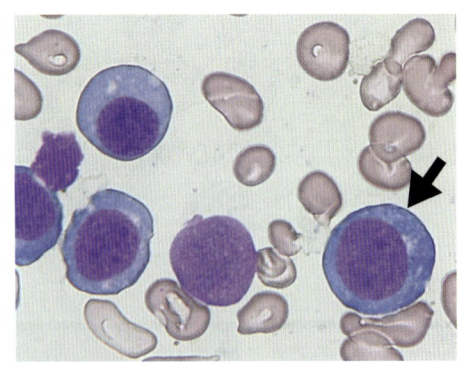

**図1 巨赤芽球（骨髄）**
赤芽球の分裂異常によって通用の赤芽球よりも
大きい巨赤芽球が認められる

に，400 μgの摂取が必要とされている．貯蔵量は5～10 mgで，主な貯蔵場所は肝臓である．新鮮な野菜や果物に多く含まれる．妊娠や炎症，悪性疾患などに際して需要は3～6倍に増大する．通常の食生活での葉酸欠乏はまれであるが，妊娠時，アルコール中毒，抗てんかん薬，経口避妊薬服用者では葉酸欠乏症をきたすことがある．

## III 臨床症状

一般的に貧血はゆっくりと進行するため，自覚症状として現れる時には高度となっていることが多い．一般的な貧血症状に加えて，味覚障害，食欲不振，舌の痛みや発赤（ハンター舌炎）などの症状が認められる．

若年者では白髪，無月経が初発症状として認められることがある．ビタミン $B_{12}$ の欠乏では神経症状をきたすことがあり，四肢のしびれ，知覚鈍麻，歩行障害といった症状が起こる（亜急性連合脊髄変性症）．骨髄での無効造血を反映して黄疸が認められることがある．

妊娠中に葉酸が欠乏すると，胎児の神経管欠損や他の脳障害のリスクが高まる．

## IV 検査，診断

### a．末梢血所見

末梢血ではMCVが高値，MCHCが基準値を示す大球性正色素性貧血を呈する．RDWは高値となることが多く，RDW基準値であるMDSとの鑑別に有用なことがある．白血球減少や血小板減少を伴うことが多く汎血球減少症となる．塗沫標本では赤血球の大小不同や種々の奇形赤血球が認められる．好中球は過分葉好中球が増加する．

### b．骨髄所見

骨髄では一般的に過形成を呈し，とくに赤芽球系過形成を示す．巨赤芽球の存在は特徴的な所見である（図1）．

### c．血清生化学所見

血清生化学所見としては，無効造血を反映して尿および便中のウロビリノーゲン排泄量増加，血清間接ビリルビン増加，血清 LDH 増加，血清ハプトグロビン減少などが起こる．

悪性貧血ではシリング試験（ビタミン $B_{12}$ 吸収試験）低値，血清内因子抗体陽性（40％），抗胃壁細胞抗体陽性（60％）などが認められる．

## V 治療

### A ビタミン $B_{12}$ 欠乏

極端な偏食による摂取不足の場合は食生活の是正で改善する．

胃全摘後や悪性貧血のような吸収障害があるような病態に対しては原則としてビタミン $B_{12}$ 製剤の非経口投与を行う．投与スケジュールは規定されていないが，投与開始時は連日～週2回程度で数週間投与したのちに，2～3ヵ月に1回程度の維持療法に移行する．吸収不全の場合には根本的な治療が困難であるため，補充療法の継続が必要となる．「悪性貧血」という名前は本治療が確立するまでは貧血および神経症状が進行して予後不良であったために「悪性」という名前がついているが，本治療が確立してからは経過や予後が改善した．

現在はこれらの対応で予後は良好な疾患であるが，注射による治療は出血，疼痛や頻回の通院など患者負担が大きい治療法である．病態を考えるとビタミン $B_{12}$ は非経口が原則として考えられていたが，近年では経口投与を行っても非経口投与と比べて差がないとする報告があり，今後さらなる検討が必要である．

### B 葉酸欠乏

葉酸は体内の貯蔵量に対して必要量が比較的多いので，摂取不足や吸収障害が持続するような際には4ヵ月程度で葉酸欠乏を起こすとされる．

治療としては葉酸製剤の内服により葉酸が組織に補給されると貧血の改善にいたる．

## 看護のポイント

### 1 治療時の注意点

- 造血細胞の核酸合成に障害をきたし，細胞核と細胞質との成熟のバランスが崩れ，巨赤芽球が出現する貧血の総称であり，その代表はビタミン $B_{12}$ 欠乏や葉酸欠乏による貧血であるため，それぞれの欠乏症の原因により治療，看護が異なる．
- ビタミン $B_{12}$ 欠乏性貧血は胃全摘後や悪性貧血など吸収障害が原因のことが多く，食事療法では効果がなく，ビタミン $B_{12}$ の非経口投与で改善する．
- 葉酸欠乏性貧血は，大量の飲酒（アルコール中毒）でまともに食事をしない場合，妊

娠による葉酸の需要が増加した場合，溶血で一時的に造血が亢進したり，抗痙攣薬の長期投与などが原因であり，神経症状は通常みられない．偏食が原因の場合は食事指導や行動指導が重要となる．アルコール中毒による場合は必要に応じて心理療法などカウンセリングを考慮する．治療は原因疾患の治療に加えて葉酸の経口投与を行う．

## 2 アセスメント・ケアの視点

・貧血自体による生活への影響は，他の貧血と同様に組織の酸素欠乏症状が主であるため，貧血の看護に準じて観察，ケアを行う．
・これらに加えて消化管症状，神経症状，下肢浮腫，白髪化などもみられることがあり，それらに伴う観察やケアを行う．

# 6 血球貪食症候群

> **Minimum Essentials**
> 1. 疫学：わが国では感染に起因するものが半数以上を占める
> 2. 病態・機序：さまざまな原因で異常に活性化したT細胞，マクロファージ，組織球によって起こる
> 3. 症状：症状としては発熱，肝脾腫，リンパ節腫脹などが認められる
> 4. 治療法：原因となっている疾患の治療，免疫抑制療法，同種造血幹細胞移植が行われる
> 5. 治療経過・予後：同種造血幹細胞移植を積極的に行うことで重症例での予後も改善してきている

## I 血球貪食症候群とは

血球貪食症候群（HPS：hemophagocytic syndrome）または血球貪食性リンパ組織症（HLH：hemophagocytic lymphohistiocytosis）は，なんらかの原因により本来病原体を排除する機序を担っている免疫機構に異常が起こり，マクロファージや組織球などの免疫を担当する細胞が骨髄，脾臓などのリンパ網内系組織で白血球，赤血球，血小板を貪食する所見が認められ，汎血球減少や種々の臓器障害をきたす疾患である．わが国からの報告では全体のうち感染症に起因する例が53.1％，リンパ腫に起因する例が19.0％，自己免疫疾患に起因するものが9.3％と報告されている．感染性のうち最多のものはEBウイルスによるものであり，感染性のうち54.2％を占めている．発症年齢は15歳未満が56.4％を占めるとされており，若年者に発症しやすい疾患である．

## II 成因，病態

HPSの分類を表1に示す．本疾患は種々の原因により異常に増加・活性化したマクロファージなどにより腫瘍壊死因子（TNF：tumor necrosis factor）αやインターフェロンγ，インターロイキン6などの炎症性サイトカインが高値となることにより起こる．

## III 臨床症状

HPSにみられる臨床症状としては，抗菌薬に不応の発熱，肝脾腫，リンパ節腫脹などを起こす．

表1 血球貪食症候群（HPS）の分類

| 1次性（原発性）血球貪食症候群 |
| --- |
| 1）家族性血球貪食性組織球症<br>2）Chediak-Higashi 症候群<br>3）Griscelli 症候群<br>4）X連鎖リンパ増殖性疾患（XLP）<br>5）その他 |
| 2次性（反応性）血球貪食症候群 |
| 1）感染関連血球貪食症候群<br>　①ウイルス関連血球貪食症候群<br>　②細菌関連血球貪食症候群<br>　③その他<br>2）悪性腫瘍関連血球貪食症候群<br>　リンパ腫関連血球貪食症候群<br>3）自己免疫関連血球貪食症候群<br>4）その他 |

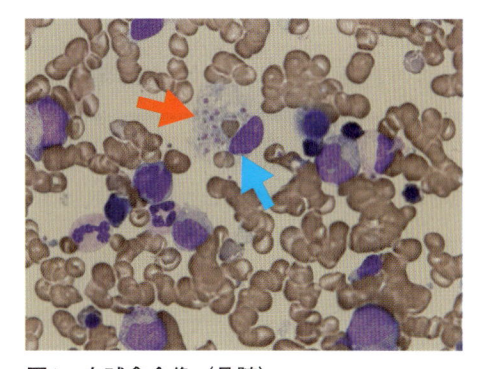

**図1　血球貪食像（骨髄）**
マクロファージ（赤矢印）が赤血球（青矢印）を貪食している.

表2　診断基準

以下の1，2のいずれかを満たせば HPS/HLH と診断できる
1. HPS/HLH もしくは XLP の分子診断が得られる.
2. Aの4項目中3項目以上を満たし，かつ，Bの4項目中1項目以上を満たす．Cの項目に関しては HPS/HLH の診断を支持する.

　　　A：a　発熱
　　　　b　脾腫
　　　　c　2系統以上の血球減少
　　　　d　肝炎様所見
　　　B：a　血球貪食像
　　　　b　フェリチン上昇
　　　　c　可溶性 IL2R 上昇
　　　　d　NK細胞活性の低下または消失
　　　C：a　高トリグリセリド血症
　　　　b　低フィブリノゲン血症
　　　　c　低ナトリウム血症

［Filipovich AH：Hemophagocytic lymphohistiocytosis (HLH) and related disorders. Hematology Am Soc Hematol Educ Program, p.127-131, 2009 より引用］

# IV　検査，診断

　末梢血中では汎血球減少をきたし，他に凝固異常，肝機能障害，高トリグリセリド血症，高フェリチン血症，高可溶性 IL2 受容体血症が認められる.
　骨髄では活性化したマクロファージによる自己血球の貪食像が認められ（図1），とくに赤血球を貪食するマクロファージが増加することが多い．表2に診断基準を記す.

# V 治療

HPS の治療は，①活性化した T 細胞，マクロファージ，組織球を抑制する，②それらを活性化する原因を除去する，③背景にある先天性疾患の治療を行う，ことである．

### a．活性化した T 細胞，マクロファージ，組織球の治療

ステロイド，シクロスポリン，抗胸腺グロブリン，大量免疫グロブリンを用いた治療が行われる．軽症の場合はこれらの治療のみで軽快が得られる．場合によっては無治療でも改善することがある．

### b．T 細胞，マクロファージ，組織球を活性化している原因の除去

薬剤性の場合は原因薬剤の中止，感染を契機としている場合には抗菌薬，抗ウイルス薬の使用が行われる．リンパ腫などの悪性疾患に続発するものに対してはその悪性疾患に対する治療が行われる．化学療法抵抗例に対しては同種造血幹細胞移植が施行されている．

### c．背景にある先天性疾患の治療

同種造血幹細胞移植が根本的治療として施行されている．以前は家族性血球貪食性組織球症の平均生存期間は 2 年以内とされていたが同種造血幹細胞移植を積極的にすることで改善してきている．

## ■ 看護のポイント

### 1 診断時の注意点

原因不明の高熱・全身倦怠感などで外来を受診することが多く，血液生化学検査，骨髄穿刺などで診断される．

### 2 治療時の注意点

治療にはステロイドの大量療法が主体であるが，抗がん薬を用いた化学療法が行われることもあり，原疾患（悪性リンパ腫，ウイルス性感染症，自己免疫疾患，骨髄移植後など）に伴う治療法に基づいた治療や看護が必要である．

### 3 アセスメント・ケアの視点

汎血球減少をきたすため，貧血・感染・出血を伴う．再生不良性貧血に準ずる観察と看護ケアが必要である．

# 8章 白血病と骨髄増殖性疾患の治療と看護

## 1 急性白血病

> **Minimum Essentials**
>
> ❶ 疫学：急性白血病の発症頻度は10万人あたり約5人．**急性骨髄性白血病（AML）**と**急性リンパ性白血病（ALL）**があり，成人では約3/4がAML，残りがALLである．
> ❷ 病態・機序：骨髄で白血病細胞が増殖し，末梢血にも白血病細胞が出現する．さまざまな原因が発症に関与している．
> ❸ 症状：感染・貧血・出血症状や，白血病細胞の全身諸臓器への浸潤が起こる．
> ❹ 治療法：治療は，**寛解導入療法**と**寛解後療法**からなる．
> ❺ 治療経過・予後：5年無再発生存率は亜型や治療法によっても異なり，30〜40％のものや，70〜80％以上と良好なものもある．

### I 急性白血病とは

　急性白血病とは，分化の途中段階にある未熟な血液細胞が腫瘍化し，骨髄中で無制限に増殖するものである．その結果，正常な血液細胞の増殖は抑制され，貧血や血小板減少，顆粒球減少をきたす．白血病細胞は，末梢血中にも出現し，さらに全身諸臓器に浸潤していく．白血病細胞がリンパ系細胞の性質を有しているものを**急性リンパ性白血病（ALL：acute lymphoblastic leukemia）**といい，顆粒球や単球系，赤血球系，血小板系など，非リンパ系細胞の性質を有しているものを**急性骨髄性白血病（AML：acute myeloid leukemia）**という．急性白血病の発症頻度は，人口10万人に対して約5人である．成人においては，ALLに比べAMLの頻度が高く，急性白血病の約3/4を占める．

# II 成因，病態

## A 成因

　白血病の発症に関与する因子として，ウイルス，放射線，化学薬物，先天異常などがあげられる．さまざまな要因が複雑にからみ合って，白血病へと進展していくものと考えられる．

### a．ウイルス
　HTLV-1（ヒトTリンパ球向性ウイルス1型）は，成人T細胞白血病・リンパ腫の発症に関与する．

### b．放射線
　広島への原爆投下で，爆心地より1,000 m以内の被爆者における急性白血病の発症率は，非被爆者に比して46倍を示している．

### c．化学薬物
　炭化水素，キレート作用を有する抗がん薬など．

### d．先天異常
　ダウン（Down）症候群に代表される染色体異常や遺伝子異常を有する先天性疾患には，白血病を合併する頻度の高いものがある．

## B 病態生理

　増殖能を有する未分化な段階の造血細胞において，細胞の分化や増殖・生存に関与する遺伝子に異常が生じ，その結果として，その異常な造血細胞がクローン性に自律増殖するために発症すると考えられる．

　AMLとALLは，後述する各種の検査結果をもとに，さらにいくつかの亜型（サブタイプ）に分類される．分類には，FAB分類（表1）とWHO分類（表2）とがある．WHO分類は，治療関連白血病などのより広い範疇の白血病を含めて新たに作成されたものである．

# III 検査，診断

## A 末梢血所見

### a．白血病細胞の出現
　健常者では分化途上にある，まだ十分成熟していない細胞が白血球分画上で認められることはまずないといってよい．未熟な白血病細胞が末梢血液中に出現すると，白血球分画上で芽球の出現として認識される．M3では異常な前骨髄球の増加が認められる（図1）．白血病細胞が分化傾向を有している場合には，それ以降の分化段階の細胞も出現することになる．またM6では骨髄芽球とともに，赤芽球の出現を認める．

表1 急性白血球のFAB分類のまとめ

| | | | |
|---|---|---|---|
| 急性骨髄性白血病 | M0 | もっとも未分化な急性骨髄性白血病 | 骨髄中に成熟傾向のない芽球が増加しており，芽球の**ペルオキシダーゼ陽性率**は3%未満だが電顕で検索すると陽性のことがある．CD13あるいはCD33が陽性． |
| | M1 | 分化傾向のない急性骨髄芽球性白血病 | 骨髄中に成熟傾向のない芽球が増加しており，芽球の3%以上はペルオキシダーゼ陽性． |
| | M2 | 分化傾向のある急性骨髄芽球性白血病 | 前骨髄球以上にも分化しうる白血病細胞が芽球を主体に増加． |
| | M3 | 急性前骨髄球性白血病 | 白血病細胞の大部分は異形成の強い前骨髄球．**芽球も増加する**． |
| | M4 | 急性骨髄単球性白血病 | 白血病細胞は顆粒球系と単球系の両者の性質を有しており，両系への分化傾向を示す．**エステラーゼ二重染色**が陽性．好酸球の増加をともなっているものをM4Eoとよぶ． |
| | M5 | 急性単球性白血病 | 白血病細胞の分化傾向が乏しく未分化な単芽球がおもに増加するM5aと，単球への分化傾向を有するM5bに分けられる．ともに**非特異的エステラーゼ反応**が陽性．M5aはペルオキシダーゼ反応が陰性のことが多い． |
| | M6 | 赤白血病 | 異形成のある赤芽球が主体に増加し，骨髄中の有核細胞の50%以上を占める．芽球も増加している． |
| | M7 | 急性巨核芽球性白血病 | 芽球はペルオキシダーゼ反応陰性，GPⅡb/Ⅲa陽性で，電顕上，**血小板ペルオキシダーゼ**陽性． |
| 急性リンパ性白血病 | ペルオキシダーゼ陽性芽球は3%未満で，白血病細胞の形態学的特徴により右の3型に分類される． | L1 | 芽球の形態は小型で均一，核のかたちは規則的．細胞質はせまい． |
| | | L2 | 芽球の形態は大型でさまざま，核のかたちは不規則，細胞質は広い． |
| | | L3 | 芽球の形態は大型で均一，核のかたちは円形か楕円形．細胞質は広く空胞がめだつ．**バーキット型ALL**とよばれる． |

表2 急性白血病のWHO分類のまとめ

| AML |
|---|
| 1．特定の遺伝子異常を持つAML<br>　：t（8；21）を持つAML，t（15；17）を持つAMLなど |
| 2．骨髄異形成変化（血球形態異常）を伴うAML |
| 3．治療関連AML* |
| 4．その他のAML（カッコ内にFAB分類の対応を示す）<br>　：最未分化型（M0），未分化型（M1），分化型（M2），急性骨髄単球性白血病（M4），急性単球性白血病（M5），急性赤白血病（M6），急性巨核芽球性白血病（M7）など |

| ALL |
|---|
| 1．未熟なリンパ系腫瘍<br>　・Bリンパ芽球性白血病（特定の遺伝子異常をもつものと，もたないものに分類）<br>　・Tリンパ芽球性白血病 |
| 2．成熟B細胞腫瘍<br>　・Burkitt型ALL |

**Memo**
**治療関連AML**
細胞毒性を持つ化学療法薬や放射線によって造血細胞の遺伝子異常が惹起されることによって発症する．すべての化学療法薬で起こりうるが，とくにアルキル化薬（シクロホスファミド，メルファランなど）や，トポイソメラーゼⅡ阻害薬（エトポシド，アントラサイクリン系抗腫瘍薬など）の使用後に多い．

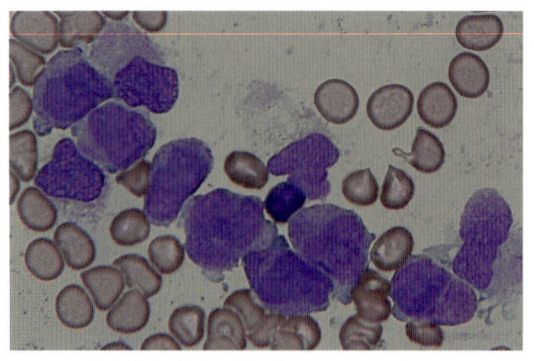

**図1　急性前骨髄球性白血病（M3）の末梢血液像（メイ－ギムザ染色）**
前骨髄球は顆粒球系細胞の分化途上において認められる細胞で，細胞質内に赤紫色に染色されるアズール顆粒を豊富に含んでいることが特徴である．M3症例においては，不正な形態をした前骨髄球（白血病細胞）が末梢血や骨髄中に増加する．

#### b．血球数の変化

白血球総数は増加しているものから減少しているものまでさまざまである．これは，白血病細胞が末梢血液中に多数出現する場合と，あまり出現しないことがあるためである．さらに，正球性正色素性貧血，血小板減少を認める．

#### c．白血病裂孔

正常の成熟した顆粒球は白血病の進行とともに減少していくが，その過程でM1など未熟な芽球のみが増加する白血病の場合は，残存する成熟好中球と増加してきた芽球との間の，中間の成熟段階の細胞が白血球分画上認められず，これを白血病裂孔という．

### B　血液生化学検査

#### a．血清尿酸値とLDH値の上昇

体内で増加した白血病細胞の細胞崩壊による．

#### b．血清・尿中リゾチームの増加

単球系白血病（M4，M5）で認められる．

### C　骨髄所見

#### a．一般所見

骨髄は通常，有核細胞数が増加し，過形成を呈する．白血病細胞（異常な芽球）の増加と，正常の白血球系の細胞や赤芽球，巨核球の減少が認められる．

#### b．アウエル小体

採取した末梢血や骨髄血は，塗抹標本としてメイ－ギムザ染色を施して観察するが，骨髄性の白血病細胞の場合は，細胞質に赤い髪の毛のような構造物がしばしば認められる．これをアウエル小体とよび，骨髄性であることの指標の1つとなる（図2）．アウエル小体は，電子顕微鏡で観察するとアズール顆粒の集合体であることがわかる．

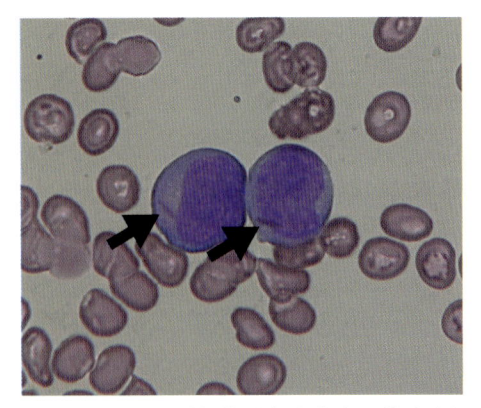

図2 アウエル小体（矢印）を有する芽球（白血病細胞）

#### c．ドライ・タップ

骨髄において細胞数がいちじるしく増加している場合や，骨髄の線維化を伴っている場合には，骨髄穿刺の際に骨髄血が吸引できないことがあり，この現象を**ドライ・タップ（骨髄吸引不能）**とよんでいる．M7 や ALL では，しばしば骨髄が線維化する．ドライ・タップを呈する場合には，骨髄生検が必要である．

### D 細胞組織化学的検査

#### a．ペルオキシダーゼ反応

塗沫標本を用いて白血病細胞内の**ペルオキシダーゼ**という酵素活性の有無を検索し，白血病細胞が骨髄性かリンパ性か鑑別する．ペルオキシダーゼ反応陽性なら骨髄性であるといえるが，骨髄性でもペルオキシダーゼ反応陰性のことがある（M0，M5a，M7）．M0 や M7 では後述する細胞表面抗原解析や，電子顕微鏡による検索を行い，診断を確定させる．

#### b．非特異的エステラーゼ染色

M4 や M5 では，単球系細胞を検出する**非特異的エステラーゼ染色**が陽性となり診断上有用である．M4 では，非特異的エステラーゼ染色とともに，顆粒球系細胞を検出する**特異的エステラーゼ**も同時に染色する**エステラーゼ二重染色**が陽性となる．

#### c．PAS 染色

正常の赤芽球は **PAS 染色**を施しても染まらないが，M6 の患者で認められる異常な赤芽球は PAS 染色で赤く染まる．

### E 細胞表面抗原解析

各血球系統の細胞は，それぞれの血球系統に特有の性質（**分化抗原**）を細胞表面に有しており，白血病細胞においてもこの細胞表面の分化抗原を調べることで，その白血病細胞がどの血球系統に属しているのかがわかる．各抗原は **CD ナンバー**という統一された番号で表記されることが多く，たとえば骨髄系であることを示す抗原（マーカー）は，CD13 や CD33 などが代表的である．M7 を疑った場合は GPⅡb/Ⅲa（CD41/CD61）複合体を検索する．リンパ系にも B 細胞系と T 細胞系それぞれに特有なマーカーがある．

**細胞表面抗原解析**には，それぞれの抗原に対する蛍光色素標識抗体を検体の細胞に反応させたのち，装置を用いてレーザー光線を照射して抗体陽性細胞を検出する**フローサイトメトリー法**が有用である．

### F 染色体・遺伝子検査

白血病細胞には，さまざまな染色体異常が認められることがあり，これに伴う遺伝子変異は，白血病の発症や進展にかかわっている．染色体異常や遺伝子変異のなかには，頻度が高く認められ，治療反応性や予後の予測に役立つものがあり，さらに後述するように急性前骨髄性白血病（M3）のように治療法を規定するものもあり，重要な検査である．急性白血病で認められる代表的な染色体異常と遺伝子変異を以下に示す．

#### a．t（15；17）

15番染色体と17番染色体の**相互転座**（2つの染色体の一部が，それぞれ他方の位置に入れ替わる現象）で，結果として *PML-RARα* **融合遺伝子**が形成される．M3のほとんどの症例に認められ，M3の発症・進展に深く関与している．この染色体異常・遺伝子変異を有するM3では，**全トランス型レチノイン酸（ATRA：all-trans retinoic acid）**や**亜ヒ酸**の効果が期待できる（後述）．

#### b．t（8；21）

M2症例の30～40％に認められ，この染色体転座を有するAMLの予後は比較的良好である．

#### c．t（9；22）

成人ALL症例の25％に認められ，本転座によって**フィラデルフィア（Ph）染色体**とよばれる異常な染色体が生じる．これは，転座によって長腕の短くなった異常な22番染色体のことで，22q−と表記される（フィラデルフィア染色体には *BCR-ABL* **融合遺伝子**が形成され，その遺伝子産物であるチロシンキナーゼという酵素が白血病細胞の増殖を促進する．フィラデルフィア染色体，*BCR-ABL* 融合遺伝子の詳細については，慢性骨髄性白血病の項を参照されたい．）

### G 電子顕微鏡による検索

白血病細胞内のミエロペルオキシダーゼ陽性顆粒が少ないと，光学顕微鏡による観察では陰性と判断される場合がある．このようなケースでは電子顕微鏡による検索が有用である．また，電顕による血小板ペルオキシダーゼの検出は，M7の診断に有用である．

## IV 治療

急性白血病と診断後，できるだけすみやかに寛解導入療法を開始する．寛解導入療法によって体内の白血病細胞が十分に減少すると，骨髄中では芽球が5％未満となり，末梢血中から白血病細胞は消失する．髄外白血病が存在していた場合には，これも改善する．さらに正常造血が回復する結果，好中球数や血小板数，さらには貧血の改善も得られるようになる．この状態を**完全寛解（CR）**という．完全寛解に到達したら，患者の症状や病状

は著明に改善するが，白血病細胞が体内から完全に消失したわけではなく，このまま治療をやめてしまうと再発することが多いので，次のステップとして**寛解後療法**に進む．

寛解後療法には，**地固め療法**や**維持療法**，**強化療法**，**造血幹細胞移植**がある．また，化学療法を遂行していくためには，輸血療法や感染症などの合併症に対する治療，抗白血病薬の副作用（薬物有害反応）に対する処置などの**支持療法**（5章参照）が不可欠である．急性白血病の治療経過の一例を以下に示す．

＜事例＞　急性白血病の治療経過の一例（図3）

　45歳，女性．急性骨髄性白血病（M1）と診断時，白血球数12,500/$\mu$L（うち白血病細胞93％），ヘモグロビン7.7 g/dL，血小板数$3.2 \times 10^4$/$\mu$L，骨髄中の白血病細胞は92.3％であった．シタラビン（キロサイド®）とイダルビシン（イダマイシン®）を用いた寛解導入療法を開始し，末梢血中の白血病細胞数は減少・消失した．治療開始して4日目に敗血症を合併したため抗菌薬の投与を開始した．貧血や血小板減少に対しては定期的に成分輸血を行った．治療開始から15日目の骨髄所見上，有核細胞数（NCC）は$1.1 \times 10^4$/$\mu$Lと，寛解導入療法による著明な骨髄抑制が認められ，白血病細胞は1.5％まで減少していた．その後，菌交代による敗血症の再燃が認められたため，抗菌薬を変更するとともに，十分な白血病細胞の減少が得られていたのでG-CSFの投与も開始した．その結果，好中球数のすみやかな上昇が得られ，敗血症の改善をみた．やがて，正常造血の回復とともに輸血も不要となり，骨髄中の白血病細胞も0.5％となり，完全寛解に到達したことを確認して，地固め療法を開始した．

## A　寛解導入療法

　体内の白血病細胞をできるだけ減らして完全寛解（CR）状態に導入するのを目的とした治療である．通常は抗白血病薬を組み合わせる強力な化学療法を施行するが，M3に対してのみ，ビタミンAの誘導体である**全トランス型レチノイン酸（ATRA）**（ベサノイド®）を主体とする化学療法が第1選択となっている．治療が有効に作用すると，治療終了後に正常造血が回復して，輸血が不要になり，好中球数も増加する．そして，骨髄穿刺を行って治療の評価を行い，CRに到達していれば寛解後療法に進む．CRに到達していない場合には，再度寛解導入療法を行うのが基本である．

### a．M3以外の急性骨髄性白血病に対する寛解導入療法

　65歳未満の若年成人においては，シタラビン100 mg/m$^2$の7日間持続点滴に，アントラサイクリン系薬剤であるダウノルビシン（ダウノマイシン®）50 mg/m$^2$あるいはイダルビシン（イダマイシン®）12 mg/m$^2$の5日間静脈内投与を組み合わせる治療法が標準的である．これにより，70～80％の症例がCRに到達する．65歳以上の高齢者では，心臓や腎臓などの臓器の機能低下といった患者側要因があることが多いために，若年成人と同じ治療を実施できないことも多い．このため，高齢者では個々の症例で，投与量を減量するなどの治療プランを立てる必要がある．この点は，以下のM3やALLでも同様である．

### b．M3に対する寛解導入療法

　染色体異常の**t（15；17）**を有する典型的なM3の症例においては，ATRA（45 mg/

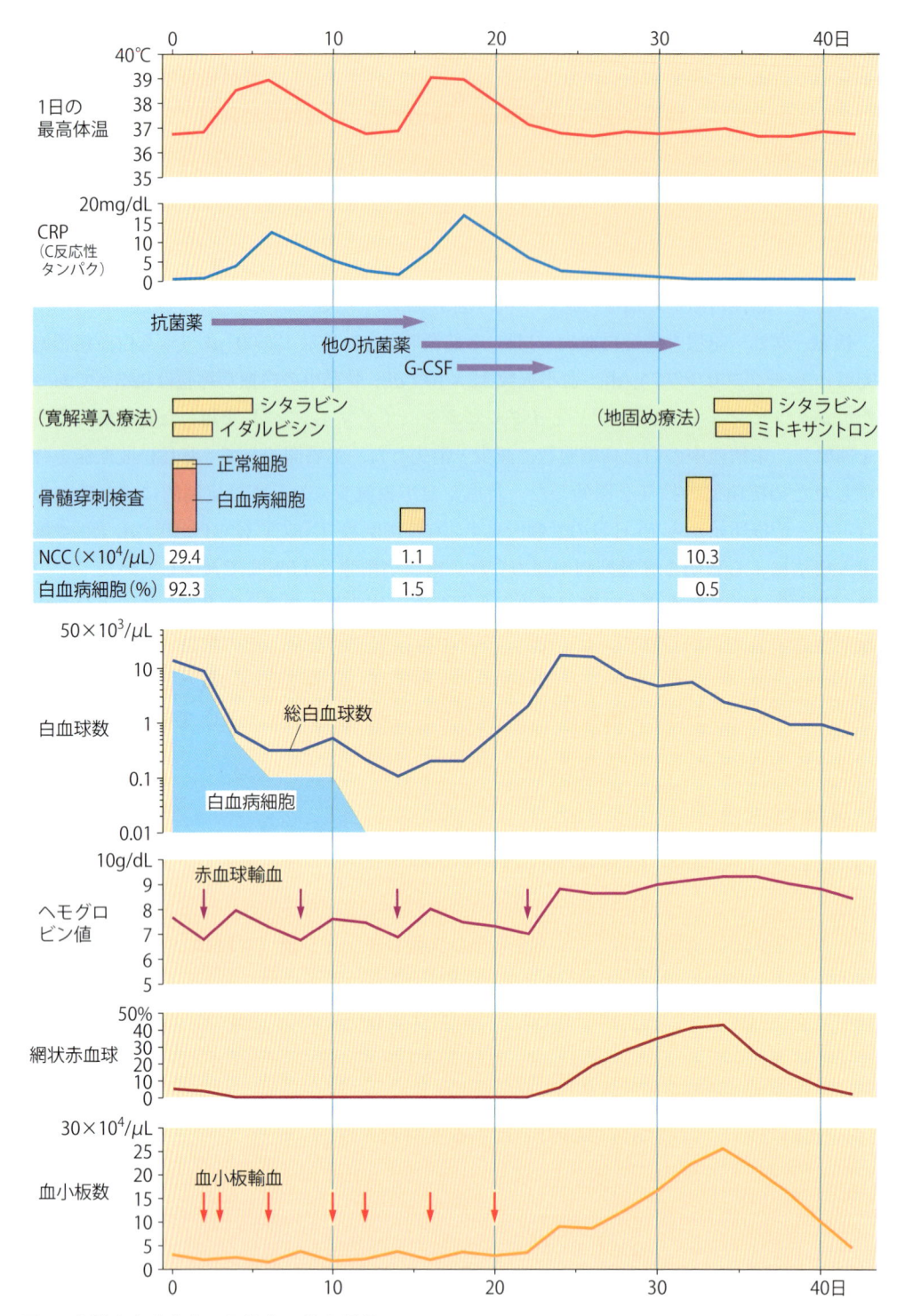

図3 急性白血病患者の入院後の治療経過

m²）の連日経口投与に，アントラサイクリン系薬剤（ダウノルビシンあるいはイダルビシン）を併用するか，さらにシタラビンを併用する治療法が標準的となっている．これらの治療により，90～95％の症例でCRが得られる．ATRAは，白血病細胞の*PML-RARα*融合遺伝子に作用することにより白血病細胞の分化誘導を促す．分化した白血病細胞は増殖能を失い，細胞死を迎える．

このようにATRAはとても有効な治療薬であるが，注意すべき副作用として分化症候群（レチノイン酸症候群）がある．ATRAによる白血病細胞の分化誘導に付随して，さまざまなサイトカインが放出されることなどにより，呼吸困難，血圧低下，肺浸潤影，胸水などの急性呼吸窮迫症候群（ARDS：acute respiratory distress syndrome）に類似した症状・所見が出現して，重篤な場合には多臓器不全にいたるものである．分化症候群が疑われたら，ただちにATRAを休薬するとともに，ステロイドの投与を考慮する．ATRAのその他の副作用として，皮膚・口唇の乾燥や皮膚炎，胃腸障害，高トリグリセリド血症，肝障害などがある．

#### c．ALL に対する寛解導入療法

アントラサイクリン系のドキソルビシン（アドリアシン®），あるいはダウノルビシン（ダウノマイシン®）に，ビンクリスチン（オンコビン®）とプレドニゾロンを併用する化学療法が用いられることが多い．これに，シクロホスファミド（エンドキサン®）やL-アスパラギナーゼ（ロイナーゼ®）などを加える場合もある．これらの化学療法により，70～80％の症例がCRに到達する．また，Ph染色体陽性ALLにおいては，これらの化学療法にチロシンキナーゼ阻害薬を併用することで治療成績の改善が得られている．

### B 寛解後療法

#### a．地固め療法

CR到達後，地固め療法とよばれる治療に移行する．体内に残存している白血病細胞をさらに減少させることを目的としている．M3以外の若年成人AMLでは，シタラビンとアントラサイクリン系薬剤の併用療法を4コース実施するか，シタラビンの大量療法を3コース実施するのが標準的である．M3では，アントラサイクリン系薬剤の投与を基本としていて，ATRAやシタラビンを併用する場合もあり，いずれも治療成績は良好である．ALLでは，寛解導入療法で用いた薬剤も含め，多くの異なる作用機序を有する薬剤を用いる多剤併用療法を実施する．Ph陽性染色体ALLでは，チロシンキナーゼ阻害薬を併用した化学療法が行われる．

#### b．維持・強化療法

地固め療法後に，CRの維持を目的とする維持療法が行われる場合がある．さらに，維持療法に比して，より多めの化学療法薬を用いる強化療法が行われることもある．

M3以外の若年成人AMLでは，シタラビンとアントラサイクリン系薬剤の併用による地固め療法を4コース実施した症例において，維持療法を実施した症例と実施しなかった症例の治療成績に有意差がないことから，維持・強化療法は実施されないことが多い．

M3では，*PML-RARα*融合遺伝子を指標として微小残存病変の有無をチェックしつつ維持療法が行われる．

ALL に対しては 6-メルカプトプリンとメトトレキサート（メソトレキセート®）の内服による維持療法を数年実施する．ビンクリスチンや副腎皮質ステロイドを併用する場合もある．Ph 陽性染色体 ALL では，チロシンキナーゼ阻害薬を併用する化学療法とともに，移植可能症例においては造血幹細胞移植の実施を考慮する．

#### c．造血幹細胞移植

もう1つの重要な寛解後療法として，造血幹細胞移植がある．AML も ALL も，上記のような化学療法による寛解後療法を施行するにもかかわらず，再発する症例もある．したがって，化学療法のみでは長期予後が期待できない症例に造血幹細胞移植が行われる場合がある．成人急性白血病に対する造血幹細胞移植には，現在，自家あるいは同種の骨髄移植と末梢血幹細胞移植，そして臍帯血移植がある．造血幹細胞移植の詳細は第5章を参照されたい．患者の年齢や予測される予後，白血病のサブタイプや病期（何回目の再発か寛解か），ドナーとの移植適合性や移植関連合併症の発症リスクなどを慎重に検討の上で行う必要がある．

### C 中枢神経系白血病の予防・治療

中枢神経系への白血病細胞の浸潤が発症時や経過中に認められることがある．髄膜に浸潤すると，頭痛や嘔気，項部硬直といった髄膜刺激症状が認められる．脳や脊髄へ浸潤した場合には，顔面や外眼筋の麻痺や，手足のしびれなど，浸潤部位に関連した症状が出現する．ALL に多く認められるため，ALL では症状がない場合でも中枢神経系白血病の予防を行う．予防・治療は，メトトレキサート（メソトレキセート®）の髄腔内投与に，頭蓋への放射線照射や，中枢神経系への移行をねらったメソトレキセートあるいはシタラビンの大量投与を組み合わせて実施される．

### D 非寛解例（難治例）や再発例に対する治療（サルベージ療法）

寛解導入療法で CR に到達しない症例や，CR に到達後に再発をきたした症例は，再発・難治例としてサルベージ療法を実施する必要がある．ATRA を含めた化学療法で CR に導入された M3 の再発症例においては，亜ヒ酸が有効である．M3 以外の AML や ALL 症例では，確立した標準なサルベージ療法はなく，個々の症例の全身状態や治療経過などに応じて，さまざまな作用機序の異なる化学療法薬を組み合わせた治療法や，シタラビン大量療法などが選択される．造血幹細胞移植も，可能な症例では積極的に検討する．

### E 支持療法

多剤併用化学療法を施行すると，白血病細胞のみならず，正常の造血細胞もダメージを受け，その数が減少する．このため，化学療法の遂行には支持療法が不可欠である．貧血や血小板減少に対する成分輸血，好中球減少時の顆粒球コロニー刺激因子（G-CSF）の投与，感染症合併時の抗菌薬投与，抗白血病薬投与に際しての副作用対策，造血幹細胞移植時などにおける無菌状態での患者管理などがこれにあたる（5章参照）．

表3 急性白血病の予後因子

| 分類 | 予後因子 |
|---|---|
| M3以外のAML | ①年齢：高齢者は予後不良<br>②全身状態：不良だと予後も不良<br>③初診時白血球数：多い症例は予後不良<br>④白血病細胞の形態：形態異常のある症例は予後不良<br>⑤FAB分類：M0，M4，M5，M6，M7などは予後不良<br>⑥発症様式：2次性白血病は予後不良<br>⑦染色体：t（8；21），t（15；17）などは予後良好<br>⑧遺伝子異常：*FLT3*-ITDという変異を有する症例は予後不良 |
| M3 | 初診時白血球数が多く，血小板数が少ない症例は予後不良 |
| ALL | ①年齢：35歳以上は予後不良<br>②初診時白血球数：多い症例は予後不良<br>③完全寛解（CR）到達までに要する期間：長い症例は予後不良<br>④染色体異常：t（9；22）などは予後不良 |

## F 治療効果・予後

　急性白血病症例の予後に影響を与える因子を**表3**に示す．M3以外の若年成人AML症例全体の5年無再発生存率は，約40％である．M3では，70〜80％以上と良好である．いっぽう，若年成人ALLでは造血幹細胞移植を実施された症例を含め，約30％である．Ph染色体陽性ALLでは，チロシンキナーゼ阻害薬を治療に組み合わせることで，近年，予後の改善が得られてきている．

# 看護計画

## A 予測される経過と看護

### 1）大まかな経過・予後の予測
- 約2年の治療期間を要し，その内6〜8ヵ月は入院治療を行う．
- 経過は急性白血病の亜型（サブタイプ），治療反応性によって大きく異なる．
- 予後については年齢，初診時白血球数，血清LDH値，治療反応性によって異なるが，最も予後に影響を与えるのは染色体異常の種類である．

### 2）看護目標
- 疾患，治療中に予測される症状・合併症や副作用の出現を早期発見し，苦痛の軽減を図る．
- 急激な発症，血液のがんという"不治の病"というイメージの強い疾患であるため，精神的動揺の激しい患者が治療を完遂できるよう精神的支えとなる．
- 治療に伴う主要な合併症である感染症，貧血，出血傾向について，患者自身が理解し予防できるようオリエンテーションを行う．

・長期にわたる入院生活に伴うストレスに対処し，セルフケアが維持できる．

### 3）治療前の看護

#### ●予測される症状
- 貧血症状，発熱，紫斑・歯肉出血などの出血傾向，骨・関節痛，皮疹，リンパ節腫脹など．
- 無症状のまま，健康診断などで，血液データの異常によって発見されることもある．

#### ●ケア・患者指導
- 血液データによっては致死的な合併症を予測できることがあるため，データの早期把握を行い，合併症の予防・早期発見に努める．同時に，患者が危険性を理解し予防行動が取れるよう，オリエンテーションを行う．
- 貧血や発熱などがある場合は苦痛症状の緩和に努める．
- 重大出血や感染性ショックなど急変の可能性を念頭に置き看護を行う．

#### ●心理面のケア
- 病名を告げられすぐに骨髄穿刺などの侵襲の大きな検査を行うため，患者の動揺を理解し介入する．
- 急激な発症，血液のがんという"不治の病"というイメージの強い疾患であり，患者によっては無症状のまま発見されることもあるため，精神的動揺が激しい．診断結果を受け止められないまま治療を行わなければならないこともあるため，精神的支えとなるよう信頼関係の構築を行い，患者が思いを表出できるよう働きかける．
- 同様に家族も精神的動揺が激しいため，家族に対する精神的支援も行っていく．

### 4）治療初期（寛解導入療法）の看護

#### ●予測される症状
- 治療中に生じる可能性のある重大な急性症状に，アナフィラキシーショック，アレルギー反応，腫瘍崩壊症候群がある．
- その他に，抗がん薬の血管外漏出，嘔気・嘔吐，脱毛，骨髄抑制に伴う症状（易感染，貧血，易出血）などがある．

#### ●ケア・患者指導
- 治療に用いる薬剤，スケジュールを理解する．薬剤を安全に用い確実な投与を行う．

①治療中に生じる可能性のある重大な急性症状へのケア・患者指導
- 患者に用いられる薬剤によって副作用の出現を予測し，重大な急性症状出現の早期発見に努める．患者に主要な急性症状の説明を行い，症状出現時はすみやかに医療者に伝えるようオリエンテーションを行う．

②血管外漏出へのケア・患者指導
- 血管外漏出が起きないよう予防する．漏出しにくい血管（関節運動の影響を受けにくい部位，何度も穿刺している場所以外）にルートを確保する．
- 抗がん薬投与前には必ず点滴の漏出がないか確認する．患者に，抗がん薬投与中は穿刺部位の安静を保つこと，血管外漏出症状の説明を行い症状出現時はすみやかに医療者に伝えるようオリエンテーションを行う．
- 血管外漏出発生時の対応は，「12章1．化学療法における症状マネジメント」参照

③悪心・嘔吐へのケア・患者指導
- 嘔吐は"吐く"という恐怖を味わうことによって，次の治療時に前回のつらかった治療を思い出し，心理的な要因によって嘔吐を誘発してしまう予期的嘔吐につながるおそれがあるため，積極的に悪心の緩和に努める必要がある．
- 使用抗がん薬の悪心・嘔吐出現のリスクの把握，悪心・嘔吐の程度・頻度・出現・持続時間，誘発要因，食事摂取状況，体重変化，過去の治療時の悪心・嘔吐症状，患者の理解，悪心・嘔吐への対応方法，苦痛の程度についてアセスメントする．
- 制吐薬を効果的に使用する．
- 患者へ，悪心・嘔吐の出現の可能性，好発時期，対処方法について説明し，症状出現時は決して我慢せずに医療者に伝えるようオリエンテーションを行う．
- 食事は口あたりのよいものを選択する．ゼリーやアイスなどの冷たいもの，刺激物やにおいの強いものは避ける．

④脱毛へのケア・患者指導
- 脱毛の好発時期，必ずまた生えてくることやその時期を伝える．
- 脱毛時は，脱毛した毛が周囲に散らばらないよう，帽子やバンダナの使用を勧め，脱毛した毛はすみやかに片づける．
- 医療用のかつらやキャップ，スカーフを紹介する．
- 普段は毛髪により保護されている頭部が脱毛すると傷つきやすくなり，出血傾向により重大な頭部外傷になりうることを説明し，転倒や打撲に注意するようオリエンテーションを行う．

⑤骨髄抑制へのケア・患者指導
- 骨髄抑制に伴い出現する症状とその予防法についてオリエンテーションを行う．
- 易感染状態になるため，感染予防として，手洗い・うがいの励行，人の多い場所は避けるなどの活動範囲の制限，マスクの着用，予防内服を確実に実施することの重要性をオリエンテーションする．
- また，粘膜障害が発生するため，口内炎予防のためにも手洗い・うがいを励行し，感染経路とならないよう皮膚や粘膜を傷つけない（皮膚を掻破しない，強く歯をブラッシングしないなど）ようオリエンテーションする．
- 貧血症状を説明し，貧血時の活動の注意点として，立ちくらみが起きやすく転倒により重大な出血の合併症を引き起こす可能性があること，シャワーなど循環に大きな影響を与える行為後はとくに立ちくらみなどの症状が出現しやすいことなどをオリエンテーションする．
- 易出血状態になるため，出血予防として以下のことをオリエンテーションする．打撲・転倒を避ける（重大な出血を引き起こすことがある），歯磨きにはやわらかい歯ブラシやスポンジブラシを用いる（機械的刺激を避ける．歯間ブラシは用いない），掻破や努責，強く鼻をかむことを避ける．
- 採血や小さなけがをした時の止血が難しくなっていることを伝え，具体的に止血の方法を指導する．また，駆血帯などの駆血は最小限にし，きつい下着や衣類は避けるよう指導する．

- **心理面のケア**
  - 治療で使用する薬剤の作用と主要な副作用，予防内服の重要性，治療の流れを患者にオリエンテーションし，未知の治療に対する不安をなるべく和らげ前向きに取り組めるようにする．
  - 副作用出現時は決して我慢せず医療者に伝えることが重要であることをオリエンテーションし，医療者も一緒に治療に臨んでいることを伝えていく．
  - 疾患を受け入れられないまま治療が始まってしまう患者・家族もいるため，患者・家族の受け入れ状況をアセスメントし，適切な介入を行う．不安などで不眠を訴える患者もいるため，必要時は薬剤（抗不安薬，睡眠薬）の使用も検討する．
  - 治療が具体的になることで，社会からの隔絶感や今後の人生への不安，経済的負担が現実的なものとなるため，患者の精神的状態を把握する．必要時は精神科医などに専門的な介入を依頼する．
  - 食事が取れないことがプレッシャーにならないよう，口あたりのよい患者の好きなものを食べられるときに食べればよく，無理して食べなくてもよいことを伝える．
  - 脱毛によりボディイメージの変調をきたす患者もいる．治療を受け入れられない原因となることもあるため，患者が思いを表出しやすい関係の成立に努め，訴えを傾聴する．

5）治療中期（地固め療法）の看護

- **予測される症状**
  - 抗がん薬投与に伴う症状については，「4）治療初期：寛解導入療法」と同様，アナフィラキシーショックやアレルギー反応，腫瘍崩壊症候群，抗がん薬の血管外漏出，嘔気・嘔吐，脱毛，骨髄抑制に伴う症状（易感染，貧血，易出血）などがある．

- **ケア・患者指導**
  - 寛解導入療法時に出た副作用は地固め療法時にも出現するおそれがあるため，予測的に介入する．
  - 治療が繰り返されることにより骨髄抑制期間が延長するため，骨髄抑制に伴う症状が長期化する．とくに易感染については重大な感染症に移行することも考えられるため，患者の予防行動のセルフケア強化と症状出現の早期発見に努める必要がある．
  - 肛門周囲など羞恥心を伴う部位のスキントラブルの場合，症状がひどくなってから表出する患者もいるため，発生しやすい合併症であること，重篤化すると致死的な感染症に移行することもあることを伝え，症状出現時は必ず医療者に伝えるよう繰り返しオリエンテーションする．

- **心理面のケア**
  - 寛解導入療法にて寛解に入らなかった場合，治療の変更が余儀なくされ，予後への影響など患者・家族の精神的動揺は激しい．患者・家族の思いの傾聴に努め，精神的危機に陥らないよう注意する必要がある．

6）治療後期（維持・強化療法）の看護

- **予測される症状**
  - 抗がん薬投与に伴う症状については，「4）治療初期：寛解導入療法」と同様である．

### ケア・患者指導

- 維持・強化療法は染色体異常，年齢，寛解までの治療反応など，患者の状態を総合的に判断し治療方法が決定される．経過観察でよい場合，化学療法を継続する必要がある場合，造血幹細胞移植を行う必要がある場合もありうるため，患者の治療内容によりケアの内容も異なる．そのため，患者の病状について入院中から継続的に把握し介入していく必要がある．
- 化学療法を実施する場合，この時期の治療は地固め療法に比べて副作用症状が軽くなるため，外来で実施されることもある．在宅での治療となるためセルフケアが重要になることをオリエンテーションする．
- 造血幹細胞移植時の看護については，「12章6．造血幹細胞移植における症状マネジメント」を参照．
- 外来通院が必要な場合，通院の重要性をオリエンテーションし，自己中断しないよう指導する．

### 心理面のケア

- 治療の長期化によって社会復帰や経済的な不安が表面化するおそれがあるため，患者・家族の今後に対する不安の表出について注意する．
- 外来で化学療法を行う場合，復職の問題が発生する．患者の状況を把握し，復職できるかどうか判断する必要がある．治療を行いながら復職する場合は職場の理解が不可欠であるため，患者の復職に対する考えを聞き，ともに対応を考えていく必要がある．
- 長期に及んだ治療が終わりに近づくと，喜ばしい半面，再発に対する不安は常に患者・家族に付きまとうため，思いの表出を促していく．

## B 退院指導

### 1）今後の治療の説明

- 退院後は外来通院が必須となる．血液データのフォローによる感染症などの合併症や再発の早期発見など，通院することの重要性を伝え，自己中断しないようオリエンテーションする．

### 2）感染予防

- 引き続き感染予防を行うよう指導し，感染症状出現時はすみやかに受診するようオリエンテーションする．
- 感染予防では，居宅の環境，感染症の媒介予防など家族の協力が不可欠となるため，家族を含めたオリエンテーションを実施する．

### 3）生活指導

- 血液データは正常時より低い状態で退院することもあるため，骨髄抑制症状（易感染，貧血，易出血）の増悪に注意する．
- 体力の向上に努める．長期の入院により全身の筋力が低下していることが予想されるため，入院前より疲労しやすい．自分の体力と相談しながら徐々に活動範囲を拡大するようにする．

- 抗がん薬により味覚障害が生じることがあるが，その味覚障害が残存し食事が進まないこともある．しかし回復過程にあるため，なるべく栄養価の高いものを少量でもよいので摂取するよう工夫する．
- 復職について患者がどのように考えているのか，職場の支援体制，理解はどの程度か把握し，復職に向けて準備を進める．

## C 外来フォローアップ

外来については患者個々の状況によって大きく異なるため，受診状況，各種データの把握を行い対応していく必要がある．

**参考文献**
1) 堀田知光，横田弘子編：血液・造血器疾患の治療と看護，南江堂，2002
2) 飯野京子，木崎昌弘，森文子：系統看護学講座専門分野Ⅱ成人看護学4，第13版，医学書院，2013

# 2 慢性骨髄性白血病

## Minimum Essentials

❶ 疫学：慢性骨髄性白血病（CML）の年間発症率は10万人あたり約1人で，やや男性に多い．発症年齢の中央値は45〜55歳である．
❷ 病態・機序：造血幹細胞レベルの未分化な細胞において，9番目と22番目の染色体の相互転座（一部がお互いに入れ替わること）が起こって発症する．
❸ 症状：白血球増多や貧血，血小板増多，脾腫をきたす．自覚症状に乏しい．白血球数の増加に伴い，全身倦怠感や肝脾腫に基づく腹部膨満感などが出現する．
❹ 治療法：無治療で放置すると，数年間の緩慢な慢性期ののち，移行期を経て，芽球の増加する急性転化期にいたる．慢性期のうちに診断し，チロシンキナーゼ阻害薬の内服療法を開始することが治療上のポイントとなる．
❺ 治療経過・予後：8割以上の症例に長期生存が期待できる．

## I 慢性骨髄性白血病とは

**慢性骨髄性白血病**（CML：chronic myeloid leukemia）は，造血幹細胞レベルの未分化な細胞が腫瘍化し，白血球増多や貧血，血小板増多，脾腫などが生じる血液悪性腫瘍である．CMLの年間発症率は，10万人あたり約1人で，やや男性に多い．発症年齢の中央値は45〜55歳である．90〜95％の症例で，**フィラデルフィア染色体（Ph染色体）**とよばれる染色体異常が血液細胞に認められる．

## II 成因，病態

### A 成因

造血幹細胞レベルの未分化な細胞において，t（9；22）（q34；q11.2）と表記される9番目と22番目の染色体の相互転座が起こることが原因となる．その結果，22番染色体上のBCR遺伝子に9番染色体上のABL遺伝子が融合して生じる**BCR-ABL融合遺伝子**を有するフィラデルフィア染色体とよばれる異常な染色体(22q−と表記される)が形成される．CMLは，BCR-ABL融合遺伝子から産生されるBCR-ABLという恒常的に活性化されている**チロシンキナーゼ**によって，造血細胞の増殖が過剰に促進されるために発症する（図1）．

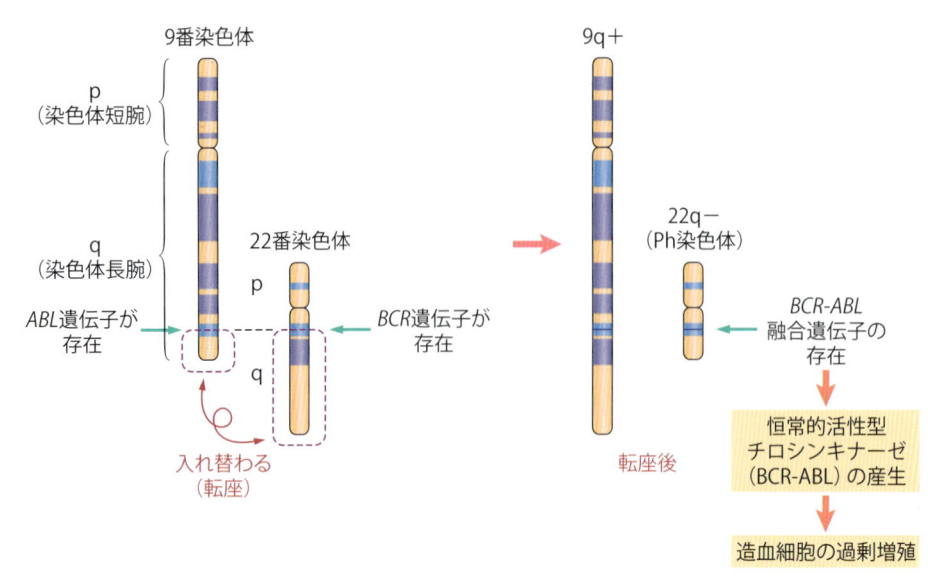

**図1 慢性骨髄性白血病の発症メカニズム**
9番と22番の染色体が破線（-----）の部位で切断され，お互いに入れ替わることで，*BCR-ABL* 融合遺伝子を有するフィラデルフィア（Ph）染色体が形成される．そして，その遺伝子産物である BCR-ABL が，チロシンキナーゼ活性を示して造血細胞の過剰な増殖を促すことで CML が発症する．

### B 病態

慢性期，移行期，急性転化期の3つの病期があり，慢性期のうちに診断し，チロシンキナーゼ阻害薬の内服療法を開始することが重要である．無治療で放置すると，数年の緩慢に経過する慢性期ののち，移行期を経て，芽球の増加する急性転化期にいたり，治療抵抗性を示し予後不良となる．急性転化期に認められる芽球は多くの場合，骨髄系であるが，20～30％の症例ではリンパ系で，その多くは B 細胞系である．これは，慢性骨髄性白血病が造血幹細胞レベルの未分化な細胞の腫瘍であることによる．

## III 臨床症状

### a．自覚症状

貧血による全身倦怠感，易疲労感，動悸，息切れ，めまい，頭痛や，脾腫による腹部膨満感，腹部腫瘤の触知などがある．そのほか，食欲不振，体重減少，発熱などが認められる．緩慢に経過するため，特別な症状がなく偶然の機会に診断されることも多い．

### b．他覚所見，身体所見

肝脾腫，骨叩打痛，貧血による顔色不良や眼瞼結膜蒼白などがある．なかでも脾腫は高頻度（約50％）に認められ・しばしば巨大な脾腫（巨脾）を呈する．

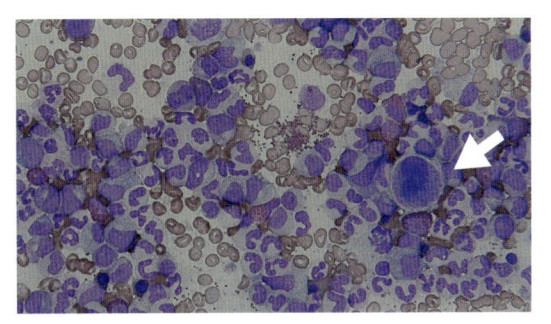

**図2 慢性骨髄性白血病の骨髄所見**
顆粒球系細胞が増加している．巨核球も認められる（矢印）．

# Ⅳ 検査，診断

## A 慢性期の診断

### a．末梢血所見

慢性期では，白血球増多（1万～数十万/μL）に貧血，血小板増多を伴うことが多い．白血球分画上，好中球を主体に骨髄芽球にいたるまでの各分化段階の幼若細胞が認められる．とはいえ，骨髄芽球は数％にとどまり，急性白血病のような白血病裂孔は認められない．好酸球や好塩基球の絶対数も増加している．また，好中球アルカリホスファターゼ（NAP）活性が健常者に比して低下しているのが，大きな特徴の1つである．

### b．血液生化学所見

白血球から産生されるビタミン$B_{12}$結合タンパクが白血球増多に伴い増加することにより，血清ビタミン$B_{12}$の上昇が認められる．LDH（乳酸脱水素酵素）値や尿酸値も上昇する．

### c．骨髄所見

有核細胞数の著明な増加が認められ，過形成を呈する．顆粒球系が主体であるが，巨核球数も増加している．顆粒球系細胞分画は，正常の比率と大差なく，骨髄芽球も数％である（図2）．

### d．染色体検査

染色体検査にて，90～95％の患者でt（9；22）が認められる．遺伝子検査（FISH法やRT-PCR法）で*BCR-ABL*融合遺伝子を証明する方法も有用である．

### e．鑑別診断

類白血病反応をきたす疾患と鑑別する必要がある．類白血病反応とは，感染症・悪性腫瘍の骨髄転移・急性出血や溶血などの白血病以外の原因によって幼若白血球が末梢血中に出現している状態である．骨髄線維症などの骨髄増殖性疾患でも末梢血中に幼若白血球が出現する．これらの疾患との鑑別には，NAP活性と染色体検査が決め手となる．

## B 急性転化の診断

慢性期の経過中，①白血球数が増加傾向を示す，②血小板数が増加ないし低下する，③脾腫の増大が認められる，④染色体検査でt（9；22）以外の付加的染色体異常の出現する，などが認められる場合，移行期への進展が示唆される．さらに，⑤末梢血中で20％以上の好塩基球増加や，⑥末梢血中や骨髄での芽球の増加傾向が認められる場合には，急性転化期への移行が示唆される．

# V 治療

## A チロシンキナーゼ阻害薬

慢性期の症例は，通常，外来で診断し，治療を開始する．新たに診断された慢性期症例では，BCR-ABLの作用を阻害するチロシンキナーゼ阻害薬の内服が第1選択となる．治療効果は，血液学的データの改善の有無とともに，染色体検査や遺伝子検査によってPh染色体陽性細胞や BCR-ABL mRNA の減少の度合いを確認することで判定される．最初に登場したチロシンキナーゼ阻害薬であるイマチニブ（グリベック®）の内服によって，8割以上の症例に長期生存が期待でき，移行期や急性転化期への進行はわずか7％と，画期的な治療成績が示されている．

イマチニブに抵抗性ないし不耐容であった症例では，その後に開発された第2世代チロシンキナーゼ阻害薬（ダサチニブ（スプリセル®），ニロチニブ（タシグナ®））に切り替えることが推奨され，効果が期待できる．また，第2世代チロシンキナーゼ阻害薬は，イマチニブより強いBCR-ABL抑制作用が認められることから，現在の標準治療とみなされるにいたっている．

チロシンキナーゼ阻害薬の主な副作用として，体液貯留（浮腫，胸水，心嚢液貯留），消化器症状（嘔気，下痢など），皮疹などがある．また，ダサチニブやニロチニブでは，心電図異常（QTc延長）がある．

チロシンキナーゼ阻害薬の投与を開始されている慢性期の患者では，白血病自体の症状は乏しいものの，チロシンキナーゼ阻害薬の副作用による症状がしばしば認められるので，その発現の有無に注意が必要である．

## B 同種骨髄移植

第2世代チロシンキナーゼ阻害薬に抵抗性を示す症例では，同種骨髄移植を考慮する．また，移行期，急性転化期においても，移植可能症例では同種骨髄移植が推奨される．

## 看護のポイント

### 1 大まかな経過・予後の予測

- 健康診断で発見されることが多く，無症状のまま経過する．
- 慢性骨髄性白血病はイマチニブなど，特効薬の内服をすることで長期的な予後が見込まれる．
- 慢性リンパ性白血病の進行は緩慢で無治療経過観察となることが少なくなく，進行に応じて化学療法を開始する．

### 2 看護目標

「急性白血病」の項目（167 ページ参照）と同様である．

### 3 治療時の看護

#### ●予測される症状

- 原疾患による症状は，急性白血病と同様の症状（167 ページ参照）に加え，慢性骨髄性白血病では脾腫（腹部膨満感）が特徴的である．
- 無症状のまま，健康診断などで，血液データの異常によって発見されることもある．
- イマチニブによる合併症・副作用は，皮膚の発疹，血液毒性（易感染，貧血，出血傾向），眼瞼・顔面・ふくらはぎの浮腫，悪心・嘔吐・下痢などの消化器症状，肝・腎臓機能障害，倦怠感，筋肉痛である．

#### ●ケア・患者指導

- 慢性骨髄性白血病の治療はイマチニブなどの内服による治療が主になっているため，外来での治療が中心となる．
- 緩慢に経過するため症状のないまま治療が始まるが，治療開始後は副作用（皮疹，浮腫，嘔気など）が出現することがあるため，自己中断してしまう患者もいる．しかし，イマチニブ服用の中断は再発や治療抵抗性を増すことになるので，内服を自己判断で中断しないようオリエンテーションする必要がある．
- イマチニブなどの薬剤は薬価が高価であるため，早期に高額医療制度の認定を受けることを勧める．
- 副作用が出現し内服ができないときには受診するようオリエンテーションする．
- グレープフルーツジュースや鎮痛薬のアセトアミノフェン（カロナール®）は，相互作用を引き起こし副作用を増強させる恐れがあるため，控えるようオリエンテーションする．
- 治療計画は染色体異常，年齢，治療反応など患者の状態を総合的に判断し決定される．患者によって治療・ケアの内容は異なるため，患者の治療計画に基づき介入を行っていく．

### ●心理面のケア

- 長期生存が期待できるとはいえ急激な発症，血液のがんという"不治の病"というイメージの強い疾患であり，患者によっては無症状のまま発見されることもあるため，精神的動揺が激しい．診断結果を受け止められないまま治療を行わなければならないこともあるため，精神的支えとなるよう信頼関係の構築を行い，患者が思いを表出できるよう働きかける．
- 同様に家族も精神的動揺が激しいため，家族に対する精神的支援も行っていく．
- 病名を告げられすぐに骨髄穿刺などの侵襲の大きな検査を行うため，患者の動揺を理解し介入する．
- 治療で使用する薬剤の作用・副作用，継続して治療を受けることの重要性を患者に説明し，未知の治療に対する不安をなるべく和らげ前向きに取り組めるようにする．
- 副作用出現時は決して我慢せず医療者に伝えることが重要であることを説明し，医療者も一緒に治療に臨んでいることを伝えていく．

# 3 | 真性赤血球増加症（真性多血症）

> **Minimum Essentials**
> 
> ❶ 疫学：年間発生率は人口10万人あたり約2人と推定されている．診断時年齢は50〜60歳代が多く，やや男性に多い．
> ❷ 病態・機序：造血幹細胞レベルの異常によって赤血球産生が亢進している疾患である．白血球と血小板も増加して，脾腫が認められる．
> ❸ 症状：循環血液量が増加して血液粘稠度（ねばりけ）が上昇することにより，血流がうっ滞して多様な臨床症状を呈する．
> ❹ 治療法：治療は瀉血療法が基本である
> ❺ 治療経過・予後：治療を受けた場合の平均生存期間は，10年前後である．年間死亡率は約3％で，死因は血栓症が多い．

## I 真性赤血球増加症とは

　造血幹細胞レベルの異常による**骨髄増殖性疾患**の1つ．赤血球，白血球，血小板のいずれも増加する汎血球増加症をきたすが，なかでも赤血球の増加が顕著である．患者血液細胞には，**JAK2**という細胞の増殖に関与する遺伝子の異常が認められる．循環血液量が増加して血液粘稠度が上昇することにより，血流がうっ滞して多様な臨床症状を呈する（過粘稠度症候群）．脾腫を伴うことが多い．診断時年齢は50〜60歳代が多く，男女比は1.2〜2.2：1と，やや男性に多い．本症の年間発生率は，人口10万人に対し約2人と推定されている．治療は，患者血液の一部を抜き取ることでヘマトクリットを低下させる瀉血療法が基本となる．

## II 成因・病態

　造血幹細胞レベルの幼弱な細胞の異常によって，血液細胞の産生が亢進して発症すると考えられる．細胞増殖に関与するJAK2遺伝子の変異がほぼ全症例に認められ，病態に深くかかわっている．継時的に，①赤血球の軽度増加がみられる**前多血症期**，②明らかな赤血球増加がみられる**顕性多血症期**，そして③続発した**骨髄線維症**によって血球はむしろ減少傾向を示して**髄外造血**（骨髄外の肝臓や脾臓などで造血が行われること）がみられる**多血症後線維化期**の3期に分類される．急性白血病へ移行する場合もある．

## Ⅲ 臨床症状

①赤血球量と血液量が増加することによる症状：赤ら顔，結膜充血，高血圧，皮膚の瘙痒感など．
②血液粘稠度上昇に基づく循環障害による症状：神経系症状（頭痛・頭重感，めまい，耳鳴，脱力感，視力障害，異常知覚，意識障害発作）や，心血管系症状（狭心症，間欠性跛行，静脈血栓・血栓性静脈炎）など．脳梗塞や心筋梗塞にいたることもある．
③臓器腫大：脾腫は約7割の症例に認められ，重要な所見である．急激な増大や脾梗塞をきたすと激しい腹痛を訴える．軽度の肝腫大も約半数の患者で認められる．
④血小板機能異常による出血傾向：消化管出血など．
⑤全身症状：息切れ・呼吸困難，倦怠感，体重減少など．

## Ⅳ 検査，診断

### a．末梢血所見

①赤血球：赤血球数は著明に増加し，700万/μLを越えていることも多い．血中ヘモグロビン濃度は18～24 g/dLであることが多いが，鉄欠乏をきたしてヘマトクリット値が低下していき，小球性低色素性の所見を示すこともある．
②白血球：顆粒球が増加して，白血球数はしばしば12,000/μL以上に増加する．好塩基球や好酸球も増加していることがある．85％の症例で好中球アルカリホスファターゼ・スコアが上昇している．
③血小板：血小板増加（40万/μL以上）も約半数の症例で認められる．

### b．骨髄所見

白血球，赤血球，血小板の3血球系統の細胞が増えるため，過形成を呈している．骨髄の線維化が進行してくると，骨髄穿刺にて骨髄液を吸引できなくなる，いわゆるドライ・タップ（骨髄吸引不能）を呈するので，骨髄生検で線維化の程度を評価する．

### c．その他の検査所見

赤血球増加を反映して赤沈は遅延し，血液粘稠度は正常の5～8倍に上昇している．また，血球増加を反映して血清乳酸脱酵素（LDH）や尿酸の上昇，脾腫が認められる．

### d．鑑別と確定診断

相対的赤血球増加症ならびに2次性赤血球増加症との鑑別が必要である．

相対的赤血球増加症とは，脱水などの体液の喪失によって血液中の血漿量が低下するために，赤血球の占める割合が相対的に増加して，血液検査で赤血球数が増加している状態のことである．

2次性赤血球増加症とは，赤血球造血に関与するエリスロポイエチンの再生が増加して赤血球数が増加している状態である．慢性肺疾患や心不全，あるいは高地滞在などに基づく低酸素血症の持続時や，エリスロポイエチン産生腫瘍などが原因となる．後者は，がん細胞がエリスロポイエチンを産生するもので，腎がんや肝がんなどでまれにみられる．

表1　赤血球増加症の鑑別

| 鑑別項目 | 真性赤血球増加症 | 2次性赤血球増加症 | 相対的赤血球増加症 |
|---|---|---|---|
| 循環血球量 | 増加 | 増加 | 正常 |
| 白血球数 | 増加 | 正常 | 正常 |
| 血小板数 | 増加 | 正常 | 正常 |
| NAPスコア | 増加 | 正常 | 正常 |
| 骨髄所見 | 3血球系統過形成 | 赤芽球過形成 | 正常 |
| 酸素飽和度 | 不変 | 低下することがある | 正常 |
| 血清ビタミン$B_{12}$ | 上昇 | 正常 | 正常 |
| エリスロポエチン | 低下 | 上昇 | 正常 |
| JAK2遺伝子の異常 | あり | なし | なし |

表2　真性赤血球増加症の診断基準（WHO分類，2008年）

真性多血症は，以下の大基準の1と2の両方を同時に満たすか，もしくは大基準の1と小基準の2つ以上を同時に満たすことで診断される．

＜大基準＞
①Hb値：男性で18.5 g/dL，女性で16.5 g/dLを超える．
　もしくは以下の所見のいずれかが確認できる．
　・Hb値もしくはHt値が年齢，性別，居住地の高度（酸素濃度の低下）を考慮した基準値の99パーセンタイル値を超える．
　・Hb値が男性で17 g/dL，女性で15 g/dLを超え，かつ発症前の基礎値より2 g/dL以上上昇している．
　・赤血球量が予測値の25％を超える．
②JAK2V617F遺伝子変異，もしくは類似したJAK2遺伝子変異が存在する．
＜小基準＞
①骨髄において赤血球・白血球・血小板各系統の増殖による過形成が認められる．
②血清エリスロポイエチン値が低値を示す．
③内因性の赤芽球コロニー形成が認められる．

鑑別のポイントを**表1**に示す．また，真性赤血球増加症の診断基準を**表2**に示す．まだ発症して間もない場合には，診断基準を満たさないことがあるので，疑わしい場合には数ヵ月に1度の割合で経過観察を行う．

# V 治療

## A 瀉血療法

**瀉血**とは，治療目的に血液を体外に排出することである．本疾患の治療の主体をなす．もっともすみやかに循環赤血球量を低下させることができる．Ht（ヘマトクリット）値45％を目標に，400 mL程度の瀉血を数日おきに繰り返す．目標値に達したら，そのレベルを維持するように経過をみながら瀉血を繰り返す．

瀉血時の看護上の注意点を以下に示す.
①瀉血前に病状を把握しておく
②患者の精神的不安を取り去るようにつとめる.
③瀉血前後でバイタルサインを測定：とくに血圧の変動に注意
④瀉血中，瀉血後の自覚症状出現の有無を把握する：貧血症状や低血圧症状などが認められないか注意する.
⑤瀉血後に止血確認をきちんと行う
⑥瀉血時間，瀉血量の確認をする.

### B 化学療法

瀉血のみではコントロールできない患者や，血栓症の既往のある患者などが適応となる．薬剤としては**ハイドロキシウレア**（ハイドレア®）がもっともよく用いられる．ほかに，ブスルファン（ブスルフェクス®）やラニムスチン（サイメリン®），インターフェロン-α（スミフェロン®，イントロンA®,）などが用いられる場合がある．また，JAK2阻害薬ルキソリチニブ（ジャカビ®）などの臨床試験も行われている．

### C 合併症に対する外科手術

真性赤血球増加症患者に消化器病などの他疾患が合併し，外科的治療を要することが，しばしば起こりうる．本疾患においては，外科手術は病状が安定して血液像も落ちついている時に施行する必要がある．病状不安定時の手術は，術後出血などの術後合併症を併発する可能性が高く，原則的に禁忌である．緊急的にやむをえない場合には，瀉血後に行う必要がある．

## 看護のポイント

### 1 大まかな経過・予後の予測

- 赤血球数をコントロールすることで予後は良好である．
- まれに急性白血病や骨髄線維症に進行することがある．

### 2 看護目標

- 疾患，治療に伴う症状の出現を早期発見し，苦痛の軽減を図る．
- 外来での治療が主となるため，治療中に予測される合併症や副作用の出現を患者自身が早期発見できるよう指導する．
- 血栓症への移行の予防，早期発見に努め，重大な合併症を発症するのを予防する．
- 長期にわたる治療に伴うストレスに対処し，セルフケアが維持できる．

## 3 治療時の看護

### ●予測される症状

- 全身の毛細血管に破綻，閉塞が起きる可能性があるため，発生した場所により症状が異なる．
- 主な症状には次のものがある．頭重感・耳鳴り・めまい，顔面紅潮感，高血圧，血栓症（脳血管障害，心筋梗塞，静脈血栓症）による症状*，易出血，脾腫，皮膚瘙痒感（ヒスタミン増加による），胃潰瘍（ヒスタミン増加による）．

### ●ケア・患者指導

- 外来での治療となるため，患者指導が中心的な看護ケアとなる．
- 赤血球のコントロールにより長期生存が望める疾患であるため，定期的な外来通院，治療継続の重要性を患者に指導する．
- 血栓症・胃潰瘍など自覚症状の把握が重要となるため，予測される症状と症状出現時の対応について患者・家族に指導する．
- 合併症の出現，その種類により治療・ケアの内容は異なってくるため，患者の治療を把握し，必要な介入を実施する．

### ●心理面のケア

- きちんと受診し治療を受け，赤血球数をコントロールすることで，予後は良好であることを伝え，患者とその家族が過度の不安に陥るのを防ぐ．

---

*脳血管障害の症状：意識障害，麻痺，ろれつが回らないなどの言語障害など
*心筋梗塞の症状：胸痛，呼吸困難，息切れ，嘔気，冷や汗など
*静脈血栓症の症状：皮膚色の変化，浮腫，しびれなど

# 4 原発性骨髄線維症

> **Minimum Essentials**
>
> ❶ 疫学：まれな疾患で，米国での発症率は 10 万人に 1 人である．日本での発症年齢の中央値は 66 歳で，男女比は 2：1 と男性に多い．
> ❷ 病態・機序：造血幹細胞に異常が生じ，骨髄の血液細胞が増加する骨髄増殖性疾患の 1 つ．増加した血液細胞，とくに巨核球から産生されるさまざまなサイトカインが骨髄の線維芽細胞を刺激して骨髄の線維化が起こる．
> ❸ 症状：骨髄の線維化に伴い，肝や脾での血液細胞の産生（髄外造血）が起こり，肝脾腫をきたす．
> ❹ 治療法：同種造血幹細胞移植が治癒をもたらす唯一の治療法である．症状に応じて薬物療法や放射線療法も行われるが，貧血や脾腫が軽度で明らかな症状のない患者では，とくに治療せずに経過観察を行う．
> ❺ 治療経過・予後：5 年生存率は約 40％である．

## I 原発性骨髄線維症とは

　**原発性骨髄線維症**は，骨髄が線維化し，肝や脾など骨髄以外の場所での造血（**髄外造血**）が起こる疾患である．**骨髄増殖性疾患**の 1 つに分類されている．

　まれな疾患で，日本における正確な疫学調査のデータはないが，米国での発症率は 10 万人に 1 人である．わが国での発症年齢の中央値は 66 歳で，男女比は 2：1 と男性に多い．

## II 成因・病態

　造血幹細胞の異常によって造血細胞が自律的に増殖する腫瘍性疾患である．細胞増殖にかかわるチロシンキナーゼである *JAK2* の遺伝子変異が約半数の症例で認められ，このような遺伝子異常が造血細胞の自律増殖に関与していると考えられている．増加した血液細胞，とくに巨核球から産生されるさまざまなサイトカインが骨髄の線維芽細胞を刺激して骨髄の線維化が起こる．また，肝臓や脾臓といった臓器で**髄外造血**が起こり，肝脾腫をきたす．ときに，臍の高さにまで達する著明な**脾腫（巨脾）**がみられる．

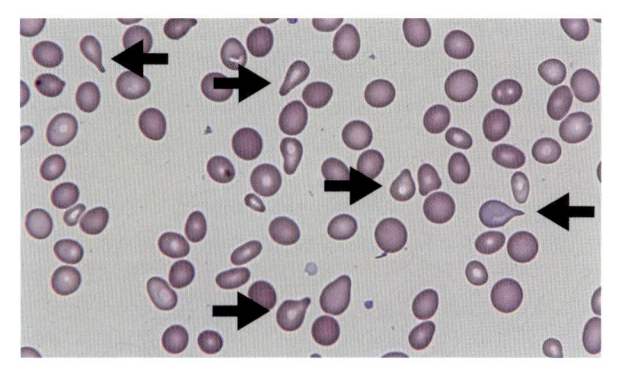

図1　原発性骨髄線維症症例の涙滴赤血球（矢印）

## Ⅲ　臨床症状

　全身倦怠感，動悸，息切れなどの貧血症状と，脾腫に伴う腹部膨満感や腹痛などが主体である．発熱や体重減少などがみられることがある．まだ症状がなく，健診などの偶然の機会に発見されることも多い．

## Ⅳ　検査・診断

### a．末梢血所見

　血液検査で正球性貧血が認められる．白血球数は1〜2万/μL程度に増加していることが多い．血小板数は，増加している場合と減少している場合がある．また，通常では末梢血中には認められない未成熟段階の顆粒球と赤芽球がみられる白赤芽球症を呈し，涙滴のような形をした赤血球（涙滴赤血球　図1）や，通常よりも大きな血小板（巨大血小板）なども認められることが多い．

### b．骨髄所見

　骨髄穿刺検査では，骨髄吸引不能（ドライ・タップ）を呈する．骨髄生検により線維化（細網線維とコラーゲン線維の増生）を証明する．

### c．その他の検査所見

　エコーやCT検査で，肝脾腫が認められる．

### d．鑑別と確定診断

　原発性骨髄線維症の診断基準（WHO 2008年）を表1に示す．
　骨髄線維症は，さまざまな基礎疾患に続発して，反応性，2次性に発症する場合があるので，2次性骨髄線維症を起こしうる基礎疾患（表2）の存在を除外する必要がある．2次性骨髄線維症の基礎疾患の多くは悪性腫瘍で，とくに血液腫瘍が多い．

表1　原発性骨髄線維症の診断基準（WHO, 2008年）

大項目の3つすべてと，小項目4項目のうち2項目以上を満たした場合，原発性骨髄線維症と診断する．

＜大項目＞
① 巨核球の増殖と異形成に，細網線維とコラーゲン線維の増生を伴う．細網線維の増生を伴わない場合は，骨髄細胞成分の増加と顆粒球系細胞の増加と，しばしば赤芽球系細胞の減少を伴うこと．
② 慢性骨髄性白血病，真性赤血球増加症，骨髄異形成症候群やその他の骨髄系腫瘍の診断基準に合致しない．
③ JAK2 V617F 変異，またはクローナルな増殖を起こしうる他の遺伝子異常がある．あるいは反応性の骨髄線維化を否定できる．

＜小項目＞
① 白赤芽球症
② 血清LDH値の上昇
③ 貧血
④ 触知可能な脾腫

表2　二次性骨髄線維症の基礎疾患

Ⅰ．血液疾患
① 骨髄増殖性疾患
　・慢性骨髄性白血病
　・真性赤血球増加症
　・本態性血小板血症
② 急性白血病
　・急性骨髄性白血病
　・急性リンパ性白血病
③ 悪性リンパ腫
④ 骨髄異形成症候群

Ⅱ．血液疾患以外
① がん
② 感染症（結核菌や真菌など）
③ 膠原病

# Ⅴ 治療

## A 同種造血幹細胞移植

　原発性骨髄線維症は造血幹細胞レベルの腫瘍なので，同種造血幹細胞移植が治癒をもたらす唯一の治療法である．したがって予後不良と考えられる症例では，移植を考慮すべきである．予後不良因子は，Hb 10 g/dL 未満の貧血，発熱・盗汗・体重減少の持続，2.5〜3.0万/μL 以上の白血球増加，末梢血に出現する芽球が白血球分画で1％以上，男性などである．ただし，高齢者の割合が多いため，移植の適応となる症例は限られる．

## B 薬物療法

　貧血に対してダナゾール（ボンゾール®）や酢酸メテノロン（プリモボラン®）の内服が有効な場合がある．また，JAK2阻害薬（ジャカビ®）も利用可能となっており，治療成績の向上が期待されている．

## C 放射線療法

　脾腫に基づく腹部膨満感や腹痛などの症状が強い場合には，脾臓への放射線照射を行う場合もある．

## D 無治療経過観察

　原発性骨髄線維症では，貧血や脾腫が軽度で，明らかな症状のない患者では，とくに治療せずに経過観察を行うこともしばしばある．ただし，無症状で，病状が落ち着いていても，多くは年単位で緩慢に進行していくので，定期的な通院の必要性を患者や家族に指導

する．貧血が軽度で，脾腫もないか，あっても軽度で，自覚症状にも乏しい場合には，ほぼ今まで通りの日常生活を送ることが可能であるので，むやみに制限するべきではない．貧血や脾腫，出血傾向などの合併症を有する場合には，より頻回な外来フォローが必要である．

わが国における原発性骨髄線維症患者全体の5年生存率は約40％である．主な死因は，感染症，白血病への移行，出血などであるので，それらの発現を見逃さないようにフォローしていく．

## 看護のポイント

### 1 大まかな経過・予後の予測

- 発症して3〜5年は無症状で経過し，徐々に症状が出現する．確立された治療法がなく，同種移植以外では治癒が望めず，診断されてからの平均寿命は約4年であるが個人差が大きい．
- 輸血による鉄過剰で心不全に移行する場合がある．

### 2 看護目標

- 疾患に伴う症状の出現を早期発見し，苦痛の軽減を図る．
- 患者に定期的な通院の必要性を理解してもらい，症状出現時はすみやかに受診するよう指導する．

### 3 治療時の看護

#### 予測される症状

- 貧血，体重減少，肝脾腫（腹部膨満感・腹痛）
- 無症状のまま，健康診断などで，血液データの異常によって発見されることもある．

#### ケア・患者指導

- 明らかな症状がない場合，治療を行う必要がないため，患者は発症前と変わらない生活が可能である．
- 症状出現時は病期の進行が予測されるため，定期的な受診の必要性を指導する．
- 予測される症状と症状出現時の対処法について指導する．

#### 心理面のケア

- 確立された治療法がなく治癒が望めない疾患であることを理解し，定期的な受診や治療を継続する必要があるため，患者・家族に疾患の受け入れを促す必要がある．患者・家族の精神的支えとなり，思いの表出を促していく．

**参考文献**

1) 難病情報センター，骨髄線維症
   http://www.nanbyou.or.jp/entry/103（2014年10月8日検索）

# 9章 リンパ・免疫系疾患の治療と看護

## 1 悪性リンパ腫

> **Minimum Essentials**
>
> ❶ 疫学：わが国の悪性リンパ腫の罹患率は10万人あたり15人程度であるが，年々増加傾向にある．男女比は約3：2と男性に多く，60～70歳台が発症のピークである．組織学的にホジキンリンパ腫（HL）と非ホジキンリンパ腫（NHL）に大別され，HLは5～10％程度である．
> ❷ 病態・機序：一部の病型を除いてほとんどの場合で不明である．後天的な遺伝子異常が発症に関与するが，単一の原因で発症する疾患ではないと考えられる．
> ❸ 症状：リンパ節腫脹を認める．症状は発生部位によるため多彩である．全身症状として，発熱，盗汗，体重減少などがある．
> ❹ 治療法：化学療法による全身療法が基本であるが，病型や病期により，用いる薬剤，放射線照射の併用，自家造血幹細胞移植併用の大量化学療法などを検討する．
> ❺ 治療経過・予後：HLは治療により長期生存が高率に望める．NHLは病型や病期により，長期生存が期待できるものから予後不良のものまで多彩である．

### I 悪性リンパ腫とは

　骨髄や末梢血，リンパ組織に存在するリンパ球に由来する，リンパ系悪性疾患の総称をいう．近年のわが国における悪性リンパ腫の罹患率は，人口10万人あたり15人程度であるが，年々増加傾向にある．男女比は約3：2と男性に多く，60～70歳台が発症のピークである．

#### A 組織分類

　悪性リンパ腫は，非常に多彩な組織型に分類される．それらがすべて別の疾患というわけではないが，臨床症状，効果が期待される薬剤，予後などが大きく異なる病型もあり，正確に分類することが重要である．悪性リンパ腫の組織分類は，WHO分類が広く用いられている．組織学的にホジキンリンパ腫（HL：Hodgkin lymphoma）と非ホジキンリ

ンパ腫（NHL：non Hodgkin lymphoma）に大別される．悪性リンパ腫の大半は NHL であり，わが国における HL の頻度は全悪性リンパ腫のうち 5〜10% 程度である．NHL は，由来となるリンパ球の種類に基づき，B 細胞性，T または NK 細胞性に分類されている．リンパ系腫瘍のうち，WHO 分類で悪性リンパ腫に分類されている病型は**表1**のとおりである．

### B 臨床分類

NHL では，組織型による病型分類の他に疾患の悪性度，活動性や侵攻性といった病勢の程度を考慮した，臨床経過による分類がなされる．無治療での予後が年単位で進行するという低悪性度のものを**インドレントリンパ腫（indolent lymphoma）**，月単位で進行する中悪性度のものを**アグレッシブリンパ腫（aggressive lymphoma）**，週単位で進行する高悪性度のものを**高度アグレッシブリンパ腫（highly aggressive lymphoma）**とする分類が広く用いられている．WHO 分類における臨床分類は**表2**のとおりである．

## II　成因

悪性リンパ腫の成因は，一部の病型を除いてほとんどの場合で不明である．リンパ組織における後天的な遺伝子異常が発症に関与するが，悪性リンパ腫のうち最も高頻度な病型であるびまん性大細胞型 B 細胞性リンパ腫の発症に関与する遺伝子異常は 50 種類ほどもあり，これらの異常がさまざまな組み合わせで起こるとされており，単一の原因で発症する疾患ではないと考えられる．これらの遺伝子異常を引き起こす原因として，抗がん薬などの薬物，放射線被曝，ウイルス感染などがあるが，これらに曝露されていなくても悪性リンパ腫を発症しうる．

## III　臨床症状

### A ホジキンリンパ腫（HL）

悪性リンパ腫におけるリンパ節腫脹は，通常は無痛性で，触診上，弾性硬と表現される硬さを示す．周囲の組織との癒着も少なく，可動性がある．HL は，頸部リンパ節を初発部位とすることが多い．

病変は，リンパ流に沿って連続性に進展していく事が多い．病変の存在部位や進展の具合によっては，気道や血管の圧迫症状，胆管の閉塞による黄疸，肝機能障害，尿管の圧排による水腎症，腎機能障害などをきたす場合もある．

古典的には，3〜10 日間発熱が持続した後に無熱となり，その後にまた発熱と無熱を繰り返すという**波状熱：ペル・エブスタイン（Pel-Ebstein）熱**を合併することがあるとされている．しかしこれは，必ずしも HL に特有というものでもない．

悪性リンパ腫に伴う全身症状として，

1) 発熱：38℃ より高い原因不明の発熱

**表1　WHO分類における悪性リンパ腫の組織型**

| 前駆リンパ系腫瘍 |
|---|
| B細胞リンパ芽球性白血病/リンパ腫（B lymphoblastic leukemia/lymphoma） |
| T細胞リンパ芽球性白血病/リンパ腫（T lymphoblastic leukemia/lymphoma） |
| 成熟B細胞腫瘍 |
| 慢性リンパ性白血病/小リンパ球性リンパ腫<br>　（chronic lymphocytic leukemia/small lymphocytic lymphoma）<br>B細胞前リンパ球性白血病（B-cell prolymphocytic leukemia）<br>脾B細胞辺縁帯リンパ腫（splenic B-cell marginal zone lymphoma）<br>有毛細胞白血病（hairy cell leukemia）<br>リンパ形質細胞性リンパ腫（lymphoplasmacytic lymphoma）<br>重鎖病（heavy chain disease）<br>形質細胞腫瘍（plasma cell neoplasms）<br>粘膜関連リンパ組織型節外性辺縁帯リンパ腫（MALTリンパ腫）（extranodal marginal zone lymphoma of mucosa-associated lymphoid tissue）<br>節性辺縁帯リンパ腫（nodal marginal zone lymphoma）<br>濾胞性リンパ腫（follicular lymphoma）<br>マントル細胞リンパ腫（mantle cell lymphoma）<br>びまん性大細胞型B細胞リンパ腫（diffuse large B-cell lymphoma）<br>バーキットリンパ腫（Burkitt lymphoma） |
| 成熟T細胞およびNK細胞腫瘍 |
| T細胞前リンパ球性白血病（T-cell prolymphocytic leukemia）<br>T細胞大顆粒リンパ球性白血病（T-cell large granular lymphocytic leukemia）<br>アグレッシブNK細胞白血病（aggressive NK-cell leukemia）<br>成人T細胞白血病/リンパ腫（adult T-cell leukemia/lymphoma）<br>節外性鼻型NK/T細胞リンパ腫（extranodal NK/T-cell lymphoma, nasal type）<br>腸管症関連T細胞リンパ腫（enteropathy-associated T-cell lymphoma）<br>肝脾T細胞リンパ腫（hepatosplenic T-cell lymphoma）<br>皮下脂肪組織炎様T細胞リンパ腫（subcutaneous panniculitis-like T-cell lymphoma）<br>菌状息肉症（mycosis fungoides）<br>セザリー症候群（Sézary syndrome）<br>原発性皮膚CD30陽性T細胞リンパ増殖異常症<br>　（primary cutaneous CD30 positive T-cell lymphoproliferative disorders）<br>原発性皮膚gd細胞リンパ腫（primary cutaneous gamma-delta T-cell lymphoma）<br>末梢性T細胞リンパ腫，非特定型（peripheral T-cell lymphoma, NOS）<br>血管免疫芽球性T細胞リンパ腫（angioimmunoblastic T-cell lymphoma）<br>未分化大細胞リンパ腫（anaplastic large cell lymphoma） |
| ホジキンリンパ腫 |
| 結節性リンパ球優位型ホジキンリンパ腫<br>　（nodular lymphocyte predominant Hodgkin lymphoma）<br>古典的ホジキンリンパ腫（classical Hodgkin lymphoma）<br>　　　結節性硬化型（nodular sclerosis）<br>　　　混合細胞型（mixed cellularity）<br>　　　リンパ球豊富型（lymphocyte-rich）<br>　　　リンパ球減少型（lymphocyte depletion） |

**表2　悪性リンパ腫の臨床分類**

| |
|---|
| インドレントリンパ腫：無治療での予後が年単位で進行する低悪性度 |
| B細胞性<br>　慢性リンパ性白血病/小リンパ球性リンパ腫<br>　リンパ形質細胞性リンパ腫<br>　脾B細胞辺縁帯リンパ腫<br>　有毛細胞性白血病<br>　粘膜関連リンパ組織型節外性辺縁帯リンパ腫（MALTリンパ腫）<br>　節性辺縁帯リンパ腫<br>　濾胞性リンパ腫（Grade 1, 2）<br>T細胞性<br>　T細胞大顆粒リンパ球性白血病<br>　成人T細胞白血病/リンパ腫（くすぶり型）<br>　菌状息肉症/セザリー症候群 |
| アグレッシブリンパ腫：月単位で進行する中悪性度 |
| B細胞性<br>　B細胞前リンパ球性白血病<br>　マントル細胞リンパ腫<br>　濾胞性リンパ腫（Grade 3）<br>　びまん性大細胞型B細胞リンパ腫<br>T細胞性<br>　T細胞前リンパ球性白血病<br>　成人T細胞白血病/リンパ腫（慢性型）<br>　節外性鼻型NK/T細胞リンパ腫<br>　血管免疫芽球性T細胞リンパ腫<br>　末梢性T細胞リンパ腫, 非特定型<br>　腸管症関連T細胞リンパ腫<br>　未分化大細胞リンパ腫<br>　肝脾T細胞リンパ腫 |
| 高度アグレッシブリンパ腫：週単位で進行する高悪性度 |
| B細胞性<br>　B細胞リンパ芽球性白血病/リンパ腫<br>　バーキットリンパ腫/白血病<br>T細胞性<br>　T細胞リンパ芽球性白血病/リンパ腫<br>　成人T細胞白血病/リンパ腫（急性型, リンパ腫型）<br>NK細胞性<br>　芽球性NK細胞リンパ腫<br>　アグレッシブNK細胞白血病 |

　2）盗汗：掛け布団やシーツなどの寝具を換えなければならないほどの寝汗

　3）体重減少：6ヵ月以内に通常体重の10%を超える原因不明の体重減少がある．これらの症状のうちいずれか1つでも有する場合に，後述する病期分類で「B症状あり」と表現する．

## B 非ホジキンリンパ腫（NHL）

　主な症状は HL 同様にリンパ節腫脹であるが，NHL は全身のどこの部位にでも発生する．また，HL とは異なりリンパ流には沿わずに非連続性に進展するため，全身のいたる所に異時多発的に病変が認められることが多い．

　約半数の例でリンパ節以外の臓器に病変（節外病変）を有する．節外病変としては消化管が多く，消化管穿孔や腸閉塞を初発症状とする例もある．症状は発生部位に依存するため，非常に多彩である．

# IV 検査・診断

### a．病歴
　既往歴，合併症，初発症状，症状の出現時期，全身症状（発熱，盗汗，体重減少など）の有無を詳細に聴取する．必要があれば出身地も聴取する．

### b．身体所見
　身長，体重，バイタルサイン
　＜Performance Status＞（「5章 1-II 化学療法の選択」参照）
　貧血・黄疸の有無，皮疹の有無，胸・腹部の聴・打診，腫大リンパ節の有無，ある場合はその部位，個数，サイズ，硬さや可動性などの性状，肝・脾腫の有無，浮腫の有無
　運動神経麻痺・異常知覚・髄膜刺激症状などの神経症状の有無

### c．一般検査
・末梢血血球算定検査：白血球数，好中球数，リンパ球数，腫瘍細胞数，ヘモグロビン値，血小板数，血液像
・生化学検査：TP，Alb，ALT，AST，LDH，ALP，$\gamma$-GTP，Na，K，Cl，Ca，P，BUN，Cr，FBS，UA
・血清学的検査：CRP，IgG，IgA，IgM，タンパク分画，可溶性 IL-2 受容体，$\beta$2microglobulin
・ウイルス検査：HBs 抗原，HBs 抗体，HBc 抗体，HCV 抗体，HIV 抗体，HTLV-1 抗体
・尿検査：糖，タンパク，潜血，沈渣
・画像，その他の検査：胸部 X 線検査，十二誘導心電図，頸部・胸部・腹部・骨盤 CT スキャン，必要に応じ上部・下部消化管内視鏡，骨髄穿刺・生検，心エコー，必要時には PET・髄液検査・動脈血ガス分析

### d．病理組織診断
　悪性リンパ腫の診断のためには，生検による**病理組織診断**が必須である．鼠径リンパ節や腋窩リンパ節は反応性の腫脹をきたすことがあるため，全身のリンパ節が腫脹している場合は，頸部リンパ節からの生検が推奨される．針生検のみの検体では病理組織診断には不十分であるため，可能な限り開放生検を行う．

　生検により得られた検体はヘマトキシリンエオジン染色の他に，CD3，細胞質内 CD3，CD5，CD45，CD20，CD79a，CD10，免疫グロブリン，CD56，CD15，CD30，cyclin D1，

**表3　Ann Arbor 分類**

| | |
|---|---|
| Ⅰ期 | 単独リンパ節領域の病変（Ⅰ）<br>またはリンパ節病変を欠く単独リンパ外臓器または部位の限局性病変（ⅠE）． |
| Ⅱ期 | 横隔膜の同側にある 2 つ以上のリンパ節領域の病変（Ⅱ）<br>または所属リンパ節病変と関連している単独リンパ外臓器または部位の限局性病変で，横隔膜の同側にあるその他のリンパ節領域の病変はあってもなくてもよい（ⅡE）．<br>病変のある領域の数は下付きで，たとえばⅡ$_3$のように表してもよい． |
| Ⅲ期 | 横隔膜の両側にあるリンパ節領域の病変（Ⅲ），それはさらに隣接するリンパ節病変と関連しているリンパ外進展を伴ったり（ⅢE），または脾臓病変を伴ったり（ⅢS），あるいはその両者（ⅢE，S）を伴ってもよい． |
| Ⅳ期 | 1 つ以上のリンパ外臓器のびまん性または播種性病変で，関連するリンパ節病変の有無を問わない．<br>または隣接する所属リンパ節病変を欠く孤立したリンパ外臓器病変であるが，離れた部位の病変を合わせもつ場合． |

A および B 分類（症状）
各病期は以下のように定義される全身症状の有無に従って，A または B のいずれかに分類される．
1）発熱：38℃より高い理由不明の発熱．
2）寝汗：寝具を変えなければならない程のずぶ濡れになる汗．
3）体重減少：診断前の 6 ヵ月内に通常体重の 10%を超す理由不明の体重減少．
*リンパ節領域の区分は，図1のように定義される．

bcl-2，bcl-6，MIB1，EBER などのような免疫組織化学検査を行う．
　その他に，可能な限り生検検体より細胞を分離し，細胞表面抗原検査，染色体分析，遺伝子解析，*in situ* hybridization などを行う．

### e．病期分類

　悪性リンパ腫の病期は，治療法，予後に大きく影響するため，正確に把握することがきわめて重要である．悪性リンパ腫はリンパ節のみならず全身のあらゆる部位を原発巣とし，リンパ行性，血行性の播種だけでなく異時多発的に発症することがあるため，固形がんで用いられている TNM 分類で病期を表現することは困難である．悪性リンパ腫の病期分類は，元々は HL に対して考案された Ann Arbor 分類（表3）が，HL，NHL 共に広く用いられている．HL はリンパ流に沿って進展することが多く，リンパ流とは無関係に進展していく NHL では，Ann Arbor 分類が適切な病期を表していない場合もある．悪性リンパ腫の病期決定は，身体所見，各種血液検査，頸部・胸部・腹部・骨盤の CT スキャン，必要に応じて上部・下部消化管内視鏡，骨髄穿刺または生検にて行う．かつては悪性リンパ腫の病期診断にガリウムシンチが用いられていたが，近年，FDG-PET スキャン（58 ページ，図5a 参照）がガリウムシンチに代わる検査となった．

### f．予後因子

　悪性リンパ腫における予後予測モデルとして，アグレッシブリンパ腫では国際予後指標（IPI：International Prognostic Index　表4）が，濾胞性リンパ腫では濾胞性リンパ腫国際予後指標（FLIPI：Follicular Lymphoma International Prognostic Index　表5），進行期のホジキンリンパ腫に対しては国際予後スコア（IPS：International Prognostic Score　表6）が広く用いられている．

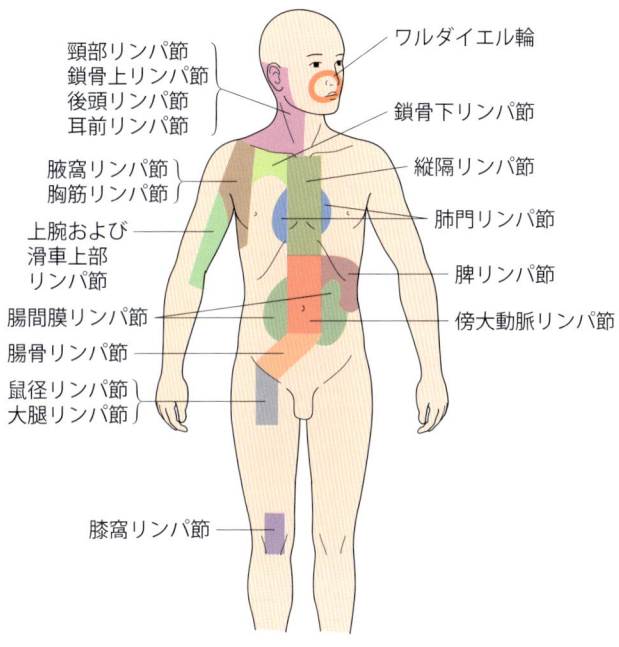

図1 リンパ節領域の区分

**表4 国際予後指標（IPI：International Prognostic Index）**

| 予後因子 | 予後不良因子 |
|---|---|
| 年齢 | 61歳以上 |
| 血清LDH | 正常上限を越える |
| Performance Status | 2〜4 |
| 病期 | ⅢまたはⅣ期 |
| 節外病変数 | 2つ以上 |

予後不良因子の数によって以下の4つのリスクグループに分類される．

| | |
|---|---|
| 0または1 | 低リスク（Low risk） |
| 2 | 低中間リスク（Low-Intermediate risk） |
| 3 | 高中間リスク（High-Intermediate risk） |
| 4または5 | 高リスク（High risk） |

表5 濾胞性リンパ腫国際予後指標（FLIPI：Follicular Lymphoma International Prognostic Index）

**FLIPI**

| 予後因子 | 予後不良因子 |
| --- | --- |
| 年齢 | 61歳以上 |
| 血清LDH | 正常上限を越える |
| ヘモグロビン値 | 12 g/dL 未満 |
| 節性病変領域数 | 5領域以上 |
| 病期 | ⅢまたはⅣ期 |

予後不良因子の数により以下の3つのリスクグループに分類される．

| 0または1 | 低リスク（Low risk） |
| --- | --- |
| 2 | 中間リスク（Intermediate risk） |
| 3以上 | 高リスク（Poor risk） |

上記は，リキシマブが導入される以前の時代の予後予測モデルであった．
その後にリツキシマブ時代のデータを基にしたFLIPI2が作成された．

**FLIPI2**

| 予後因子 | 予後不良因子 |
| --- | --- |
| 年齢 | 61歳以上 |
| $\beta_2$ミクログロブリン値 | 正常上限を越える |
| ヘモグロビン値 | 12 g/dL 未満 |
| 最大のリンパ節病変の長径 | 6 cmを超える |
| 骨髄浸潤 | あり |

FLIPI2も予後不良因子の数により以下の3つのリスクグループに分類される．

| 0 | 低リスク（Low risk） |
| --- | --- |
| 1または2 | 中間リスク（Intermediate risk） |
| 3以上 | 高リスク（Poor risk） |

表6 国際予後スコア（IPS：International Prognostic Score）

| 予後因子 | 予後不良因子 |
| --- | --- |
| 血清アルブミン値 | 4 g/dL 未満 |
| ヘモグロビン値 | 10.5 g/dL 未満 |
| 性別 | 男性 |
| 年齢 | 45歳以上 |
| 病期 | Ⅳ期 |
| 白血球数 | 15,000/mm³以上 |
| リンパ球 | 600/mm³未満または白血球分画で8%未満 |

5年の予測無増悪生存割合は，予後不良因子の数が0個で84%，1個で77%，2個で67%，3個で60%，4個で51%，5個以上で42%とされている．

# V 治療

悪性リンパ腫の治療は，化学療法による全身療法が基本であるが，病型や病期により，用いる薬剤，放射線照射の併用，自家造血幹細胞移植併用の大量化学療法の実施について検討する必要がある．よって，先述の組織分類，臨床分類，病期分類により正しく診断することが重要となる．

## A ホジキンリンパ腫（HL）の治療

HLに対する治療は，放射線照射，化学療法，化学療法と放射線照射の併用療法がある．いずれの方法を用いるかは，病期や予後因子を加味して考える必要がある．HLは治療により長期生存が高率に望める疾患であり，長期的には原疾患の予後よりも，2次がん，心血管系の疾患，不妊など，治療の晩期毒性による合併症が問題となる．治療成績の向上はもちろん，毒性の軽減も重要な検討課題である．現在のHLの治療のフローチャートは図2のようになる．

### a．限局期例の治療

かつて限局期HLの治療には，病変部位のみならず広範なリンパ領域に対する放射線照射が行われていた．しかし，広域放射線照射単独よりも，短期間の化学療法を併用した広域放射線照射療法の方が，効果のみならず毒性の面でも有用であること，化学療法と併用する際に，放射線の照射部位を病変が存在するリンパ領域のみに絞った区域放射線照射に縮小しても効果が減弱されないことが大規模な比較試験で示されて以来，限局期例に対する標準治療は，短期間の化学療法と区域放射線照射の併用療法とされている．

放射線照射と併用する化学療法レジメンは，通常は，進行期HLに対する標準的化学療法レジメンである**ABVD**（ドキソルビシン（アドリアシン®），ブレオマイシン（ブレオ®），ビンブラスチン（エクザール®），ダカルバジン（ダカルバジン®））**療法**が用いられる．近年は，限局期例でも予後良好な例に対しては化学療法のコース数と放射線の照射量を減量することで晩期毒性のリスク低減を，予後不良な例に対しては化学療法レジメンの強度を高めることで治療成績の向上を目指す試みが検討されている．

### b．進行期例の治療

Ⅲ期やⅣ期のように病変が全身に広がっているような進行期例では，全身療法である化学療法が適応となる．標準的な化学療法レジメンは，大規模な比較試験の結果からABVD

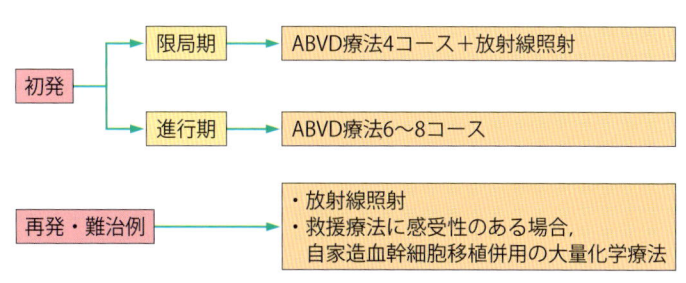

```
初発 ─┬─ 限局期 → ABVD療法4コース＋放射線照射
      └─ 進行期 → ABVD療法6〜8コース

再発・難治例 → ・放射線照射
              ・救援療法に感受性のある場合，
                自家造血幹細胞移植併用の大量化学療法
```

図2　ホジキンリンパ腫に対する治療のフローチャート

療法とされている．

#### c．再発，難治例の治療

再発・難治例に対する治療は，初回治療に何を行ったか，再発時の病期がどの程度かにより異なる．

放射線照射のみではリンパ腫細胞の抗腫瘍薬に対する感受性に影響を及ぼさないため，初回治療が放射線照射単独であった場合の再発例の治療は，化学療法の標準治療となる．実際，放射線照射後の再発例に対する化学療法の成績は，進行期例に対する初回治療としての化学療法の成績と同等とされている．

化学療法後に再発した場合には，初回化学療法に交差耐性のない薬剤を組み合わせた化学療法を用いるのが一般的である．さまざまなレジメンが報告されているがそれらの優劣は明らかではなく，再発例に対する第1選択の標準療法は確定していない．2014年からは分子標的薬であるブレンツキシマブ・ベドチンが使用されている．再発・難治例に対して救援化学療法が行われ，化学療法に対して感受性がある場合には，年齢や臓器機能などから適応があると判断されれば自家造血幹細胞移植併用の大量化学療法を行う．

再発部位が限局している，B症状を有さない，初回治療が放射線療法であっても照射範囲外に限局して再発しているなどの場合は，救援療法としての放射線療法も治療の選択肢となりうる．

### B 非ホジキンリンパ腫（NHL）の治療

NHLは，組織型により予後，治療の反応性などが大きく異なるため，正確に組織診断を行うことがきわめて重要である．組織診断を基に先述の臨床分類を行い，治療方針を決定する．

#### a．インドレントリンパ腫の治療

インドレントリンパ腫は，無治療での予後が年単位で進行するというきわめて緩徐な経過をたどる低悪性度の病型である．発症してもリンパ節腫脹以外に自覚症状を伴わないことが多い．腫大リンパ節も縮小や自然消退することがあるため，放置されることがしばしばある．そのため，初診時には進行期となっている例が多い．

インドレントリンパ腫の代表的な病型が，濾胞性リンパ腫である．限局期で，病変部位が放射線照射の一照射野に収まる場合には，放射線照射により約3割の例で長期無再発つまり治癒も期待できる．進行期例の治療は化学療法が適応となる．濾胞性リンパ腫は抗腫瘍薬に高感受性であるため高率に寛解が期待できるが，ほとんどの例で再発し，治癒は困難と考えられている．しかし先述のとおり進行はきわめて緩徐で，平均の生存期間が10年前後と有病でも長期生存が期待できる．

無治療での経過が年単位であり，診断後から積極的に化学療法を行っても治癒が困難な病型であるため，症状がないうちは無治療で経過観察し，自覚症状や検査値異常が出現してから治療を開始するというwatchful waiting（看視待機）という治療戦略も成立する．実際に，診断後から化学療法を導入した場合と，watchful waitingで経過を観察し，増悪してから治療を導入する場合で生命予後が変わらないという比較試験の結果も存在する．

表7 R-CHOP療法

| 薬剤（一般名） | 用法・用量 | 投与日 |
|---|---|---|
| リツキシマブ（リツキサン®） | 375 mg/m², 静注 | 1 |
| シクロホスファミド（エンドキサン®） | 750 mg/m², 静注 | 2 |
| ドキソルビシン（アドリアシン®） | 50 mg/m², 静注 | 2 |
| ビンクリスチン（オンコビン®） | 1.4 mg/m², 静注* | 2 |
| プレドニゾロン（プレドニン®） | 100 mg, 経口 | 2〜6 |

*最大で2 mgまで

上記を21日ごとに，6〜8コースまで繰り返す．

表8 低腫瘍量の基準

| British National Lymphoma Investigationの基準 |
|---|
| 以下のいずれも認めない．<br>1：B症状または痒疹<br>2：急激な全身への病勢進行<br>3：骨髄機能障害（Hb＜10 g/dL，WBC＜3,000/mm³，血小板数＜10万/mm³）<br>4：生命を脅かす臓器浸潤<br>5：腎浸潤<br>6：骨病変<br>7：肝浸潤 |
| Groupe d'Etude des Lymphomes Folliculairesの基準 |
| 以下のいずれにも該当する．<br>1：節性病変，節外病変にかかわらず最大長径＜7 cm<br>2：長径3 cm以上の腫大リンパ節が3つ未満<br>3：全身症状（B症状）なし<br>4：下縁が臍線より下の脾腫<br>5：胸水または腹水がない<br>6：硬膜，尿管，眼窩，胃腸などの圧迫症状の危険性なし<br>7：白血化（リンパ腫細胞＞5,000/mm³）なし<br>8：骨髄機能障害（Hb＜10 g/dL，WBC＜1,000/mm³，血小板数＜10万/mm³）なし<br>9：LDH，β2ミクログロブリン正常 |

　化学療法を行う場合は，B細胞の表面に発現しているCD20に対する特異的な抗体であるリツキシマブと抗腫瘍薬・多くの場合はCHOP（シクロホスファミド，ドキソルビシン，ビンクリスチン，プレドニゾロン）療法の併用（R-CHOP療法：表7）を行う．治療介入の明確な基準はないが，欧米のグループが提唱している腫瘍量の基準（表8）が参考となる．

　濾胞性リンパ腫以外のインドレントリンパ腫の頻度は非常に低いが，その中でも胃を原発とするMALTリンパ腫は，わが国では比較的よく遭遇する病型である．胃MALTリンパ腫はヘリコバクター・ピロリの感染による慢性炎症から発生することもあり，ヘリコバクター・ピロリが陽性の場合は，除菌療法により寛解する例もあり，まず試みられるべき治療である．

　治癒困難な病型であるため再発・難治例に対する標準治療は定まっておらず，watchful

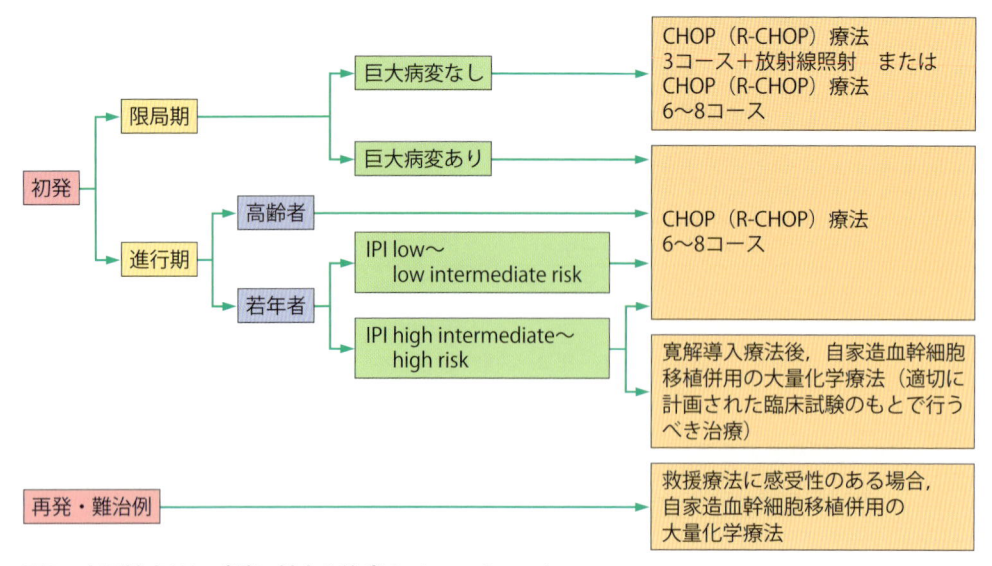

図3 中悪性度リンパ腫に対する治療のフローチャート

waiting, 放射線照射, 各種抗腫瘍薬を状況に応じて使い分けることとなる. しかし近年, さまざまな新規薬剤が次々に登場しており, より毒性が少なく効果の高い治療法の開発が期待される.

### b. アグレッシブリンパ腫の治療

アグレッシブリンパ腫は, 月単位で進行する中悪性度の病型である. びまん性大細胞型B細胞性リンパ腫がその中心病型である. **びまん性大細胞型B細胞性リンパ腫**の治療は, 病期, IPIリスクをふまえて決定する (図3).

#### (1) 限局期例の治療

大規模な比較試験の結果により, 限局期のアグレッシブリンパ腫に対する標準治療はCHOP療法3コースに引き続いて区域放射線照射を行う併用療法とされてきた. リツキシマブ導入後は, びまん性大細胞型B細胞性リンパ腫に対してはR-CHOP療法3コースと区域放射線照射の併用療法またはR-CHOP療法6～8コースを行う. 併用療法と化学療法単独を使い分ける明確な指標はなく, 年齢や合併症, 臓器機能, 病変部位などを考慮して治療を選択する. 巨大病変を有する場合は, R-CHOP療法6～8コースが適応となる.

#### (2) 進行期例の治療

進行期アグレッシブリンパ腫に対する標準的な化学療法は, 大規模な比較試験の結果によりCHOP療法である. CD20陽性のアグレッシブリンパ腫に対しては, R-CHOP療法を行う. 若年者でIPIの高中間リスク, 高リスクの場合は, **自家造血幹細胞移植併用大量化学療法**による地固め療法により予後が改善する可能性があるが, 一般診療として推奨できるだけのエビデンスは不十分であり, 実施する場合は適切に計画された臨床試験のもとで行う必要がある.

#### (3) 再発, 難治例の治療

再発・再燃のアグレッシブリンパ腫に対しては, 若年者 (65歳以下) で救援療法により奏効が得られる場合には, 自家造血幹細胞移植併用大量化学療法を行う. 大量化学療法の

前にどのような救援化学療法を行うかについては，各治療レジメンの優劣は明らかではなく，全身状態や合併症を考慮して選択することとなる．

#### c．高度アグレッシブリンパ腫の治療

高度アグレッシブリンパ腫は，週単位で進行し，すみやかに治療導入がなされなければ死にいたる高悪性度の病型である．しかし，リンパ芽球性白血病/リンパ腫やバーキットリンパ腫は化学療法に対して高感受性であり，治療が完遂できれば治癒も期待できる．リンパ芽球性白血病/リンパ腫やバーキットリンパ腫の治療は，急性リンパ性白血病に準じた化学療法を行う．

## C 治療効果判定

悪性リンパ腫は，リンパ節から発生することが多い．リンパ節はもともと正常の大きさを有しており，腫瘍が消失したとしても正常リンパ節として残存する．正常リンパ節のサイズは，CTの画像（水平断）で長径がおおむね1.0〜1.5 cm程度である．病変が大きい場合は，治療により腫瘍が消滅しても腫瘤が残存する場合がある．これは，炎症や壊死などの後に線維化したものであることが多い．CT画像で判断が困難であっても，PET検査でFDGの集積が認められなければ，病変は消失したと判断できる（59ページ，図5d参照）．しかしPETは，組織型によりFDGの取り込みに違いがあること，炎症や治療後の変化による偽陽性も少なくないことより，結果の解釈には十分な注意が必要である．画像検査で腫瘍が消失したか残存しているかの判断を迷う場合は，生検による確認が最も確実である．悪性リンパ腫の治療効果判定は，国際基準が用いられている（表9）．

## D 追跡

治療後の外来での追跡・評価の方法は，病型により異なるが，基本は血球算定，生化学検査や画像検査を適切に行い，注意深い病歴の聴取や診察を行うことが重要である．追跡の頻度は，HLや治癒の可能性があるアグレッシブリンパ腫では，完全奏効が得られた場合は治療後の2年間は2〜3ヵ月ごと，その後は最低でも3〜6ヵ月ごとの追跡を3年間は行う．治癒が困難と考えられるインドレントリンパ腫では，治療後の1年間は2〜3ヵ月，その後は3〜6ヵ月ごとに追跡を行う．

悪性リンパ腫の再発は，8割以上が臨床症状の出現により発見されるとされている．定期的にCTなどの画像検査を行う事で臨床症状が出現する前に再発が発見される場合もあるが，定期の画像検査で早期発見ができる可能性が高まるわけではなく，また，早期発見が予後改善につながるという根拠もない．よって定期的な画像検査による追跡は，コストや放射線被曝を含めた患者利益を十分に検討した上で行う必要がある．

悪性リンパ腫の追跡は，化学療法や放射線照射が行われた患者の追跡でもあるため，原疾患の再発の有無だけではなくドキソルビシンによる**心機能障害**，アルキル化薬による**不妊**などの治療の**晩期毒性**，**2次発がん**についても十分に留意する必要がある．

表9 悪性リンパ腫の治療効果の判定基準

CTのみで，PETを加味しないもの

| 総合効果 | 標的病変の正常化ならびにSPD | | 非標的病変 | | 肝腫大 脾腫 腎腫大 | 腫瘍関連症状と腫瘍関連検査値異常 | 骨髄浸潤 | 新病変 |
|---|---|---|---|---|---|---|---|---|
| | 節性 | 節外性 | 節性 | 節外性 | | | | |
| CR | 正常 | 消失 | 正常 | 消失 | 消失 | 正常 | 陰性 | なし |
| CRu | 正常 | 消失 | 正常 | 消失 | 消失 | 正常 | 不確定 | なし |
| | 75%以上縮小 | | 正常 | 消失 | 消失 | 正常 | 陰性または不確定 | なし |
| PR | 75%以上縮小 | | 正常 | 消失 | 消失 | 正常 | 陽性 | なし |
| | 50%以上縮小 | | 正常 or 非増大 | 消失 or 非増大 | 消失 or 非増悪 | 正常 | 問わない（未検可） | なし |
| SD | 50%未満の縮小かつ50%未満の増大 | | 正常 or 非増大 | 消失 or 非増大 | 消失 or 非増悪 | 正常 or 非増大 | 問わない（未検可） | なし |
| PD | 50%以上増大 | 50%以上増大 | 増大 | 増大 | 増悪 | 増悪 | 陰性化後の陽性 | あり |
| RD | | 再腫大 | 再腫大 | 再出現 | 再出現 | 再出現 | | |

PETを加味したもの

| 総合効果 | 標的病変のSPD | | 非標的病変 | | 骨髄浸潤 | PET | 新病変 |
|---|---|---|---|---|---|---|---|
| | 節性 | 節外性 | 節性 | 節外性 | | | |
| CR | SPDの変化は問わない（未検は不可） | | | | 陰性 | 陰性 | なし |
| PR | SPDの変化は問わない（未検は不可） | | | | 陽性 | 陰性 | なし |
| | 50%以上縮小 | | 正常 or 非増大 | 消失 or 非増大 | 問わない（未検可） | 陽性 | なし |
| SD | 50%未満の縮小かつ50%未満の増大 | | 正常 or 非増大 | 消失 or 非増大 | 問わない（未検可） | 陽性 | なし |
| PD | 50%以上増大 | | 増大 | 増大 | 陽性化 | 陽性 | あり |
| RD | 再腫大 | 再出現 | 再腫大 | 再出現 | | | |

SPD：Sum of the Products of the Greatest Diameters, CR：Complete Response, CRu：Complete Response/unconfirmed, PR：Partial Response, SD：Stable Disease, PD：Progressive Disease, RD：Relapsed Disease

# 看護計画

## A 予想される経過と看護

1) 経過と予後の予測
   - 入院による治療期間は治療方法，患者の身体状況によって異なる．1週間から月単位，もしくは外来での治療が可能なものもある．
   - ホジキンリンパ腫は予後良好であり，6〜8割が治癒する．
   - 非ホジキンリンパ腫の予後は悪性度や組織型によって異なってくる．
   - 治療方法は主に放射線療法，化学療法，生物学的製剤，経過観察，造血幹細胞移植である．

2) 看護目標
   - 患者の不安を軽減し治療に専念させることができる．
   - 症状を緩和することができる．

3) 治療前の看護

   ● 起きうる症状（初期は無症状のことが多い）
   - 発熱，リンパ節の腫脹，圧迫による疼痛，体重減少，発汗，倦怠感，食欲不振，発症部位によっては呼吸困難など．

   【ホジキンリンパ腫の特徴】
   - 頸部リンパ節の腫脹，痛みはなく肝臓，骨髄，肺などに広がることもある．

   【非ホジキンリンパ腫の特徴】
   - B細胞性：大腸や小腸の壁，腸間膜のリンパ節から発生することも多い．便秘，腹痛，腹部膨満，黄疸などの症状が起こる．
   - T細胞性：頸部から縦隔にかけて発生する．病状が進むと腫瘍が大きくなり，縦隔を圧迫するため呼吸困難になり，顔や上皮に浮腫が出る場合がある．

   ● ケア
   - 発熱に対しては，解熱薬の使用と，冷却・保温の環境整備を行う．
   - 腫脹部位を観察し，増大の有無，疼痛，発赤の有無を確認し，増大がみられた場合は医師へ報告する．
   - 疼痛に対しては，鎮痛薬を使用する．
   - 圧迫症状に対しては，圧迫部位により出現する症状が異なり，気道圧迫に対しては酸素療法や体位の工夫，食道圧迫に対しては食事の工夫などの対症療法を行う．

   ● 患者指導
   - 高額医療費の払い戻し制度など，支援制度について説明する．
   - 治療方法に対して，事前にオリエンテーションを実施する．

   ● 精神的ケア
   - 不安の傾聴・軽減
     病気を発症してしまったこと，自分の予後について，家族のこと，治療内容，治療

費についてなどさまざまな不安要素が考えられ，治療に対して前向きになれるよう支援する．

### 4) 治療中の看護

①放射線療法へのケア・患者指導（詳細は「12章5」参照）
- 放射線宿酔症状，皮膚症状を観察し，症状出現時は対処する．
- 治療が終了するまでマーキングを消さないように説明する．

②化学療法へのケア・患者指導（詳細は「12章1」参照）
- 抗がん薬の副作用や，抗がん薬投与時の注意事項を説明する．
- 有害事象出現時の対処方法について指導する．
- 感染予防行動について指導し，習得できるよう援助する．

③造血幹細胞移植へのケア（詳細は「12章6」参照）
- 無菌室の看護師や，移植コーディネーターとの連携が必要になる．

## B 退院指導

①内服薬について説明する．
- 処方された薬は，医師の指示通りに飲むように説明する
- 必要時，薬剤師に薬剤指導を依頼する

②感染予防行動について確認する．
- 外出時のマスクの着用
- 食事前・外出後のうがい・手洗いの実施
- 歯磨き・うがいなどによる口腔内の清潔保持

③自宅での過ごし方の注意事項について説明する．
- 休息をしっかりとる．
- 抗がん薬の副作用で食欲がない時は食べられるものを選んで食べるようにする．
- 食欲がない時でも水分摂取は心がける．

## C 外来フォローアップ

- 退院後すぐは週単位で外来に通い，経過がよければ1ヵ月，2ヵ月と間隔を空けていき，5年間は外来に通院し経過をみる．

# 2 | 成人 T 細胞性白血病/リンパ腫（ATLL）

> **Minimum Essentials**
> 
> ❶ 疫学：ATLL は HTLV-1 によって引き起こされる．HTLV-1 感染は，日本では九州・沖縄を中心とした西南部に多い．HTLV-1 キャリアが生涯で ATLL を発症する確率は約 5％であり，若年での発症はきわめてまれで，60 歳頃がピークである．
> ❷ 病態・機序：HTLV-1 によって引き起こされる，高度の異型性を伴ったリンパ球からなる末梢性 T 細胞腫瘍と定義されている．
> ❸ 症状：白血球数の増加，リンパ節腫脹，ATLL 細胞の浸潤による皮疹や臓器障害，高カルシウム血症，日和見感染症など．
> ❹ 治療法：治療は多剤併用化学療法が基本である．有効性が確立されている治療法はないため，年齢や臓器機能，全身状態に応じて化学療法レジメンを決定する．
> ❺ 治療経過・予後：病型にもよるが，多くは予後はきわめて不良である．

## I 成人 T 細胞性白血病/リンパ腫とは

　成人 T 細胞性白血病/リンパ腫（ATLL：adult T cell leukemia/lymphoma）とは，1977 年に日本人の研究者である内山，高月らによって提唱された疾患概念である．1980 年代の初めに，原因ウイルスとしてレトロウイルスの一種であるヒト T 細胞白血病ウイルス 1 型（HTLV-1：human T-lymphotropic virus type-I）が発見された．WHO 分類では，ATLL は，HTLV-1 によって引き起こされる，高度の異型性を伴ったリンパ球からなる末梢性 T 細胞腫瘍と定義されている．

## II 成因，病態など

　HTLV-1 の感染率には地域的な偏りがあり，日本では九州・沖縄を中心とした西南日本に多い．日本以外では，中央アフリカ，中南米に高頻度に発生している．HTLV-1 の感染経路には母乳による垂直感染，輸血や性交渉による水平感染があるが，主たる感染経路は母乳である．HTLV-1 の感染が多い地域では HTLV-1 母子感染予防対策が行われており，長期の授乳による母子感染の割合は約 20％もあるのに対して，人工乳による母子感染の割合は 2％程度とされている．

　HTLV-1 キャリアが生涯で ATLL を発症する確率は約 5％である．母子感染，高齢者，血液中のウイルス量が高い，ATLL の家族歴などが HTLV-1 キャリアにおける ATLL 発症の危険因子として知られている．ATLL の発症は若年での発症はきわめてまれで，加齢

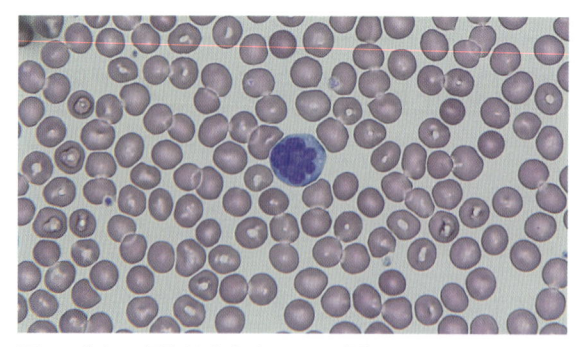

図1　成人T細胞性白血病/リンパ腫で認められる flower cell

とともに増加し，60歳頃をピークとして以降徐々に減少する．

## III 臨床症状

ATLLの症状には，flower cell とよばれる異形リンパ球（図1）の増殖に伴う白血球数の増加，リンパ節腫脹，ATLL細胞の浸潤による皮疹や臓器障害，高カルシウム血症，日和見感染症などがある．

## IV 検査・診断

HTLV-1抗体陽性の患者が末梢性T細胞性リンパ腫の診断にいたればATLLを強く疑うが，ATLLの確定診断は，腫瘍細胞のDNAの中にHTLV-1プロウイルスDNAのモノクローナルな取り込みをサザンブロット法で証明することでなされる．

ATLLは，病態が非常に多彩である．予後因子と病態の特徴から，急性型，リンパ腫型，慢性型，くすぶり型の4つの病型分類が日本のLymphoma Study Groupより提唱され，それが世界的にも広く用いられている（表1）．

急性型，リンパ腫型，予後不良因子（LDH，アルブミン，BUNのいずれかが高値）を有する慢性型のATLLは，生存期間の中央値が6〜15ヵ月程度と急速な臨床経過をたどるため，アグレッシブATLLとよばれている．それに対して，予後不良因子を有さない慢性型，くすぶり型のATLLは緩徐な経過をたどるため，インドレントATLLとよばれている．

## V 治療

アグレッシブATLL（急性型，リンパ腫型，予後不良因子を有する慢性型のATLL）に対しては，多剤併用化学療法を施行する．しかし有効性が確立されている治療法はないため，年齢や臓器機能，全身状態に応じて化学療法レジメンを決定する．70歳未満の患者に対してはLymphoma Study Groupが開発した，VCAP-AMP-VECP療法（表2）が広く用いられている．

インドレントATLL（予後不良因子を有さない慢性型，くすぶり型のATLL）に対して

表1 ATLLの病型分類

| | 急性型 | リンパ腫型 | 慢性型 | くすぶり型 |
|---|---|---|---|---|
| 抗HTLV-1抗体[*1] | + | + | + | + |
| リンパ球数（/mm³）[*2] | | <4,000 | ≧4,000 | <4,000 |
| 異常リンパ球[*3] | +[*8] | ≦1% | +[*8] | ≧5%[*7] |
| flower cell | + | − | ときどき | ときどき |
| 血清LDH[*4] | | | ≦2N | 1.5N |
| 補正カルシウム値（mg/dL）[*5] | | | <11 | <11 |
| リンパ節腫大[*6] | | + | | − |
| 腫瘍病変　肝腫大 | | | | − |
| 　　　　　脾腫大 | | | | − |
| 　　　　　中枢神経 | | | − | − |
| 　　　　　骨 | | | | − |
| 　　　　　腹水 | | | | − |
| 　　　　　胸水 | | | | − |
| 　　　　　消化管 | | | − | − |
| 　　　　　皮膚 | | | | [*7] |
| 　　　　　肺 | | | | [*7] |

N：正常上限

[*1] PA法あるいはELISA法のいずれかで測定する．
[*2] 腫瘍細胞を含む全リンパ球数
[*3] 形態学的に明らかなATL細胞
[*4] 慢性型では正常上限の2倍以下，くすぶり型では1.5倍以下である必要がある．急性型，リンパ腫型では制限なし．
[*5] 補正カルシウム値＝実測の血清カルシウム値＋(4.0−血清アルブミン値)
[*6] リンパ腫型の診断には生検による組織診断が必要である．
[*7] 末梢血中の異常リンパ球が5%未満でくすぶり型と診断されるには，皮膚あるいは肺に組織学的に腫瘍病変が確認されることが必要である．
[*8] 末梢血中の異常リンパ球が5%未満で慢性型または急性型と診断されるには，組織学的に腫瘍病変が確認されることが必要である．

は，無治療で経過を観察し，アグレッシブATLLと同様の病態に進展したら多剤併用化学療法を行う．治療のレジメンは，アグレッシブATLLに準じて選択することとなる．

2012年に，わが国で開発されたヒト化CCR4抗体のモガムリズマブ（ポテリジオ®）が，再発・難治性のATLLに対して適応承認がなされた．CCR4はATLLの9割以上の例で発現しているケモカイン受容体である．開発治験では，再発・難治性のATLLに対してモガムリズマブ単剤で50%という高い奏効割合が報告されており，今後の治療開発に期待が持たれている．

## 看護のポイント

・看護計画は「悪性リンパ腫」に準じる（203ページ参照）．悪性リンパ腫と異なるポイ

**表2　VCAP-AMP-VECP療法**

| 治療法 | 薬剤（一般名） | 用法・用量 | 投与日 |
|---|---|---|---|
| VCAP療法 | ビンクリスチン（オンコビン®） | 1 mg/m²静注* | 1 |
|  | シクロホスファミド（エンドキサン®） | 350 mg/m²静注 | 1 |
|  | ドキソルビシン（アドリアシン®） | 40 mg/m²静注 | 1 |
|  | プレドニゾロン（プレドニン®） | 40 mg/m²経口 | 1 |
| AMP療法 | ドキソルビシン（アドリアシン®） | 30 mg/m²静注 | 8 |
|  | ラニムスチン（サイメリン®） | 60 mg/m²静注 | 8 |
|  | プレドニゾロン（プレドニン®） | 40 mg/m²経口 | 8 |
| VECP療法 | ビンデシン（フィルデシン®） | 2.4 mg/m²静注 | 15 |
|  | エトポシド（ラステット®, ベプシド®） | 100 mg/m²静注 | 15〜17 |
|  | カルボプラチン（パラプラチン®） | 250 mg/m²静注 | 15 |
|  | プレドニゾロン（プレドニン®） | 40 mg/m²経口 | 15〜17 |

*最大で2 mgまで
28日を1コースとして，最大6コースまで繰り返す．
2, 4, 6コース目のVCAP療法開始前に中枢神経浸潤予防として以下の髄注を施行する．
シタラビン（キロサイド®）40 mg, メトトレキサート（メソトレキセート®）15 mg, プレドニゾロン（プレドニゾロン®）10 mg

ントは，以下のとおりである．

### 1　大まかな経過・予後の予測

・非ホジキンリンパ腫の仲間に分類され，抗がん薬の併用療法によって，全体の30〜70％で寛解が得られるが，早期に再発，再燃が起こることが多く，再発後の化学療法の効果が悪いため，再発の患者に対してはより精神的なフォローが必要になる．

### 2　予測される症状とケア

・高カルシウム血症と日和見感染を合併することが多く，致死的となりうるため，症状の観察や対症療法が重要となる．
・病変が骨髄に及んだ場合には，全身倦怠感，動悸，息切れなどの貧血の症状や，鼻出血，歯肉出血などの出血症状がみられることがあるため，日常生活動作の援助，出血の有無など観察する．

### 3　患者指導

・感染を予防することの意義，キャリアでも発病率は低いこと，母子感染以外での感染力はきわめて弱いことなどを，本人ならびに必要な場合は本人了解の下にその家族に対して，わかりやすく説明することが重要である．
・妊産婦本人が感染者であることを知ったことによる精神的動揺や家族との関係などに十分配慮する．

# 3 | 多発性骨髄腫

> **Minimum Essentials**
> 
> ❶ 疫学：わが国の罹患率は人口10万人あたり3人程度であるが，増加傾向にある．
> ❷ 病態・機序：骨髄腫細胞から直接または骨髄間質細胞との相互作用により産生されるさまざまなサイトカインやケモカインにより，多彩な症状を呈する．
> ❸ 症状：主な症状は，高カルシウム血症による意識障害，腎不全，貧血による動悸や労作時の息切れ，倦怠感，骨病変による腰痛や背部痛などである．
> ❹ 治療法：無症状のうちは無治療で経過を観察し，治療が必要な場合は，患者の臓器機能などの忍容性に合わせて，自家造血幹細胞移植併用大量化学療法や，化学療法とステロイド療法の併用療法などを行う．
> ❺ 治療経過・予後：難治性の疾患であり，治療により症状緩和や延命効果は認められるが治癒可能とされる治療は存在しない．生存期間中央値は29～62ヶ月と，予後不良である．疾患の経過は年単位と緩徐な場合が多い．

## I 多発性骨髄腫とは

多発性骨髄腫とは，Bリンパ球の最終分化段階である形質細胞の腫瘍性増殖と，腫瘍細胞から産生される**単クローン性免疫グロブリン（Mタンパク）**の増加を特徴とする造血器悪性腫瘍である．近年のわが国における罹患率は人口10万人あたり3人程度であるが，増加傾向にある．

Mタンパクの種類により，IgG型，IgA型，IgD型，IgE型，ベンスジョーンズ型に分類される．さらに，Mタンパクの軽鎖の種類によりκまたはλ型に分けられる．

## II 成因，病態など

骨髄腫細胞から直接または骨髄間質細胞との相互作用により産生されるさまざまなサイトカインやケモカインにより，多彩な症状を呈する．主な症状は，**CRAB**と称される臓器障害である．

- C：calcium（カルシウム）破骨細胞の活性化により骨吸収が亢進し，高カルシウム血症，それに伴い意識障害や腎不全が惹起される．骨髄腫の約1/3の例で高カルシウム血症が起こるとされている．
- R：renal insufficiency（腎不全）Mタンパクが腎臓の尿細管で円柱を形成し，尿細管性

の腎機能障害が引き起こされる．進行した例では，骨髄腫細胞の浸潤やアミロイド沈着による腎機能障害も起こる．

- A：anemia（貧血）骨髄における腫瘍細胞の増殖による造血障害，骨髄腫細胞による赤芽球のアポトーシス，腎機能障害によるエリスロポエチンの産生低下などにより貧血が起こる．
- B：bone lesions（骨病変）破骨細胞による骨吸収の亢進と骨芽細胞の抑制による骨形成の障害により溶骨性の骨病変を形成する（57ページ，図1参照）．

その他に，正常免疫グロブリンの産生抑制のため易感染性（とくに，肺炎球菌やインフルエンザ桿菌などの莢膜を有する細菌の感染が重症化することもある），Mタンパクの軽鎖由来であるアミロイド沈着による臓器障害，過粘稠度症候群（179ページ参照）などの病態を合併する．

## III 臨床症状

主な症状は，CRABによる症状である．すなわち，高カルシウム血症による意識障害，腎不全，貧血による動悸や労作時の息切れ，倦怠感，骨病変による腰痛や背部痛といった骨痛などである．骨症状を初発症状とすることが多く，病的骨折，とくに椎体の圧迫骨折を契機として診断にいたる例もある（57ページ，図2，3参照）．

その他に，**アミロイドーシス**による臓器障害とそれに起因する症状，**過粘稠度症候群**による精神神経症状，視力障害，出血傾向，四肢の冷汗などがある．まれに骨髄腫細胞が産生するアンモニアにより**高アンモニア血症**が起こる例もあり，意識障害の原因となることがある．

## IV 検査・診断

多発性骨髄腫の診断は，主に形質細胞の腫瘍性増殖とMタンパクの検出によってなされる．現在は，治療を要する骨髄腫を拾い上げることに重きを置いた国際骨髄腫作業部会（IMWG：International Myeloma Working Group）の診断基準が広く用いられている（**表1**）．

### A 一般検査

- 末梢血血球算定検査：白血球数，好中球数，リンパ球数，腫瘍細胞数，ヘモグロビン値，血小板数，血液像
- 骨髄穿刺・生検：フローサイトメトリー，染色体分析，FISH法
- 生化学検査：TP，Alb，ALT，AST，LDH，アミラーゼ，ALP，γ-GTP，Na，K，Cl，Ca，P，BUN，Cr，FBS，UA，クレアチニン-クリアランス，アンモニア
- 血清学的検査：CRP，IgG，IgA，IgM，IgD，IgE，タンパク分画，免疫電気泳動，免疫固定法，遊離軽鎖定量，$\beta_2$ミクログロブリン
- ウイルス検査：HBs抗原，HBs抗体，HBc抗体，HCV抗体，HIV抗体

**表1　国際骨髄腫作業部会（IMWG）の診断基準**

| |
|---|
| **単クローン性ガンマグロブリン血症 Monoclonal Gammopathy of Undetermined Significance（MGUS）** |
| ・血清 M タンパク＜3 g/dL<br>・骨髄におけるクローナルな形質細胞の比率＜10%<br>・他の B 細胞増殖性疾患が否定されること<br>・臓器障害がない |
| **無症候性骨髄腫 Asymptomatic Myeloma（くすぶり型骨髄腫 Smouldering Multiple Myeloma）** |
| ・血清 M タンパク≧3 g/dL and/or<br>・骨髄におけるクローナルな形質細胞の比率≧10%<br>・臓器障害がない |
| **症候性骨髄腫 Multiple Myeloma（症候性 Symptomatic）** |
| ・血清 and/or 尿に M タンパクを検出<br>・骨髄におけるクローナルな形質細胞の増加（10%以上），あるいは形質細胞腫<br>・臓器障害の存在 |
| **症候性非分泌型骨髄腫 Nonsecretory Myeloma（症候性 Symptomatic）** |
| ・血清および尿に M タンパクを検出しない（免疫固定法により）<br>・骨髄におけるクローナルな形質細胞の比率≧10%増加あるいは形質細胞腫の存在<br>・臓器障害の存在 |
| **骨の孤立性形質細胞腫 Solitary Plasmacytoma of Bone** |
| ・血清および尿に M タンパクを検出しない（少量を検出することがある）<br>・クローナルな形質細胞の増加によるただ 1 ヵ所の骨破壊<br>・正常骨髄<br>・病変部以外は正常な全身骨所見（XP および MRI）<br>・臓器障害がない |
| **髄外性形質細胞腫 Extramedullary Plasmacytoma** |
| ・血清および尿に M タンパクを検出しない（少量を検出することがある）<br>・クローナルな形質細胞による髄外腫瘤<br>・正常骨髄<br>・正常な全身骨所見<br>・臓器障害がない |
| **多発性形質細胞腫 Multiple Solitary Plasmacytoma** |
| ・血清および尿に M タンパクを検出しない（少量を検出することがある）<br>・1 ヵ所以上のクローナルな形質細胞による骨破壊または髄外腫瘤<br>・正常骨髄<br>・正常な全身骨所見<br>・臓器障害がない |
| **形質細胞白血病 Plasma Cell Leukemia** |
| ・末梢血中形質細胞＞2,000/mm$^3$<br>・白血球分画中形質細胞比率≧20% |

臓器障害
1. 高カルシウム血症：血清カルシウム値＞11 mg/dL または基準値より 1 mg/dL を超える上昇
2. 腎不全：creatinine＞2 mg/dL
3. 貧血：Hb 値 10 g/dL 未満または基準値より 2 g/dL 以上低下した場合
4. 骨病変：溶骨病変または圧迫骨折を伴う骨粗鬆症（MRI，CT）
5. その他：過粘稠度症候群，アミロイドーシス，年 2 回を超える細菌感染

表2 Durie & Salmon の病期分類

| stage | 基準 |
|---|---|
| I | 次の項目をすべて満たす<br>・Hb＞10 g/dL<br>・血清カルシウム値正常<br>・骨X線で正常または孤立性病変<br>・Mタンパク<br>　IgG＜5 g/dL<br>　IgA＜3 g/dL<br>　尿中BjP＞12 g/日 |
| II | 病期I, IIIのいずれにも属さないもの |
| III | 次の項目のうち1つ以上を満たすもの<br>・Hb＜8.5 g/dL<br>・血清カルシウム値＞12 mg/dL<br>・進行した骨病変（広範囲および骨折）<br>・Mタンパク<br>　IgG＞7 g/dL<br>　IgA＞5 g/dL<br>　尿中BjP＞12 g/日 |
| 亜分類 | A：血清クレアチニン値＜2.0 mg/dL<br>B：血清クレアチニン値≧2.0 mg/dL |

表3 International Staging System（国際病期システム）

| stage | 基準 |
|---|---|
| I | 血清 $\beta_2$ ミクログロブリン＜3.5 mg/L，血清アルブミン≧3.5 g/dL |
| II | IでもIIでもない |
| III | 血清 $\beta_2$ ミクログロブリン≧5.5 mg/L |

生存期間中央値は，stage I で62ヵ月，stage II で45ヵ月，stage III で29ヵ月とされている．

- 尿検査：糖，タンパク，潜血，沈渣，タンパク分画，免疫電気泳動，24時間尿タンパク定量
- 画像，その他の検査：全身骨X線検査，十二誘導心電図，頸部・胸部・腹部・骨盤CTスキャン，脊椎MRI，心エコー，必要時にはPET（57ページ，図4参照），皮下組織・口唇・胃・腎臓の生検，血清粘稠度，眼底検査，動脈血ガス分析

## B 病期分類

多発性骨髄腫の病期分類は，長らく Durie & Salmon の病期分類（**表2**）が用いられてきた．この分類のII，III期が治療の対象とされてきたが，腎障害がある場合は各病期の間に予後の差がなく分類に意味がなくなること，複雑であることが問題であった．その後，簡便で予後をよく反映している International Staging System（**表3**）が作成され，広く用いられるようになっている．

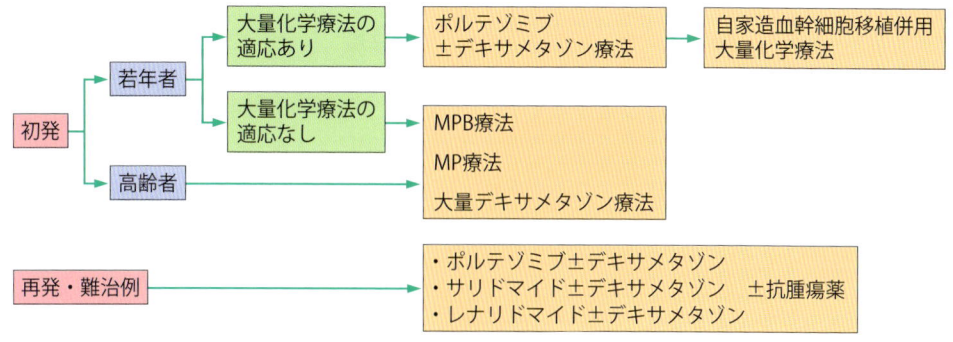

**図1 多発性骨髄腫に対する治療のフローチャート**

## V 治療

　多発性骨髄腫は難治性の疾患であり，治療により症状緩和や延命効果は認められるが治癒可能とされる治療は存在しない．疾患の経過も年単位と緩徐な場合が多く，症状のない病型に対して早期に治療介入を行っても予後の改善は明らかでないため，病型の見極めが重要である．

　症状を有し治療介入が必要な場合は，強力な治療の適応になるか否かで治療の内容を区別する必要がある．若年者で臓器機能に問題がない患者では自家造血幹細胞移植併用の大量化学療法を前提とした強力な治療を，高齢者や強力な治療に耐えられないと判断される患者では毒性などの忍容性を考慮した治療戦略を考えることとなる（図1）．

### A 若年者の治療

　若年者（一般的には65歳以下）で臓器機能に問題がない場合には，自家造血幹細胞移植を併用した大量化学療法により病勢進行の抑制が，治療が奏効した例では生存の延長が期待できる．大量化学療法の前に腫瘍量の縮小を目指して導入化学療法を行うが，自家造血幹細胞の採取効率を落とさないためにもアルキル化薬などの抗腫瘍薬の使用は避けることが望ましい．かつては導入療法にVAD（ビンクリスチン（オンコビン®），ドキソルビシン（アドリアマイシン®），デキサメタゾン（デカドロン®））療法が広く用いられていたが，近年開発された新規薬剤が効果，生存とも勝っていることが証明されたため，現在は新規薬剤を組み合わせたレジメンが行われる．わが国では，保険承認上は多発性骨髄腫に使用可能な新規薬剤は**ボルテゾミブ**（ベルケイド®）のみであり，BD（ボルテゾミブ，デキサメタゾン）療法が用いられることが多い．

　寛解導入療法を数コース行い，部分奏効以上の効果が得られた後に**大量シクロホスファミド療法**などで自家造血幹細胞採取を行い，その後に**大量メルファラン**（アルケラン®）療法などの大量化学療法を行う．近年は，大量化学療法後の地固め療法や維持療法の開発も進んでいる．

### B 高齢者，臓器機能が十分でない場合の治療

　自家造血幹細胞移植併用の大量化学療法が適応とならない場合は，効果と毒性のバランスを考慮した治療を選択することとなる．かつては，MP（メルファラン，プレドニゾロン）療法が標準治療であったが，新規薬剤により生存が改善されることが示されてからは，新規薬剤と既存の薬剤，ステロイドの併用療法が標準治療となっている．MP療法とボルテゾミブを併用したMPB療法が一般的に用いられているが，毒性や合併症によりボルテゾミブの使用が困難な場合は，MP療法や大量デキサメタゾン療法が行われる．

### C 再発，難治例の治療

　再発，難治例に対する治療は，新規薬剤であるボルテゾミブ，サリドマイド，レナリドマイドを組み込んだ治療を行う．各薬剤の優劣は明らかではなく，治療歴や合併症などを考慮して薬剤を選択することとなる．

　サリドマイドは，かつて妊娠悪阻に対して用いられていた薬剤であるが，新生児の四肢奇形の原因薬剤であることが判明し，一度は社会から消滅した薬剤である．しかし1990年代に，サリドマイドが抗炎症作用や免疫調節作用を有し，らい結節性紅斑や多発性骨髄腫に有効であることが示され，多発性骨髄腫の治療薬として復活した．わが国では，2008年10月に再発・難治例に対する治療薬として承認されている．レナリドマイドは毒性を軽減する目的で開発されたサリドマイドの誘導体であるが，動物実験では胎児奇形を誘発することが示されている．かつての薬害を二度と起こさないためにも，これらの薬剤の使用は厳格な管理の下で行われており，血液疾患に携わる医療従事者は，薬剤の特性のみでなく管理法についても熟知しておく必要がある．

### D 放射線療法

　孤立性の形質細胞腫や髄外形質細胞腫に対しては，30〜50 Gyの局所放射線照射を行う．また，多発性骨髄腫でも病的骨折のリスクがある病変や，骨痛が強い病変に対しては，局所放射線照射が有用である．

### E 高カルシウム血症の治療

　多発性骨髄腫の約1/3の例では，高カルシウム血症を合併するとされている．高カルシウム血症の治療としてはビスホスホネート製剤や，破骨細胞の機能を調節するRANKLに対するモノクローナル抗体であるデノスマブ（ランマーク®）が用いられる．ビスホスホネート製剤の継続により病的骨折などの骨イベントのリスクが低下するが，顎骨壊死のような重篤な有害事象も起こりうるため，ビスホスホネート製剤による治療の前，治療中は定期的な歯科受診を行う．

## 看護のポイント

- 看護計画は「悪性リンパ腫」に準じる（203ページ参照）．悪性リンパ腫と異なるポイントは，以下のとおりである．

### 1 予測される症状とケア

- 高カルシウム血症による意識障害，心電図の異常に注意する．重症の場合は高カルシウム血症で死に至ることもある．
- 骨の痛み，病的骨折による苦痛が強く出る疾患のため，苦痛の軽減に努める．
- 安静の保持や必要時のコルセット着用など，病的骨折の予防に努める必要がある．
- 圧迫骨折の危険性がない場合，過度な体動制限は感染の危険と骨粗鬆症が進行するため行わない．

### 2 患者指導

- 腎障害が起こりやすいため，十分な水分摂取を促し，1日2,000 mL以上の尿量の確保を目指す．

# 4 原発性マクログロブリン血症

> **Minimum Essentials**
> 1. 疫学：わが国における罹患率は，10万人に1人程度とされている．
> 2. 病態・機序：IgM型のMタンパクの増加と骨髄浸潤を伴うリンパ腫である．
> 3. 症状：過粘稠度症候群による倦怠感，脱力，頭痛，網膜出血などによる視覚障害，脳血管障害による神経症状，末梢循環不全によるレイノー現象などが起こりうる．
> 4. 治療法：無症状のうちは無治療で経過を観察し，治療が必要になったら，アルキル化薬やリツキシマブなど，インドレントリンパ腫や多発性骨髄腫に準じた治療が行われる．
> 5. 治療経過・予後：経過は一般的に非常に緩徐である．多発性骨髄腫と同様に，治癒が期待される治療法は存在しない．平均生存期間は約6年，10年生存率は約3割とされている．

## I 原発性マクログロブリン血症とは

　WHO分類の成熟B細胞性腫瘍に，形質細胞への分化傾向にあるリンパ球由来の**リンパ形質細胞性リンパ腫**という病型がある．原発性マクログロブリン血症は，IgM型のMタンパクの増加と骨髄浸潤を伴うリンパ形質細胞性リンパ腫の亜群に定義されている．わが国における罹患率は，10万人に1人程度とされている．なお，原発性マクログロブリン血症以外にもIgM型のMタンパクの増加を伴う悪性リンパ腫は存在し，診断は区別する必要がある．

## II 成因，病態など

　IgMは，5個のサブユニットから構成された分子量が約90万と大きい免疫グロブリンで，マクログロブリンともよばれる．分子量が大きいため，Mタンパク量が増加すると過粘稠度症候群をきたしやすい．IgMが3,000 mg/dL以上になると，合併のリスクが高まる．その他に自己免疫疾患，自己免疫性の末梢神経障害，**クリオグロブリン血症**，**アミロイドーシス**などを合併し，血小板や凝固因子と結合することでその機能を抑制し，出血症状をきたすことがある．

## Ⅲ 臨床症状

**過粘稠度症候群**により，倦怠感，脱力，頭痛などの症状が出現する．赤血球の凝集により眼底の網膜静脈がうっ血，限局性の狭窄を起こし，**ソーセージ様**に変化する．そのため網膜出血，滲出，細動脈流，うっ血乳頭が起こり，視覚障害をきたす．脳血管障害による神経症状，末梢循環不全による**レイノー現象**が起こることもある．血液の過粘稠により循環血漿量が増加し，心不全の原因にもなる．

## Ⅳ 検査・診断

行う検査は悪性リンパ腫，多発性骨髄腫に準じる．多発性骨髄腫と同様に正常の免疫グロブリンは抑制されるが，程度は軽度である．

## Ⅴ 治療

経過は一般的に非常に緩徐である．予後不良因子として，年齢が65歳を超える，Hb値が11.5 g/dL以下，血小板数が10万/μL以下，$β2$ミクログロブリンが3 μg/mL以上，IgM値が7,000 mg/dL以上がある．インドレントリンパ腫，多発性骨髄腫と同様に，治癒が期待される治療法は存在しない．

無症状のうちは無治療で経過を観察し，先述の臨床症状の他に発熱や盗汗，体重減少といった悪性リンパ腫の症状，血球減少，リンパ節腫大などが出現したら治療を考慮する．IgM値と臨床症状は必ずしも相関しないため，数値で治療介入の判断は行わない．

治療としては，アルキル化薬やリツキシマブなど，インドレントリンパ腫や多発性骨髄腫に準じた治療が行われる．過粘稠度症候群が認められる場合には，血漿交換を行う．

平均生存期間は約6年，10年生存率は約3割とされている．

# 5 アミロイドーシス

> **Minimum Essentials**
>
> ❶ 疫学：難病情報センターの集計によれば，原発性アミロイドーシスの5年間の有病率は人口10万人あたり平均0.45人で，多発性骨髄腫に伴うものはそれより多く0.93人である．
> ❷ 病態・機序：Mタンパクの軽鎖由来のアミロイドが心臓，肝臓，消化管，末梢神経など全身に沈着する病態であり，多発性骨髄腫などと同様に形質細胞の異常が原因である．
> ❸ 症状：障害された臓器に依存する．心不全，不整脈，肝腫大，ネフローゼ症候群，吸収障害，下痢，末梢神経障害，起立性低血圧，手根管症候群など多彩である．
> ❹ 治療法：沈着したアミロイドを除去することは不可能であり，治療目標は臓器障害の進行を抑えることである．Mタンパク軽鎖の産生抑制や化学療法などが行われる．
> ❺ 治療経過・予後：治癒不可能であり，予後不良である．

## I アミロイドーシスとは

　アミロイドーシスは，線維性の不溶性タンパクである**アミロイド**が臓器に沈着し障害を起こす疾患である．全身の臓器にアミロイドが沈着する**全身性アミロイドーシス**と，ある臓器に限局した沈着する**限局性アミロイドーシス**に分類される．原発性アミロイドーシスは，Mタンパクの免疫グロブリン軽鎖由来のアミロイドが臓器に沈着して起こる病態である．それに対して続発性アミロイドーシスは，炎症性サイトカインにより産生される急性期タンパクであるアミロイドA由来のアミロイドが沈着する病態で，関節リウマチや結核などの慢性炎症に続いて起こる．わが国の難病情報センターの集計によれば，原発性アミロイドーシスの5年間の有病率は人口10万人あたり平均0.45で，多発性骨髄腫に伴うものはそれより多く0.93である．ここでは，原発性アミロイドーシスについて述べる．

## II 成因，病態など

　原発性アミロイドーシスは，Mタンパクの軽鎖由来のアミロイドが臓器に沈着した病態であり，多発性骨髄腫や原発性マクログロブリン血症同様に形質細胞の異常が原因である．アミロイドは，心臓，肝臓，腎臓，消化管，末梢神経などの全身に沈着する．

表1 アミロイドーシスの症状

| 障害された臓器 | 症状 |
|---|---|
| 心筋 | 収縮障害，拡張障害，それらによる心不全 |
| 心臓の刺激伝導系 | 不整脈 |
| 肝臓 | 肝腫大 |
| 腎臓 | ネフローゼ症候群 |
| 消化管 | 巨大舌，吸収障害，下痢 |
| 神経系 | 末梢神経障害，起立性低血圧，手根管症候群 |
| 声帯 | 嗄声 |

## III 臨床症状

アミロイドーシスの症状は，障害された臓器に依存する（表1）．

## IV 検査・診断

確定診断は，病理診断による．コンゴーレッド染色で，組織へのアミロイドの沈着を証明する．Mタンパクは免疫電気泳動が行われるが，感度が低く検出できないことも多い．その場合は血清遊離軽鎖が有用である．

## V 治療

沈着したアミロイドを除去することは現在は不可能とされており，治療目標は臓器障害の進行を抑えることである．すなわち，アミロイドの材料となっているMタンパク軽鎖の産生を抑制することである．臓器機能が保たれている若年者では，多発性骨髄腫同様に自家末梢血幹細胞移植併用の大量化学療法により生存が改善する可能性があるが，臓器障害により毒性が増強するリスクが高く，適応については慎重に考慮する必要がある．大量化学療法の適応がない場合は，MP療法やデキサメタゾン療法が行われる．多発性骨髄腫に対する新規薬剤は，今後の治療開発が期待されている．

従来の治療では平均生存期間は約1年と，予後はきわめて不良とされている．

# 10章
# 出血性疾患の治療と看護

## 1 | 特発性血小板減少性紫斑病

> **Minimum Essentials**
>
> ❶ 疫学：我が国の年間発症率は人口10万人あたり約2.16人であると推計されており，近年では男女とも50歳から79歳にかけて大きなピークがみられる．
> ❷ 病態・機序：後天性の免疫疾患であり，成人慢性ITPでは，主に自己抗体が血小板表面に結合し，脾臓を中心とした網内系細胞によって破壊され血小板の低下をきたす．
> ❸ 症状：皮膚の紫斑，鼻出血，歯肉出血，月経過多が4大出血症状であり，脳内出血，消化管出血などの重篤な出血も起こりうる．紫斑を認めないケースも多い．
> ❹ 治療法：緊急治療が必要かどうかをまず判断する．次にピロリ菌の検査を行い，陽性の場合は除菌療法を行う．その後，症状，血小板数，治療効果によって，プレドニゾロン（PSL）治療，脾摘などを選択する．
> ❺ 治療経過・予後：治療のゴールは血小板値の正常化ではなく，重篤な出血傾向の回避である．慢性疾患であり，患者のライフスタイルに合わせた治療を選択していくことが重要である．

## I  特発性血小板減少性紫斑病とは

**特発性血小板減少性紫斑病**（**ITP**：idiopathic thrombocytopenic purpura），または原発性免疫性血小板減少症（ITP：primary immune thrombocytopenia）は，血小板のみの減少があり，他に明らかな血小板減少をきたす疾患や原因などを認めない，**後天性の免疫疾患**である[1]．必ずしも紫斑を認めるわけではなく，免疫に基づく疾患であることが明らかになったため，国際的には「原発性免疫性血小板減少症」に疾患名が変更された．一方，日本では厚生労働省の難治性疾患克服研究事業の対象疾患名として「特発性血小板減少性紫斑病」が用いられていることもあり，同名称が広く浸透している．ITPはまた，難病患者の医療費助成制度である特定疾患として認定されている．

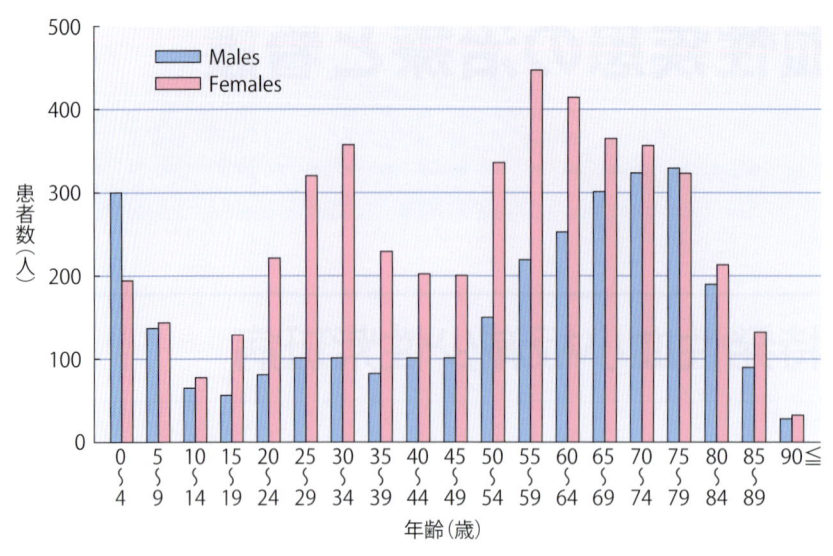

図1　日本におけるITP患者の年齢・性別分布
[Kurata Y et al.: Epidemiology of primary immune thrombocytopenia in children and adults in Japan: a population-based study and literature review. Int. J. Hematol. 93: 329-335, 2011 より引用]

## II　疫学と病因

　厚生労働省（厚労省）難治性疾患克服事業研究班による，2004年から2007年の特定疾患個人調査票を基にした解析結果では，日本のITPの有病者数は約2万人であり，年間の発症率は人口10万人あたり約2.16人であると推計されている[2]．

　わが国では，ITPの発症形式と経過から，発症後6ヵ月以内に自然寛解する**急性型**と，6ヵ月以降も血小板減少が継続する**慢性型**に分類する．急性型は5歳以下の小児に多く，ウイルス感染や予防接種などが引き金となって発症する．成人におけるITPは，通常では先行するウイルス感染などがないままに発症し，しばしば慢性の経過をたどる．急性型，慢性型の分類は長年用いられ，臨床現場で根付いているが，実際には判別が困難なことも多く，今後見直しが検討されている．

　従来，成人ITPは20～39歳の若年女性に多く発症するとされてきたが，近年では男女とも50歳から79歳にかけて大きなピークがみられており，これは国際的特徴でもある[2]（図1）．高齢者の患者には男女差が認められていない．一般に予後は良好だが，血小板数3万/μL以下では死亡の危険率が健常者と比較して4.2と高くなるため[3]，注意が必要である．

　成人の慢性ITPの主な病因は，自己抗体が血小板表面に結合し，脾臓を中心とした網内系細胞によって破壊され，血小板が低下することである．さらに近年の研究では，一部のITP患者では，自己抗体が巨核球と結合し，巨核球の産生と成熟を抑制して血小板の産生障害も生じていることが明らかにされた[1]．またわが国では，**ヘリコバクター・ピロリ（ピロリ菌）陽性ITP**に対する**除菌療法**により，約60％に血小板増加反応がみられることが

知られており[4]，2010年にピロリ菌陽性ITPに対する除菌療法が保険適用となった．ピロリ菌とITP発症との関連については，いまだ機序は不明である（Memo「ヘリコバクター・ピロリとは」参照）．

> **Memo**
> **ヘリコバクター・ピロリとは**
> ヘリコバクター・ピロリ（*H. pylori*）は食べ物や飲み物を介して，小児期に感染すると考えられている．くわしい感染形式についてはまだわかっていない．感染率は衛生状態と関連しているといわれ，先進国で低く，開発途上国で高いとされている．わが国における感染率は，高齢者では開発途上国パターンを呈しているが，若年層の感染率は低くなっている．
> ピロリ菌の感染は生涯に渡って持続することが多く，ITPのみならず，胃粘膜の慢性炎症を背景として，萎縮性胃炎，胃・十二指腸潰瘍，胃がん，胃MALTリンパ腫などのさまざまな上部消化管疾患の併発を引き起こす．
> ［日本ヘリコバクター学会「Helicobacter pylori 感染の診断と治療のガイドライン2009改訂版」より］

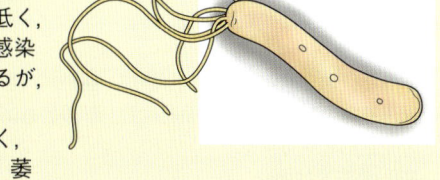

## III 臨床症状

　たまたま健康診断で，軽度の血小板の低下を指摘されて診断されるケースのように，症状のまったくみられないものから，突然の鼻出血で救急搬送され，血小板数1万/μL以下で緊急治療を要するようなケースまで，症状はさまざまである．「紫斑病」との名称ではあるが，紫斑を認めないケースも多々ある．一般的には，皮膚の紫斑，鼻出血，歯肉出血，月経過多が4大出血症状であり，血小板数や出血リスクによっては脳内出血，消化管出血，口腔粘膜出血，血尿，喀血などの重篤な出血も起こりうる[3]．一般的に血小板数が5万/μL以上ある場合には，無症状のことが多い[3]．

## IV 検査・診断

　ITPの診断は，病歴，身体所見，血球算定検査，末梢血塗抹標本の結果から，他の血小板減少をきたす疾患を除外する，除外診断が基本となる．2010年に各国の専門家によってまとめられた「ITPの国際コンセンサスレポート」では，高い精度でITPと確定診断できる「gold standard」的な検査は存在しないと明記されている．2011年に米国血液学会（ASH）から出されたITPガイドラインでも，同様に除外診断の重要が強調されており，二次性ITPを鑑別するため，まずC型肝炎ウイルス（HCV），ヒト免疫不全ウイルス（HIV）の検査を行うべきであるとされている（推奨グレード1B）．

　現在，わが国では，1990年改訂版の厚生省特定疾患特発性造血障害調査研究班によるITP診断基準が，国の特定疾患治療研究事業の認定基準として用いられている（**表1**）．その後2004年に厚労省血液凝固異常症に関する調査研究班により，新しいITP診断基準案がまとめられたが，検査の測定技法や精度などの問題があり，一般化には時間がかかるも

**表1 厚生省特定疾患特発性造血障害調査研究班によるITPの診断基準（1990年改訂）**

1. 自覚症状・理学的所見
   出血症状がある．出血症状は紫斑（点状出血及び斑状出血）が主で歯肉出血，鼻出血，下血，血尿，月経過多などもみられる．関節出血は通常認めない．出血症状は自覚していないが血小板減少を指摘され，受診することもある．
2. 検査所見
   (1) 末梢血液
   ①血小板減少　血小板 100,000/μL 以下．自動血球計数の時は偽血小板減少に留意する．
   ②赤血球及び白血球は数，形態ともに正常．ときに失血性又は鉄欠乏性貧血を伴い，また軽度の白血球増減をきたすことがある．
   (2) 骨髄
   ①骨髄巨核球数は正常ないし増加．巨核球は血小板付着像を欠くものが多い．
   ②赤芽球及び顆粒球の両系統は数，形態ともに正常．顆粒球/赤芽球比（M/E比）は正常で，全体として正形成を呈する．
   (3) 免疫学的検査
   　血小板結合性免疫グロブリンG（PAIgG）増量，ときに増量を認めないことがあり，他方，特発性血小板減少性紫斑病以外の血小板減少症においても増加を示しうる．
3. 血小板減少をきたしうる各種疾患を否定できる．※
4. 1及び2の特徴を備え，さらに3の条件を満たせば特発性血小板減少性紫斑病の診断を下す．除外診断にあたっては，血小板寿命の短縮が参考になることがある．
5. 病型鑑別の基準
   ①急性型：推定発病又は診断から6ヵ月以内に治癒した場合
   ②慢性型：推定発病又は診断から経過が6ヵ月以上遷延する場合
   小児においては，ウイルス感染症が先行し発症が急激であれば急性型のことが多い．
※血小板減少をきたす他の疾患
　薬剤又は放射線障害，再生不良性貧血，骨髄異形成症候群，発作性夜間血色素尿症，全身性エリテマトーデス，白血病，悪性リンパ腫，骨髄がん転移，播種性血管内凝固症候群，血栓性血小板減少性紫斑病，脾機能亢進症，巨赤芽球性貧血，敗血症，結核症，サルコイドーシス，血管腫などがある．感染症については，とくに小児のウイルス性感染症やウイルス生ワクチン接種後に生じた血小板減少は特発性血小板減少性紫斑病に含める．先天性血小板減少症としては，Bernard-Soulier症候群，Wiskott-Aldrich症候群，May-Hegglin症候群，Kasabach-Merritt症候群などがある．

のとみられている[1]．

# V 治療

　現在，わが国で広く用いられている成人のITP治療ガイドラインは，2012年に厚労省の血液凝固異常症に関する調査研究班によって作成された「成人ITP治療の参照ガイド2012年版」である[4]（図2）．このガイドラインは，急性型，慢性型ともに適用することが可能であり，ピロリ菌除菌や新薬の適正使用まで盛り込んだ，現在の臨床現場のニーズにマッチした内容となっている．

### a．緊急治療

　ITPと診断された場合には，まず緊急治療の有無を判断する．緊急治療が必要な症例は，原則入院管理下に，免疫グロブリン大量療法，血小板輸血，プレドニゾロン療法，ステロイドパルス療法などから適切な治療を行う．

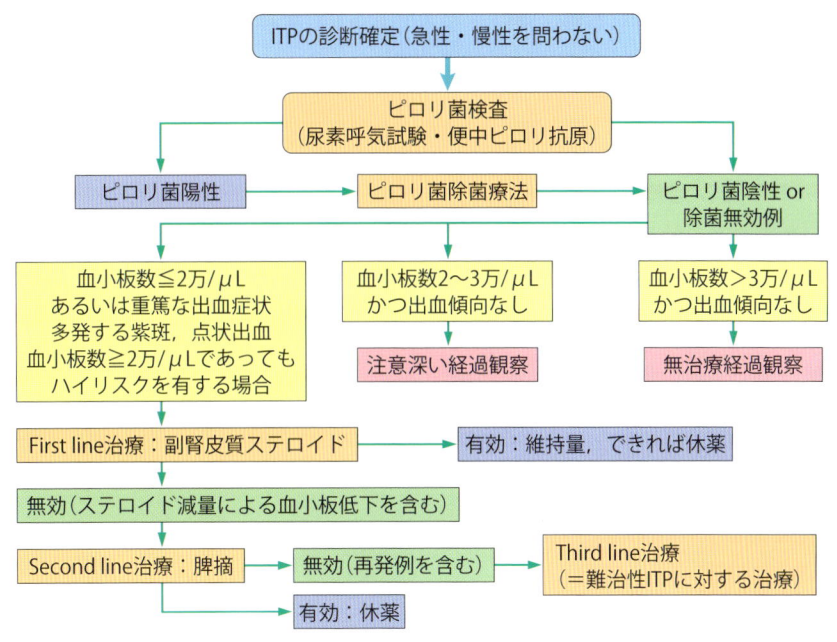

**図2 成人ITPの治療の流れ**
[厚生労働省難治性疾患克服研究事業 血液凝固異常症に関する調査研究 ITP治療の参照ガイド作成委員会：成人特発性血小板減少性紫斑病治療の参照ガイド2012年度版．臨床血液 53：433-442, 2012を基に作成]

### b．ピロリ菌除去

次のステップとして，ピロリ菌感染の有無を検査し，陽性の場合は除菌療法を行う（推奨度1B）[4]．日本人高齢者におけるピロリ菌の感染率は先進国の中でも有意に高いことが知られており，わが国からの論文では，ピロリ菌陽性のITPの約60％で除菌による血小板増加が観察されている．ピロリ菌の感染の有無を調べる検査としては，尿素呼気試験，便中ピロリ抗原の測定が勧められている[4]．

### c．プレドニゾロン（PSL）治療

ピロリ菌陰性例，または除菌無効例でも血小板数が3万/μL以上で重篤な出血傾向がない場合は，無治療で経過を観察する．また，血小板数2～3万/μLで出血傾向がない場合にも，注意深く経過を観察する．一方，重篤な出血症状がある場合，血小板数2万/μL以下の場合，血小板数2万/μL以上であっても出血傾向の有無にかかわらず，60歳以上，高血圧，活動性の高い症例などでは積極的な治療の対象となり，一次治療としてプレドニゾロン（PSL）治療を開始する[4]（推奨度2B）．治療開始にあたって，治療のゴールは血小板値の正常化ではなく，重篤な出血傾向の回避であるということを患者と医療者間で共通認識とすることが重要である．PSLは通常0.5～1 mg/kgを2～4週間経口投与し，治療効果がある場合には徐々に下げて10 mg/day以下の維持量にもっていく．

### d．脾摘

PSLの効果がみられない，あるいは再発した場合には，脾臓摘出（脾摘）が推奨される（推奨度1B）．脾摘は現時点でもITPの有効な治療オプションであり，文献によるレビューでは約3分の2が寛解となり，残りの20％にも部分的寛解がみられている[1]．脾摘は診断

から6〜12ヵ月以上経過した後に検討すべきであり[4]，脾摘後の感染症のリスクや手術に伴う合併症については十分なインフォームドコンセントが必要である．また脾摘前には予防的に肺炎球菌ワクチンを接種することが望ましい[4]．術式としては，わが国では，より侵襲度の低い腹腔鏡下手術が広く行われている．

### e．サードライン治療

ファーストライン治療のPSL，セカンドライン治療の脾摘が無効の場合，あるいは脾摘の対象とならない場合には，サードライン治療に移行する．サードライン治療に挙げられている薬剤の中で，現時点でわが国の保険適用になっている薬剤は，トロンボポエチン(TPO)受容体作動薬（ロミプレート®，レボレード®）のみであり，従来から用いられているダナゾール（ボンゾール®），シクロホスファミド（エンドキサン®）などは適用外であることに注意が必要である．

# 看護計画

## A　予測される経過と看護

### 1）大まかな経過・予後の予測
- 治療期間は，患者の身体状況や血小板の回復によっても異なる．6ヵ月以内に治癒するものは急性型，6ヵ月以上遷延するものは慢性型に分類される．
- 小児のITPは急性型であることが多く，発病は急激だが，その多くが自然寛解する．
- 成人のITPは慢性型であることが多く，自然寛解は少ないが，予後は一般に良好である．
- 治療は，緊急治療が必要な症例では免疫グロブリン大量療法，血小板輸血，プレドニゾロン療法，ステロイドパルス療法などから適切な治療が選択される．急を要さなければ，血小板数や治療効果などによって，ピロリ菌除去やプレドニゾロン（PSL）療法，脾臓摘出，トロンボポエチン（TPO）受容体作動薬投与（レボレード®）が行われる．
- 治療中に重篤な出血を起こすことがあり経過中に注意を要する疾患である．

### 2）看護目標
- 患者が出血傾向の程度を把握し，異常時は医療者へ相談できる．
- 患者が薬物療法を理解し，自己管理できる．

### 3）治療期の観察と看護ケア

■ 予測される症状
- 出血しやすく止まりにくい易出血傾向となるため，以下のような出血・症状に注意する．
    ①点状や斑状の皮膚にみられる出血
    ②歯茎からの出血，口腔粘膜出血
    ③鼻出血

④便に血が混じったり，黒い便が出る
　　⑤尿に血が混じって，紅茶のような色になる
　　⑥月経過多，生理が止まりにくい
　　⑦重症な場合は，脳出血（痙攣，嘔吐，意識障害などの症状に注意）
- ケア・患者指導
・出血がないか定期的に確認する．
・発熱に対して，解熱鎮痛薬による薬物療法と冷却・保温の環境調整を行う．
・医療ソーシャルワーカーへ相談し，高額療養費払い戻し制度などの補償・支援制度を説明する．
・副腎皮質ステロイド療法について，以下の点を説明し，自己管理できるよう支援する．
　①内服の必要性を説明し，確実に投薬すること
　②副作用
　③注意事項
　④患者自身が内服量を毎日記録し，量の増減を把握すること
　⑤定期的な受診の必要性
- 心理面のケア
・病名の告知による心理面の影響は計りしれないため，日常生活の注意点や今後の治療方針をふまえながら，ワークライフバランスを整えられるよう支援する．

## B　退院指導と外来フォローアップ

### 1）今後の治療の説明
・医師と相談しながら，定期受診していくことになる．
・退院後も外来で継続治療となる場合は，プレドニゾロン（PSL）の注意点（下記）を理解し，きちんと忘れずに服用してもらう．
・プレドニゾロン（PSL）は自分で減量・中止してはならない．なぜなら，PSLを長期服用していると副腎のステロイドホルモンが出なくなり，その間に減量・中止してしまうと，体が対応できず，ショックを起こしてしまう可能性がある．そのため，飲み忘れにも注意が必要である．

### 2）感染予防
・プレドニゾロン（PSL）の長期投与は，糖尿病や胃潰瘍，易感染性などの副作用をもたらす．感染予防のため，食事前や外出後の手洗いや含嗽，人混みや感冒流行期のマスク着用は必ず行う．

### 3）生活指導
・血小板数が3万/$\mu$L以上ならば，軽い皮下出血や点状出血を認めても心配はない．2万/$\mu$L以下の場合は出血の程度に個人差があり，維持量のPSLで外来観察が可能な場合がある．
・臨床症状を注意深く観察して，不正性器出血や消化管出血，がんこな鼻出血などの際には，ためらうことなく来院するよう指導する．

# 2 血栓性血小板減少性紫斑病と溶血性尿毒症症候群

## Minimum Essentials

❶ 疫学：血栓性血小板減少性紫斑病（TTP）と溶血性尿毒症症候群（HUS）は，ともに内科的エマージェンシー疾患の一つであり，血栓性微小血管障害症（TMA）という病理学的診断名に属する．HUS は 5 歳未満の小児に多くみられる．

❷ 病態・機序：TTP の発症にはフォン・ヴィレブランド因子特異的切断酵素である ADAMTS13 の活性低下が強く関連しており，多くの場合 ADAMTS13 に対する自己抗体の産生が引き金となる．HUS の大部分は，腸管出血性大腸菌に感染することによって発症するが，下痢を伴わない非典型 HUS はより予後が悪いとされている．

❸ 症状：TTP の 5 徴は，①血小板減少症 ②溶血性貧血 ③腎機能障害 ④発熱 ⑤動揺性精神神経症状である．HUS の 3 徴は，①溶血性貧血 ②血小板減少 ③急性腎障害である

❹ 治療法：後天性 TTP の初期治療は，血漿交換療法である．HUS の治療の中心は輸液管理，透析治療と高血圧合併時の降圧治療などである．

❺ 治療経過・予後：TTP の死亡率はかつては高率であったが，血漿交換療法の登場以降 10％以下に改善した．急性期の HUS の死亡率は 2〜5％．非典型 HUS の死亡率は 25％である．

## I 血栓性血小板減少性紫斑病と溶血性尿毒症症候群

血栓性血小板減少性紫斑病（TTP：thrombotic thrombocytopenic purpura）と溶血性尿毒症症候群（HUS：hemolytic uremic syndrome）は，ともに，血小板減少症，溶血性貧血，血栓による臓器機能障害の 3 つの主症状を特徴とする，血栓性微小血管障害症（TMA：thrombotic microangiopathy）という同じ病理学的診断名に属する疾患である[1]（図1）．両者の鑑別は症状によって行うが，しばしば鑑別が難しい場合もあり，最近では総称して「TMA」と表記されることもある．以下，それぞれの疾患について概説する．

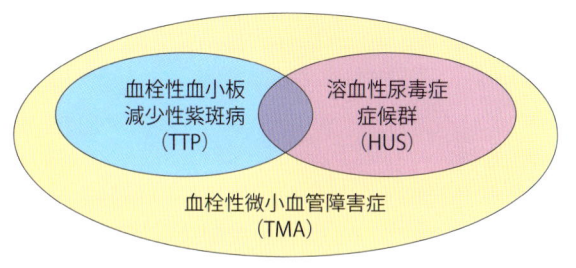

図1　血栓性血小板減少症と溶血性尿毒症症候群の関係

## II 血栓性血小板減少性紫斑病

### A 血栓性血小板減少性紫斑病とは

　血栓性血小板減少性紫斑病（TTP）は，典型的には，①血小板減少症，②溶血性貧血，③腎機能障害，④発熱，⑤動揺性精神神経症状（症状に大きな幅があり，日によっても変動する）の5徴がみられる，微小血管に血栓がつまることによって生じる，全身性の重篤な疾患である[1]．

　先天性TTPは先天的なADAMTS13活性の低下がみられるまれな疾患（Upshaw-Schulman症候群）であり，TTPの95%以上は後天性である．以前は，TTPの死亡率は90%以上であったが，治療として血漿交換が行われるようになって以降，死亡率は10%以下に低下した[1]．しかし，現在でも，早期発見・治療が何より重要な内科的エマージェンシー疾患の1つであることに変わりはない．

### B 成因・病態

　ADAMTS13は，フォン・ヴィレブランド因子（vWF：von Willebrand factor）特異的切断酵素である（Memo「フォン・ヴィレブランド因子とは」参照）．先天性TTPでは遺伝子異常によるADAMTS13の活性低下がみられる．後天性TTPの3分の2ではADAMTS13に対する自己抗体が産生されることにより，同酵素の活性が著明に低下する[1]．後天性に抗ADAMTS13抗体が産生される原因は，特発性（一次性）であることが多いが，基礎疾患，薬物，妊娠などを契機に生じる（二次性）場合もある[1]．

　ADAMTS13の活性が低下すると，循環中のvWF多重体を適度に切断することができなくなり，とくに細小血管内などで過剰な血小板凝集が生じる．さらに，血管内の血小板凝集の間隙を赤血球が通過する際に，物理的に破壊されることにより溶血性貧血が起きると考えられている[3]．

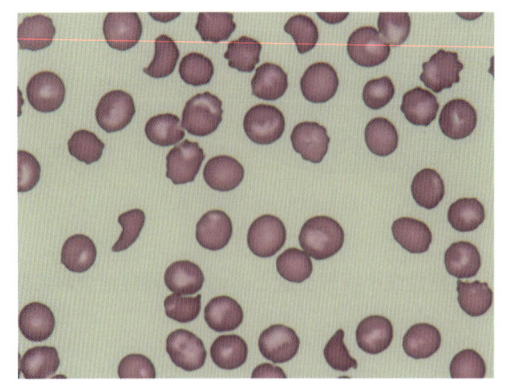

**図2 破砕赤血球（別名 helmet cell）**
名前の通りヘルメット型をした壊れた赤血球がみられている．
［東海大学医学部付属病院臨床検査科　田中由美子氏のご厚意により掲載］

> **Memo**
> **フォン・ヴィレブランド因子とは**
> 出血部位への血小板の粘着と凝集に必要な，血液の凝固因子．つまり，血小板を傷口にうまくくっつける「必殺・分子のり」である．循環血液中では，凝固第Ⅷ因子と結合し，内因系凝固因子の一部としても働く．

## C 臨床症状

典型的には，①血小板減少症，②溶血性貧血，③腎機能障害，④発熱，⑤動揺性精神神経症状の5徴が有名であるが，5つの症状がすべて揃うとは限らない．動揺性精神神経症状は，頭痛や軽度の意識レベルの低下（何となくぼんやりとした感じ）から始まって，錯乱，麻痺，痙攣などの重篤な症状がみられることもある．症状には日内変動があり，日によって異なることもあるなど，まさに「動揺性」であるのが特徴である．

## D 検査・診断

治療の遅れは致命的となるため，血管内溶血性貧血と血小板減少の2徴があればまずTTPを疑うことが大切である[1,2]．他の症状出現を待っていたのでは，治療開始時期が遅れる原因となるからである[1]．

末梢血中の破砕赤血球の出現は，血管内溶血を強く疑わせる所見である（図2）．この時点でADAMTS13活性を測定し，測定感度以下もしくは10％以下に著減していれば定型的なTTPと診断される[2]．

続いてADAMTS13インヒビター活性の測定を行い（註：2014年8月現在，まだ保険適用になっていない），陰性であれば先天性TTP，陽性であれば後天性TTPを疑う．一方で，TTPを疑わせる症状がありながら，ADAMTS13活性の著明低下がみられないTTPを非定型的TTPとよび，しばしば溶血性尿毒症症候群との鑑別が難しい．

## E 治療

### a．先天性 TTP

ADAMTS13 活性の先天的な欠損があるため，2 週間毎に新鮮凍結血漿（FFP）5～10 mL/kg を投与し，ADAMTS13 酵素の補充を行う[1]．

### b．後天性 TTP

ADAMTS13 が関与している場合も関与していない場合も，後天性 TTP の初期治療は FFP を用いた血漿交換療法である[2]．血漿交換の治療効果としては，定型的 TTP の方が優れているとされており，ADAMTS13 インヒビターの除去，vWF 多重体の除去，ADAMTS13 の補充などが期待できる．血漿交換は，それまで 90％以上であった TTP の死亡率を 10％以下に改善させた，画期的な治療である．

血漿交換の回数は，血小板数，神経症状などをモニタリングしながらケースバイケースで判断され，ステロイドまたはステロイドパルス療法が併用されることも多い[1]．血小板減少に対して初回に血小板輸血を行うと症状が急速に増悪することがあり，予防的な血小板輸血は禁忌であるとされている[3]．

# III 溶血性尿毒症症候群

## A 溶血性尿毒症症候群とは

溶血性尿毒症症候群（HUS）は，①溶血性貧血，②血小板減少，③急性腎障害を 3 徴とする，5 歳未満の小児に多くみられる症候群である[4]．HUS の約 90％は下痢を伴い，主として腸管出血性大腸菌に感染することによって発症する．残りの 10％は下痢を伴わない形で発症し，非典型 HUS とよばれ，HUS に比べ予後が悪いとされている[4]．

## B 成因・病態

HUS は，腸管出血性大腸菌感染者の約 1～10％に発症する[5]．腸管出血性大腸菌（図3）は下痢原性大腸菌の 1 つで，通常汚染された食物を経口摂取することによって感染する．日本では腸管出血性大腸菌 O157（O：オー抗原とは大腸菌の細胞壁を構成する抗原）による報告が全体の 70％を占め，O26，O111，O103 などが次ぐ．2011 年の焼肉チェーン店の集団食中毒事件は，汚染された生の牛肉（ユッケ）の摂取によって計 181 名が発症し，5 名の死者を出した大変痛ましい事件であったが，患者から腸管出血性大腸菌 O111 と O157 が検出されている．

腸管出血性大腸菌が産生する志賀毒素（ベロ毒素ともよばれる）によって，全身の血管内皮細胞が障害され，微小血管血栓症（TMA）が生じると考えられている．一方，下痢を伴わない非典型 HUS の原因として，約 60％に補体活性化制御因子の遺伝子異常があると報告されている[4]．

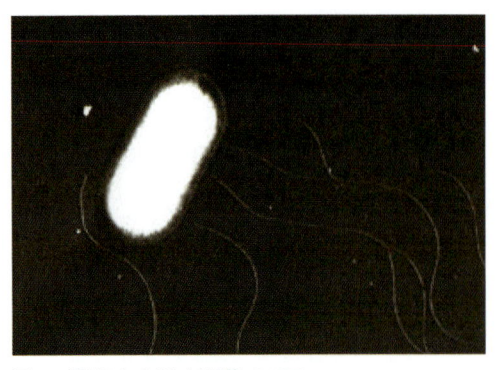

**図3　腸管出血性大腸菌 O157**
［国立感染症研究所 HP より転載　http://www.nih.go.jp/niid/ja/kansennohanashi/439-ehec-intro.html（2014年6月16日検索）］

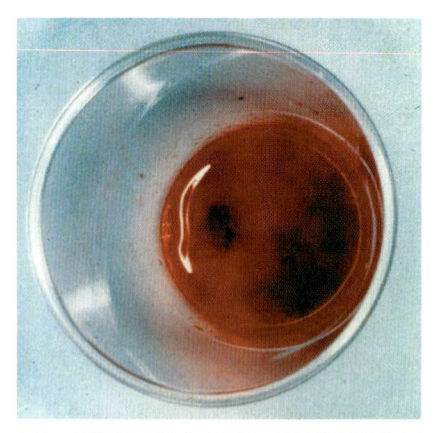

**図4　腸管出血性大腸菌 O157 感染時の血便**
［国立感染症研究所 HP より転載　http://www.nih.go.jp/niid/ja/kansennohanashi/439-ehec-intro.html（2014年6月16日検索）］

### C 臨床症状

　腸管出血性大腸菌が感染すると，3～7日の潜伏期を経て，激しい腹痛を伴う水溶性下痢を発症し，次第に血便となる（出血性大腸炎，図4）．腹痛は右下腹部を中心とした激痛であり，38℃台の発熱を伴うことはあるが，通常高熱はまれである[5]．下痢の出現後 4～10日後に，腸管出血性大腸菌感染者の約 1～10％に HUS が発症する．

　HUS を発症すると，20～60％の患者が透析療法を必要とする急性腎障害を合併し，20～30％の患者がなんらかの中枢神経症状を呈する．急性期の死亡率は約 2～5％である[5]．非典型 HUS では約 50％が血液透析の必要な末期腎不全にいたるとされており，25％の死亡率が報告されている[4]．

### D 検査・診断

　腸管出血性大腸菌による HUS と，非典型 HUS の診断基準を示す（表1，表2）．両方とも 3徴候は共通しており，志賀毒素の関与が否定された場合に非典型 HUS と診断される．

### E 治療

#### a．腸管出血性大腸菌による HUS の治療

　腸管出血性大腸菌による HUS の治療の中心は，輸液管理，透析療法と，高血圧合併時の降圧療法などである．血漿交換療法については，急性腎障害の増悪を阻止するうえでの有効性は認められない（推奨グレード C2）[5]とされている．

#### b．非典型 HUS の治療

　非典型 HUS では，血漿交換療法や新鮮凍結血漿輸注などが積極的に行われており，以前 50％であった死亡率が 25％にまで低下している[4]．2013年9月に，発作性夜間ヘモグロビン尿症の特効薬として使われてきた，補体 C5 に対するヒト化モノクローナル抗体エクリツマブ（ソリリス®）が，非典型 HUS の治療に対して使用承認され，今後の治療成績の向上が期待される．

**表1　溶血性尿毒症症候群の診断基準**

腸管出血性大腸菌による溶血性尿毒症症候群（HUS）は志賀毒素によって惹起される血栓性微小血管障害で，臨床的には以下の3主徴をもって診断する．
A．3主徴
　①溶血性貧血（破砕状赤血球を伴う貧血でHb10g/dL未満）
　②血小板減少（plt15万/μL未満）
　③急性腎障害（血清クレアチニン値が年齢・性別基準値の1.5倍以上．血清クレアチニン値は小児腎臓学会の基準を用いる）
B．随伴症状
　①中枢神経：意識障害，痙攣，頭痛，出血性梗塞等
　②消化管：下痢，血便，腹痛，重症では腸管穿孔，腸狭窄，直腸脱，腸重積等
　③心臓：心筋傷害による心不全
　④膵臓：膵炎
　⑤DIC

［厚生労働省科学研究費補助金　重症の腸管出血性大腸菌感染症の病原性因子及び診療の標準化に関する研究班　溶血性尿毒症症候群の診断・治療ガイドライン作成班：溶血性尿毒症症候群の診断・治療ガイドライン，2013より引用］


**表2　非典型溶血性尿毒症症候群の診断基準**

| Definite（確定例）： |
| --- |
| 3主徴がそろい，志賀毒素に関連するものでないこと．血栓性血小板減少性紫斑病でないこと．<br>①微小血管症性溶血性貧血；Hb10g/dL未満<br>②血小板減少；plt 15万/μL未満<br>③急性腎障害：小児例では年齢・性別による血清クレアチニン<br>　　　　　　　　基準値の1.5倍<br>　　　　　　　　成人例では急性腎障害の診断基準を用いる． |
| Probable（疑い例）： |
| 急性腎障害，微小血管症性溶血性貧血，血小板減少の3項目のうち2項目を呈し，かつ志賀毒素に関連するものでも，血栓性血小板減少性紫斑病でもないこと． |

［非典型溶血性尿毒症症候群診断基準作成委員会：非典型溶血性尿毒症症候群診断基準，2013より引用］

## 看護のポイント

### 1 TTPの看護のポイント

- TTPの治療には血漿交換療法が第1選択である．血漿交換療法施行中の看護のポイントは以下のとおりである．
  ① 治療中は，バイタルサインの変化に注意し，穿刺部位の固定，同一体位による体位変換の工夫，保温，患者の精神的安定につとめる．
  ② また，血小板数，血清LDHを確認し，神経症状や腎障害の症状を観察し，変化に注意する．
  ③ 治療後は，穿刺部位の止血の確認，アレルギー症状の確認，床上安静につとめる．
  ④ 経過・予後については，完全寛解を得ても再発する患者が少なくないので，定期的な外来フォローが必要であることを患者に理解してもらう．また，出血症状や神経症状，貧血症状など再発を疑わせる症状を認めたら，すぐに来院するよう指導する．

### 2 HUSの看護のポイント

- HUSの症状としては，激しい腹痛，下痢，次いで腎障害が認められる．主に支持療法が基本となり，看護のポイントは以下のとおりである．
  ① 低ナトリウム血症や低カリウム血症，脱水，溢水などが起きるので，循環血液量，水，電解質バランスの是正のため輸液療法を行う．ただし，止瀉薬の投与は，ベロ毒素（VT）の体内貯留，吸収を助長するので禁忌とされている．
  ② 透析は，腹膜透析と血液透析があり，いずれもバイタルサインや一般状態のチェック，検査データ，シャントの状態，体重を確認する．治療中，治療後は，不均衡症候群や低血圧，倦怠感や疲労感を観察し，必要時日常生活動作を介助することが必要である．
  ③ 退院後の生活指導では，食材はできるだけ新鮮なものを選び食材の保管をきちんと行う．また牛肉関連など生の食材をできるだけ避け，調理に使用した器具はきちんと殺菌するなど，手洗いとともに衛生管理を徹底するよう指導する．
  ④ 経過・予後については，死亡率5～10％程度といわれているが，急性期を乗り切れば，中枢神経や腎に後遺症を認める患者は少ない．ただし，無尿がみられるときは，痙攣や意識障害を呈する場合も多く，死亡率が上がることがあるので注意が必要である．

# 3 | 播種性血管内凝固症候群

> **Minimum Essentials**
>
> ❶ 疫学：1992年に行われた，内科，外科，小児科，産婦人科を対象とした厚生労働省研究班全国調査では，播種性血管内凝固症候群（DIC）の発現は約1％にみられた．DICの三大基礎疾患の1つである重症敗血症では，およそ20～40％に合併する[3]．
> ❷ 病態・機序：基礎疾患の存在下に持続性の凝固活性化をきたし，全身の細小血管内に微小血栓が多発する．DICの三大基礎疾患は，敗血症，急性白血病，固形がんであり，各種の感染症，劇症肝炎，腹部大動脈瘤，産科的合併症など，多くの疾患や病態が原因となる．
> ❸ 症状：DICの二大症状は，「血栓による臓器症状」と「出血症状」であり，線溶抑制型DICでは強い臓器症状がみられ，線溶亢進型DICでは高度な出血がみられることが多い．
> ❹ 治療法：DICの治療の原則は，基礎疾患の治療である．DICの進展を防ぐために，合わせて抗凝固療法や血小板，新鮮凍結血漿の補充療法を行う．
> ❺ 治療経過・予後：いったんDICを発症した場合は，約40％の死亡率が報告されているため，早期に適切な診断を行い，対処することが重要である．

## I 播種性血管内凝固症候群とは

播種性血管内凝固症候群（DIC：disseminated intravascular coaguration）とは，基礎疾患の存在下に全身性持続性の著しい凝固活性化をきたし，細小血管内に微小血栓が多発する重篤な病態である[1,2]．全身に微小血栓ができることによって循環不全となり，多臓器不全が生じる一方で，血栓形成に血小板や凝固因子などの止血因子が使用されてしまうため，止血因子不足に陥り（消費性凝固障害），線溶系も活性化するため，強い出血傾向を認める（図1）．つまり，1つの身体の中で「微小血栓多発による多臓器不全」と「出血症状」という，正反対の病態が同時に進行するという，きわめて複雑かつ予後不良の症候群である．

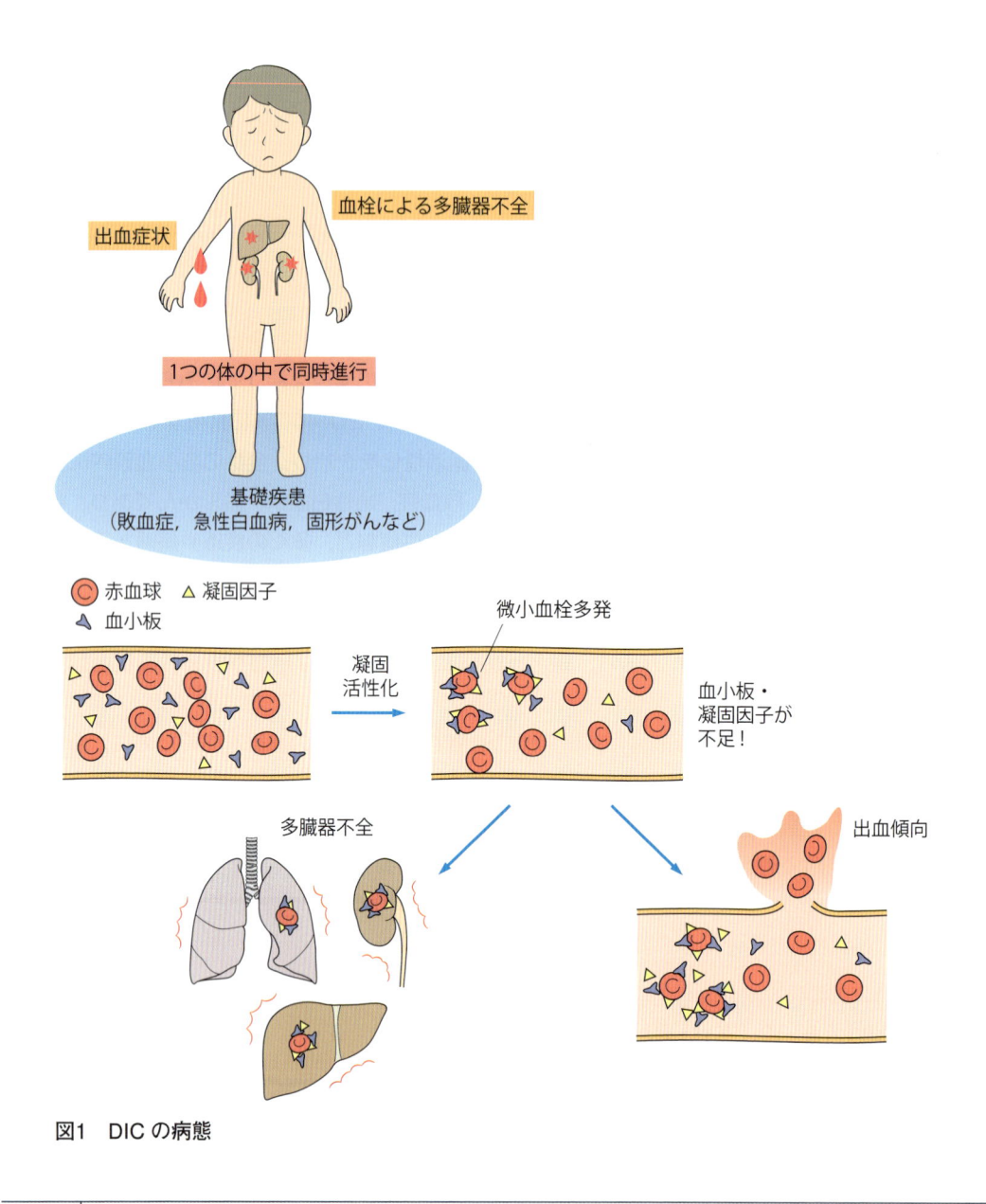

図1 DICの病態

## II 成因・病態

### A DICの基礎疾患

　基礎疾患のない健康な人がいきなりDICを発症することはなく，必ずベースになんらかの**基礎疾患が存在する**．DICの三大基礎疾患は，**敗血症，急性白血病，固形がん**であるが，各種の重篤な感染症，劇症肝炎，腹部大動脈瘤，産科的合併症（常位胎盤早期剝離，羊水塞栓）など，極めて多岐にわたる疾患・病態によって発症する（**表1**）．DICをいったん発症した場合には，後述する厚生労働省の診断基準を満たす例において42.4％の死亡率が報告されているため[3]，早期に適切な診断を行い，対処することがきわめて重要である．

表1 頻度が多いDICの基礎疾患

| | |
|---|---|
| 感染症 | 敗血症*，呼吸器感染症，胆道系感染症 |
| 悪性腫瘍 | 急性白血病*，固形がん* |
| 内科的疾患 | ショック，急性膵炎，劇症肝炎，急性呼吸促迫症候群（ARDS） |
| 外科的疾患 | 腹部大動脈瘤，外科手術，外傷，熱傷 |
| 産科的疾患 | 常位胎盤早期剝離，羊水塞栓，子癇 |

*DICの三大基礎疾患

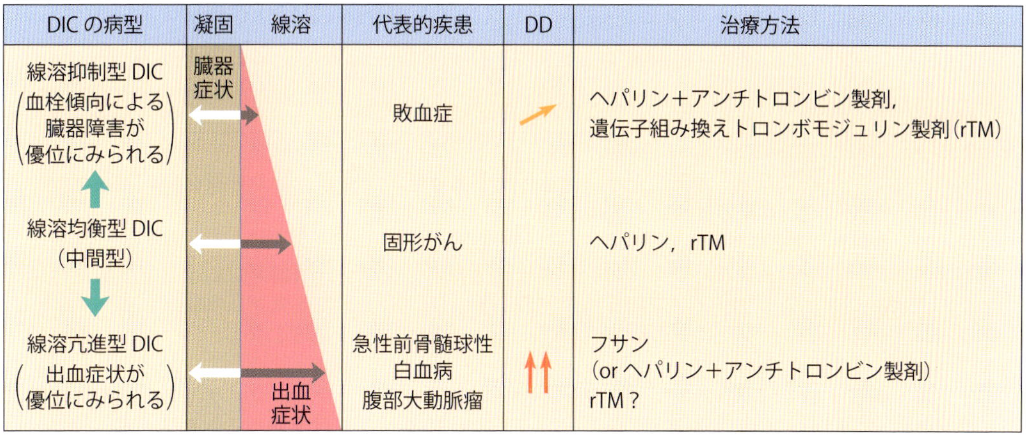

| DICの病型 | 凝固 | 線溶 | 代表的疾患 | DD | 治療方法 |
|---|---|---|---|---|---|
| 線溶抑制型DIC（血栓傾向による臓器障害が優位にみられる） | 臓器症状 | | 敗血症 | ↗ | ヘパリン＋アンチトロンビン製剤，遺伝子組み換えトロンボモジュリン製剤（rTM） |
| 線溶均衡型DIC（中間型） | | | 固形がん | | ヘパリン，rTM |
| 線溶亢進型DIC（出血症状が優位にみられる） | | 出血症状 | 急性前骨髄球性白血病 腹部大動脈瘤 | ↑↑ | フサン（orヘパリン＋アンチトロンビン製剤）rTM？ |

DD：Dダイマー

**図2 DICの病型と病態**
［朝倉英策：DICに対する治療指針．EBM血液疾患の治療2013-2014（金倉譲ほか編），p.448図1，中外医学社，2012より一部改変して転載］

## B DICの病態

　DICでは，基礎疾患の存在下に全身持続性の著しい凝固活性化をきたし，全身の主として細小血管内に微小血栓が多発する．凝固活性化の機序は，基礎疾患によっても異なるが，敗血症においては炎症性サイトカインの作用により，単球・マクロファージや血管内皮から大量の組織因子（＝凝固第Ⅲ因子）が産生されることにより活性化が生じる[1]．また，急性白血病や固形がんなどでは，腫瘍細胞中の組織因子により，直接，外因系凝固が活性化されることが原因と考えられている[1]．この激しい凝固の活性化はDICのベーシックな病態であり，すべてのDICに共通しているが，その他の病態，とくに線溶活性化の程度は基礎疾患によって異なってくる（Memo「線溶とは」参照）．DICは線溶活性化の程度によって，「線溶抑制型DIC」「線溶均衡型DIC」「線溶亢進型DIC」の3つの病型に分類される（図2）．線溶が過剰に進行してしまうと，著明な出血傾向が出現する．

**Memo**
**線溶とは**
フィブリン分解，つまり，血栓を溶かそうとする身体のシステムのこと．「線溶活性化」とは，血栓を溶かそうとする方向に向けて活性化することを指す．

# III 臨床症状・検査所見

## A 線溶抑制型 DIC

敗血症に伴う DIC が典型例である．凝固の活性化に見合った線溶系の活性化が抑えられているタイプであり，多発した微小血栓が溶けにくく，微小循環障害による高度な臓器障害がみられる．線溶系はあまり働いていないので，出血症状は軽度であることが多い（図1）．検査所見としては，トロンビン-アンチトロンビン複合体（TAT）が増加する一方で，フィブリン/フィブリノゲン分解産物（FDP），D ダイマーは軽度上昇にとどまる．

> **Memo**
> **トロンビン-アンチトロンビン複合体（TAT）とは**
> トロンビン（＝凝固の第II因子）とその阻止因子であるアンチトロンビンの複合体．凝固がどれだけ活性化しているかの指標として用いられる．
> **フィブリン/フィブリノゲン分解産物（FDP）とは**
> 線溶系が亢進して産生されたプラスミン（血栓を溶かすタンパク分解酵素）によって分解された，フィブリンとフィブリノゲンの分解産物の総称．強い線溶系の亢進がある場合には，フィブリンとフィブリノゲン，両方の分解が進むので，FDP が著明に高値となる．
> **D-ダイマーとは**
> プラスミンによって分解された，フィブリンの分解産物のこと．フィブリノゲンの分解産物は含まれない．FDP との比率をみることによって，DIC のタイプを診断することができる．

## B 線溶亢進型 DIC

凝固の活性化に伴って，過剰な線溶活性が生じるタイプであり，急性前骨髄球性白血病（APL）や腹部大動脈瘤に合併した DIC などでみられる．線溶系が亢進しているため強い出血症状がみられるが，臓器障害は比較的軽度である（図1）．検査所見としては，TAT が著増し，FDP，D-ダイマーの上昇がみられる．またフィブリンとともにフィブリノゲン分解も進行するため，FDP の著明な上昇がみられ，FDP/D-ダイマー比が上昇しやすい．

## C 線溶均衡型 DIC

線溶抑制型 DIC と線溶亢進型 DIC の中間的な病態を示す．固形がんに合併した DIC などに多くみられる．

# IV 診断

日本において，現時点（2014 年 8 月現在）で最も広く用いられている診断基準は，1988年に改訂された「厚生労働省 DIC 診断基準」である[1]（表2）．改訂から 25 年以上が経過し，止血系分子マーカーについてのエビデンスも集積してきており，目下，診断基準の改訂作業が進められている．「厚生労働省 DIC 診断基準」は厳密な意味では DIC 治療開始基準であるが，後方的試験において早期治療が予後を改善させたことが報告されており，DIC の

表2 DIC 診断基準

| | 骨髄中の巨核数の減少 | |
| --- | --- | --- |
| | あり | なし |
| 基礎疾患 | あり：1点 | |
| 臨床症状 | 臓器症状：1点 | 出血症状：1点，臓器症状：1点 |
| 血小板数（×10³/μL） | 0点 | 80-120：1点，50-80：2点，50＞：3点 |
| フィブリン分解産物 | FDP（μg/mL） 10-20：1点，20-40：2点，40＜：3点 | |
| フィブリノゲン | 100-150 mg/dL：1点，100 mg/dL＞：2点 | |
| PT | PT比 1.25-1.67：1点，1.67＜：2点 | |
| DIC スコア | 4点以上 | 7点以上 |

［和田英夫ほか：DIC の診断基準の変遷．日本内科学会雑誌 98（7）：1634-1639，2009 より引用］

早期診断・治療は重要であると考えられる[2]．

# V 治療

## A 基礎疾患の治療

すべての DIC では，基礎疾患の存在下に全身性の凝固活性化をきたすため，まず基礎疾患の治療が最重要課題となる．しかし，基礎疾患そのものを数日以内に治癒させることは，現実的に多くのケースでは困難であり，DIC の進展を防ぐために抗凝固療法を行う．

## B 抗凝固療法

### a．ヘパリン類，アンチトロンビン濃縮製剤

ヘパリン自体には抗凝固作用はなく，アンチトロンビンを介して抗凝固作用を示す．アンチトロンビン自体が低下している場合には十分な効果が得られないため，濃縮アンチトロンビン製剤（アンスロビン P®，ノイアート®，ノンスロン®）を併用する．現在わが国で DIC の治療に保険適用のあるヘパリンは，ダナパロイドナトリウム（オルガラン®），低分子ヘパリン（フラグミン®），未分画ヘパリンである．ダナパロイドナトリウムは，DIC のみが適応疾患として承認されている．血漿中半減期は約 17～28 時間と長いため，1 回 1250 単位×12 時間ごとのワンショットの静脈内注射で効果が持続する．低分子ヘパリンは，ヘパリンに比べて出血の副作用が少ないと報告されており，通常，成人の DIC に対しては 75 単位/kg/日を 24 時間かけて持続静注で投与する．低分子ヘパリンとヘパリンの投与によって出血の副作用がみられた際には，プロタミンにより中和を行う．

### b．タンパク分解酵素阻害薬

タンパク分解酵素阻害薬は，アンチトロンビンを介さずに抗凝固作用を示す．メシル酸ナファモスタット（フサン®），メシル酸ガベキサート（FOY®）が，DIC の保険適用となっている．一般に急性膵炎の治療として用いられているが，凝固因子やプラスミン作用の抑制効果を有し，出血の副作用がみられないため，出血傾向の強い線溶亢進型 DIC に用いら

れる．それぞれ 24 時間かけて持続静注で投与するが，とくに FOY では静脈炎の副作用が多く報告されているため，注意を要する．

#### c．遺伝子組換えトロンボモジュリン製剤

遺伝子組替えトロンボモジュリン製剤（rTM：リコモジュリン®）は，トロンビンによるプロテイン C の活性化を促進し，凝固促進因子の第 V a 因子と第 Ⅷa 因子を分解し，トロンビンの生成を抑制することにより凝固反応を阻害する．rTM のランダム化二重盲検第Ⅲ相試験では，安全性，効果ともに，低分子ヘパリンとの比較における優越性が報告されている．rTM は抗血栓作用に加えて，抗炎症作用を併せもっているとされ，2008 年の販売開始以降，DIC の切り札的治療として用いられている．しかし，他の新規薬剤と同様に薬価が高く，治療適応についての慎重な見極めを要すること，また他の抗凝固療法とどのように併用していけばよいかなど，まだ明らかになっていない部分も多く，今後の知見の集積に期待したい．

### C 補充療法

DIC では，血小板や凝固因子が消費性に低下し出血傾向がみられる（消費性凝固障害）ため，濃厚血小板，新鮮凍結血漿の補充を行うことがある．血小板輸血の基準は，厚生労働省の「輸血療法の実施に関する指針及び血液製剤の使用指針（改訂版）」(2005 年）では，「出血傾向の強く現れる可能性のある DIC（基礎疾患が白血病，がん，産科的疾患，重症感染症など）で，血小板数が急速に 5 万/μL 未満へと低下し，出血症状を認める場合」と規定されている．同様に新鮮凍結血漿は「PT および/または APTT が延長している場合のほか，フィブリノゲン値が 100 mg/dL 未満の場合に新鮮凍結血漿の適応となる」とされている．

### D 抗線溶療法

トラネキサム酸（トランサミン®）は，プラスミノゲンのリジン結合部位に結合し，フィブリンへの吸着を阻止することによって，抗線溶薬として働く．日常診療において止血薬として用いられることが多いが，DIC 治療では線溶亢進型 DIC の強い出血傾向時にのみ，ヘパリン類の併用下に用いる．他の DIC では，使用は原則禁忌である[2]．

## 看護計画

### A 予測される経過と看護

#### 1）大まかな経過・予後の予測
- DIC の治療の原則は，基礎疾患の除去である．したがって，基礎疾患の種類，重症度が治癒の可能性にかかっている．予後は悪く死亡率も高い．
- 入院治療期間は，基礎疾患の種類によって異なる．

- DICの二大症状は，「血栓による臓器症状」と「出血症状」である．

## 2) 看護目標
- 患者が疾患と治療内容について理解でき，闘病意欲をもちながら治療の継続ができる．
- 患者と家族が共有の時間をもち，悔いが残らないようにかかわることができる．

## 3) 治療期の観察と看護ケア

### ● 予測される症状
- 臓器症状
  - ①中枢神経症状：出血や血栓により昏睡，痙攣，片麻痺，言語障害，一過性脳虚血発作など神経症状が認められる．
  - ②循環器症状：心電図上にST上昇，Q波出現など認められることがある．四肢末梢壊死もまれに認められる．
  - ③腎症状：血尿やタンパク尿はしばしば認められる．乏尿や無尿，クレアチニン値上昇など腎不全の徴候も認められる．
  - ④消化器症状：吐血や下血，腹痛などがしばしば認められる．血栓による壊死性変化，その他の原因による．
  - ⑤呼吸器症状：血痰，呼吸困難など肺塞栓症状が認められることがある．
- 出血症状
  - ①皮下出血
  - ②紫斑
  - ③注射，採血部位からの漏出性出血
  - ④消化管出血（吐血，下血，血便）
  - ⑤血尿
  - ⑥鼻出血
  - ⑦口腔粘膜からの出血
  - ⑧脳出血（痙攣，嘔吐，意識障害などの症状に注意）

### ● ケア・患者指導
- 出血がないか定期的に確認する．
- 治療中は一過性に凝固能や出血傾向をさらに増大させてしまうことがある．そのため，全身の出血傾向の観察と止血管理が必要である．
- 出血を起こさないよう，圧迫，打撲，摩擦を避け，出血した場合は，止血を十分に行うよう指導する．
- 抗凝固療法中は，輸液ポンプを使用し正確に輸液管理を行う．
- 補充療法である輸血療法中は，
  - ①輸血準備から終了までの，輸血マニュアルを作成し，それに準じて行動する．
  - ②輸血開始後5分間は，患者のそばにいて即時型副作用の有無を観察する．
  - ③取り違えなどの人為的ミスがないように，ダブルチェックを確実にする．
- 医療ソーシャルワーカーへ相談し，高額療養費払い戻し制度などの補償・支援制度について説明する．

### 心理面のケア

- DICの予後は悪く，死亡率も高い．患者の身体的・精神的苦痛を緩和し闘病意欲を失わせないよう援助するとともに，生を全うできるよう支援する．
- 家族にも悔いが残らないよう，可能な限り家族との時間を優先させ，患者・家族に精神的支援をする．

## B 退院指導と外来フォローアップ

### 1）今後の治療の説明

- DICの予後は，基礎疾患の種類に依存している．産科的疾患では，剥離した胎盤，死亡した胎児などを取り除けば軽快退院できる．しかし，次回妊娠の際に，注意深く経過を観察する必要がある．
- 急性白血病の寛解導入に成功して，DICが軽快した場合は，退院後も白血病の再発の可能性があるので，定期的に外来を受診する必要がある．

### 2）生活指導

- 食事は規則的にとる．
- 運動と休息について，規則正しい生活を行い，睡眠を十分にとる．
- 処方された薬は，指示された方法・量を正しく服用し，もし中断する場合は，必ず医師へ確認する．
- 仕事の復帰については，個人差もあるので，医師と相談して決めていく．

---

**1の引用文献**

1) 白杉由香理：トロンボポエチン受容体作動薬の臨床導入と特発性血小板減少性紫斑病（ITP）の最新治療アルゴリズム．血液内科 64：81-87，2012
2) Kurata Y et al.：Epidemiology of primary immune thrombocytopenia in children and adults in Japan：a population-based study and literature review. Int. J Hematol. 93：329-335, 2011
3) 藤村欣吾：出血性疾患　診断の治療と進歩　Ⅳ．後天性疾患の診断と治療　1．特発性血小板減少性紫斑病．日本内科学会誌 98：1619-1626，2009．
4) 厚生労働省難治性疾患克服研究事業 血液凝固異常症に関する調査研究ITP治療の参照ガイド作成委員会：成人特発性血小板減少性紫斑病治療の参照ガイド2012年度版．臨床血液 53：433-442，2012

**2の引用文献**

1) 藤村吉博：血栓性血小板減少性紫斑病．臨床血液 53（2）：185-195，2012
2) 上田恭典：血栓性血小板減少性紫斑病と溶血性尿毒症症候群．日本内科学会雑誌 98（7）：1627-1633，2009
3) 難病情報センターホームページ：血栓性血小板減少性紫斑病（TTP）http://www.nanbyou.or.jp/entry/87
4) 難病情報センターホームページ：非定型溶血性尿毒症症候群（平成23年度）http://www.nanbyou.or.jp/entry/2610
5) 厚生労働省科学研究費補助金 重症の腸管出血性大腸菌感染症の病原性因子及び診療の標準化に関する研究班 溶血性尿毒症症候群の診断・治療ガイドライン作成班：溶血性尿毒症症候群の診断・治療ガイドライン，2013
6) 非典型溶血性尿毒症症候群診断基準作成委員会：非典型溶血性尿毒症症候群診断基準，2013

**3の引用文献**

1) 林朋恵ほか：5．DICの病態・診断．日本血栓止血学会誌 19：344-347，2008．
2) 朝倉英策：DICに対する治療指針．EBM血液疾患の治療2013-2014（金倉譲ほか編），p.447-452，中外医薬社，2012
3) 日本血栓止血学会学術標準化委員会DIC部会：科学的根拠に基づいた感染症に伴うDIC治療のエキスパートコンセンサス．日本血栓止血学会誌 20（1）：77-113，2009
4) 和田英夫ほか：DICの診断基準の変遷．日本内科学会雑誌 98（7）：1634-1639，2009

# 11章 小児に特有な血液疾患の治療と看護

## 1 | 小児急性白血病

### Minimum Essentials

① 疫学：小児期にみられる悪性腫瘍（小児がん）の中で白血病は最も多く30〜40％を占める．小児白血病の多くは急性白血病であり，約70％が急性リンパ性白血病（ALL），約25％が急性骨髄性白血病（AML）である．

② 病態・機序：白血病は病的白血球の自律的増殖を特徴とする腫瘍性疾患であり，発症には遺伝素因や環境因子などが関与するが，小児白血病のほとんどがその発症原因を特定できていない．

③ 症状：発熱・倦怠感，臓器浸潤による頸部腫瘤，腹部膨満，骨痛，中枢神経系浸潤による顔面神経麻痺，骨髄浸潤による感染症・貧血・出血傾向とそれらによる発熱・顔色不良・皮下出血などである．

④ 治療法：急性白血病の治療は多剤併用化学療法（抗がん薬治療）が第1選択となる．予後不良因子陽性例や治療反応性が不良な場合には造血幹細胞移植の適応となる．

⑤ 治療経過・予後：ALLは化学療法によって70％以上が長期生存できる．年齢（2〜6歳），初診時白血球数（2万/μL以下），初期治療反応性良好といった条件を満たせばさらに治癒の可能性が高くなる．AMLも化学療法での長期生存例が増え，50％を超えるようになった．

## I | 小児急性白血病とは

　白血病は病的白血球の自律的増殖を特徴とする造血臓器の腫瘍性疾患であり，急性白血病は骨髄中で白血病細胞が30％以上を占めると診断される．リンパ系細胞を起源とした場合がALL，顆粒球や単球系細胞の場合がAMLとなる．急性白血病は小児期の腫瘍性疾患（小児がん）の中で最も多く30〜40％を占める．年間に小児10万人に対して4〜5人が発症するとされ，わが国での発生数は年間800〜1,000人になる．成人例と比較して，"急性"白血病がほとんどであり，その中でもALLが70〜80％と多いのが特徴である．"慢性"白

血病は5%以下とまれである．

## II 成因・病態

　白血病の発症には遺伝素因や環境因子などの多くの因子が関与しているが，小児白血病のほとんどがその発症原因を特定できていない．その中で，ダウン症候群（21トリソミー）やファンコニ貧血，p53遺伝子異常などは白血病発症に遺伝的素因が大きく関与している疾患である．たとえば，ダウン症候群は健常児と比較して約50倍の頻度で白血病が発症することが知られ，5歳頃までに好発する急性巨核球性白血病（AMgL；AMLの一型）では21番染色体異常との因果関係まで解明されつつある．

## III 臨床症状

　白血病による症状は，白血病細胞の増殖による症状，骨髄での増殖による正常造血能障害による症状，に大別される．

### a．白血病細胞の増殖による症状

　白血病細胞の増殖によって発熱・倦怠感といった全身状態の悪化が進み，臓器に浸潤することでおのおのの症状を呈する．浸潤臓器はリンパ節・肝・脾・骨などが多く，頸部腫瘤，腹部膨満，骨痛といった症状を呈する．また，中枢神経系・胸腺・皮膚・睾丸・歯肉などにも浸潤することがある．たとえば中枢神経系浸潤の症状として顔面神経麻痺を呈することがあるため，小児で顔面神経麻痺が見られた場合には必ず鑑別しなければならない．

### b．骨髄での増殖による正常造血能障害による症状

　骨髄浸潤により正常造血能（白血球・赤血球・血小板の3血球系）が障害されることで，感染症・貧血・出血傾向を発症する．それらによる発熱・顔色不良・皮下出血といった症状で発見されることが多い．

## IV 検査，診断

　基本的には成人と同様であり，詳細は「4章」「8章」を参照されたい．

### a．分類

　従来から光学顕微鏡所見による疾患分類としてFAB（French-American-British）分類を用いる．近年は，以下に記載する遺伝子検査や表面マーカー検査などや発症要因を考慮した，より実際的なWHO分類も用いるようになった．

### b．血液検査

　白血球数は増加・減少ともに起こりうるし正常の場合もある．また一般的には血液像所見で白血病細胞（幼若芽球）の出現を見るが，認めない場合もあり注意が必要である．造血障害による貧血や血小板減少を伴うことが多い．白血病細胞の増殖による生化学検査異常（高尿酸血症，高LDH血症，高リン血症など）や凝固機能異常（播種性血管内凝固症候群）にも注意が必要である．

#### c．骨髄穿刺・骨髄生検

急性白血病の確定診断には骨髄所見が必須である．骨髄有核細胞の中で30％以上を白血病細胞が占めていれば急性白血病と診断される．正常の造血細胞は著減する．骨髄スメアは普通染色（ギムザ染色）による所見とペルオキシダーゼ染色・エステラーゼ染色などによって病型を診断する（FAB分類）．

#### d．免疫学的表面マーカー検査

白血病細胞の起源を判定するために行う．この検査によって骨髄性かリンパ性か，さらにはTリンパ球由来かBリンパ球由来かといった鑑別が可能となる．

#### e．染色体検査・遺伝子検査

患児自身の体細胞の染色体・遺伝子とは別に，白血病細胞に特異的な染色体異常や遺伝子異常をみることが多く，これらは白血病のリスク因子として重要であり必須検査である．たとえば，高二倍体（hyperdiploidy）やt（12；21）転座は予後良好とされ，逆にフィラデルフィア（Ph1）染色体やMLL遺伝子は予後不良とされる．

## V 治療

小児白血病は，発生症例数が少なく単一施設では治療法の検討が困難なため，多施設で統一したプロトコールを実施する多施設共同研究が進み，わが国では，小児がんを治療する施設のほとんどが日本小児白血病リンパ腫研究グループ（JPLSG（http://www.jplsg.jp/））として，造血器腫瘍性疾患の治療法を行っている．

急性白血病の治療は多剤併用化学療法（抗がん薬治療）が第1選択であり，予後不良な症例のみが造血幹細胞移植の適応となる．診断時の条件や検査結果によってリスク分類を行い，そのリスクに応じた治療法を適応する．さらに，実際の治療効果によってリスク群を規定する．ALLでは以前より初期ステロイド反応性が重要とされており，近年は，治療経過中の微小残存病変（MRD：minimal residual disease）の状態により治療選択するようになってきた．

### A 急性リンパ性白血病（ALL）

ALLは化学療法によって70％以上が長期生存できる．年齢（2〜6歳），初診時白血球数（2万/μL以下），初期治療反応性良好といった条件を満たせばさらに治癒の可能性が高くなる．

発症時の年齢，初診時白血球数，ALLのタイプ，遺伝子染色体異常，ステロイド初期反応性などによってリスク分類を行う．通常は3つのリスク群に大別し，予後良好群では治療軽減を，予後不良群では造血幹細胞移植を含めたより強力な治療を検討している．

発症時から始まる寛解導入相，強化相，中枢神経治療相に相当する治療は多くが入院治療となり約6〜12ヵ月を必要とする．その後外来での内服治療が1〜2年続くため，全体で2〜3年間の化学療法となる．

#### a．化学療法
**(1) 寛解導入相**

　ビンクリスチン（VCR），副腎皮質ステロイド（プレドニゾロン（PSL）やデキサメサゾン（DEX）），L-アスパラギナーゼ（L-asp）を基本骨格とし，リスクによってアントラサイクリンやシクロフォスファミド（CPM）などを加える．

**(2) 強化相**

　シトシンアラビノシド（Ara-C）やメトトレキサート（MTX），CPMなどを投与する．

**(3) 中枢神経治療相**

　無治療の場合には半数近くで白血病細胞が髄膜浸潤すると言われ，髄腔内投与（MTX，Ara-C，ステロイド）と，MTX大量療法がその治療となる．以前は頭部放射線照射を用いてきたが，その晩期障害が問題となり近年ではほとんどの症例で実施しなくなった（髄膜浸潤合併例では治療として必要）．

**(4) 寛解維持相**

　メルカプトプリン（6MP）とMTXの内服治療となる．

#### b．造血幹細胞移植（骨髄，末梢血幹細胞，臍帯血）

　前述したように急性白血病治療の第1選択は化学療法であり，移植は化学療法では治癒を期待できない症例に限られる．Ph1染色体，*MLL*遺伝子といった絶対的な予後不良因子をもつか，抗がん薬治療への反応性が不良な症例が対象となる．移植の適応基準は治療の進歩により変遷し，たとえば，Ph1染色体陽性ALLは今までは絶対的適応とされていたが，チロシンキナーゼ阻害薬（イマチニブ（グリベック®）やダサチニブ（スプリセル®））併用化学療法での治癒が期待できるようになり移植適応例を選別するようになってきた．

### B 急性骨髄性白血病（AML）

　AMLに対する化学療法も進歩し，現在では50％以上が化学療法で治癒できるようになった．ALLと同様にリスク分類に基づいた治療が行われ，白血病細胞の染色体・遺伝子異常（FLT3-ITD，Ph1，5q−，モノソミー7，t(16；21)）と初回寛解導入治療で寛解を得られない症例を高リスク群と規定し造血幹細胞移植を適応する．以前は発症時の年齢と初診時白血球数で寛解導入治療の強度を分けていたが（AML99プロトコール），ALLと異なりこの2つの因子は治療成績に影響しなかったため現在はリスク分類の指標からは除かれた．AMLの化学療法は骨髄抑制をはじめとする副反応が非常に強い治療であり6〜8ヵ月間の入院治療となる．コースごとに好中球減少（$<100/\mu L$）が3週間に及ぶこともあり，より感染症対策が重要となる．また，ALLのような外来維持療法は必要としない．

　AMLのうち，急性前骨髄球性白血病（APL），ダウン症児のAML（主に急性巨核球性白血病（AMgKL））はそれぞれに特異的な治療法により良好な治療成績を上げている．

#### a．化学療法
**(1) 寛解導入相**

　エトポシド（VP-16）（ラステット®），ミトキサントロン（MIT）（ノバントロン®），シトシンアラビノシド（Ara-C）（キロサイド®）の3剤を用いる．

(2) 強化相

　寛解導入相と同じ3種類の薬剤を用いる．Ara-C は大量療法を中心に，アントラサイクリン系薬剤は MIT 以外にイダルビシン（IDR）（イダマイシン®）を組み合わせて投与する．

(3) 中枢神経治療相

　ALL と比較して中枢神経浸潤は少ないが，抗がん薬の髄腔内投与は必要である．

**b．造血幹細胞移植**

　前述した染色体遺伝子所見や寛解導入不能例に対して移植を適応する．

## 看護のポイント

### 1 患児への配慮

- 患児に対する病名告知の有無・内容を確認し，言動統一を行う．
- 家族がどのような言葉を使い患児へ説明しているのかを確認し，家族とも言動統一をしていく必要がある．
- 病名だけでなく治療についても，どのように説明し患児の反応はどのようであったかなども確認する．
- 不用意に病名を悟られることのないよう，スタッフ間での会話でも略語を使用するなど十分な注意が必要である．
- 骨髄抑制に伴い易感染となるため，療養環境への配慮も重要となる．感染症患児と接触することのないよう十分に注意する．

### 2 アセスメントの視点

- それぞれの化学療法薬に特有の副作用（268 ページ表 1 参照）を認識し，観察していくことが重要である．とくに L-アスパラギナーゼ（ロイナーゼ®）による膵炎や出血傾向などの重篤な副作用については早期発見に努める．
- 寛解導入療法に際しては腫瘍崩壊症候群（高尿酸血症，高カリウム血症，低カルシウム血症，腎不全）の予防のために大量の輸液と尿のアルカリ化が行われる．そのため水バランスと尿のアルカリ化の確認が重要となる．
- 重症感染症は，とくに寛解導入療法の際に多く，口腔内常在菌が敗血症の原因になることも少なくないため，口腔粘膜障害の出現に注意する．

### 3 ケア・患者指導

- 血小板減少による出血の可能性が大きい時期は，決して筋肉内注射を行ってはならない．
- 口腔粘膜障害による痛みは患児にとって非常につらいものであり，痛みによって経口摂取が困難となることも少なくない．歯磨き励行や軟らかい歯ブラシの選択など，日頃からのケアが重要となる．

- 化学療法による悪心や嘔吐は最大の苦痛となることが多い．事前に心構えができるよう過度に不安にならない程度に説明しておく．この際，状況に応じて制吐薬を使用できることなども含めて説明し安心できるように配慮する．
- 骨髄抑制に伴う易感染状態，貧血症状，易出血状態について患児の年齢・理解力に応じた説明を行い，感染予防（うがい・手洗いの励行，マスクの着用），出血予防（不用意に鼻の中をいじらない，転倒・転落やけがに十分気をつける）などについて指導する．
- 患児への指導とともに家族へも十分な説明を行い，患児・家族・医療者が協力して骨髄抑制に対応していけるように努める．

### 4 精神的ケア

- 化学療法に伴う脱毛などのボディ・イメージの変化に患児や家族が適応できるよう援助する．脱毛は年齢・男女の別なく非常に大きな衝撃となることが少なくない．治療の早期から計画的にかかわり，受容していけるよう支援していく．
- 脱毛に伴う衝撃をともに受け止め，患児・家族の意向に沿って帽子やウィッグなどについて紹介することも1つの方法である．
- 長期にわたる入院治療が必要であり，患児のストレスは大きく，患児を支える家族の不安・ストレスも増大する．日頃から気分転換やストレス発散ができるようなかかわりを心掛けるとともに，必要に応じ精神科や心療内科医師を含めて対応を検討するなども必要となる．

# 2 原発性免疫不全症候群

## Minimum Essentials

❶ 疫学：出生10万あたり2～3人の発生頻度である．わが国ではX連鎖無γグロブリン血症，分類不能型免疫不全症，慢性肉芽腫症が比較的多くみられる．

❷ 病態・機序：免疫応答にかかわる分子の遺伝子異常によって生じ，機能喪失が生殖細胞段階から生じていると考えられる．X連鎖劣性または常染色体劣性遺伝形式をとるものがほとんどであるが，家族歴が明らかでない場合も多い．

❸ 症状：易感染性が主たる症状であるが，感染が反復または遷延化しやすいだけでなく，重症化し致死的となる．不測の合併症または異常な表現型をとるなど，健常者では問題とならないような病原性の低い菌種による感染もしばしばである．

❹ 治療法：感染症ならびに起因微生物を迅速かつ正確に診断し，適切な抗菌薬を投与する．多くの疾患で造血幹細胞移植が行われている．また一部の疾患ではサイトカイン療法も行われ，インターロイキン2（IL-2）は一部の重症複合免疫不全症やT細胞機能異常症で有用である．インターフェロン-γ（IFN-γ）は慢性肉芽腫症に対して感染症の減少効果がある．好中球減少に対してはG-CSF製剤投与が有効である．

❺ 治療経過・予後：近年は早期診断され，積極的な治療が行われ，生命予後は改善し，成人にキャリーオーバーする例も増えてきた．診断法の進歩により非典型的な成人発症例も散見される．また成人例では慢性呼吸器感染症や悪性腫瘍の合併が問題となっている．

## I 重症複合免疫不全症（SCID）

### A 疾患

**重症複合免疫不全症**（SCID：severe combined immunodeficiency）は，先天的な遺伝子変異が原因で起こるT細胞の分化障害が中心病態であるが，B細胞やNK細胞にもさまざまな程度の異常を伴う疾患である．これまでに少なくとも15種類の責任遺伝子が同定され，発生頻度は約5～10万人に1人であると推測されている．SCID患者では，成熟T細胞を欠くため正常な免疫応答が起こらず，さまざまな病原体に罹患し重症化する．そのため，根治療法である造血幹細胞移植を早期に施行しなければ生後1年以内に死にいたる．

### B 基本病態

　SCID は主に，①γC 鎖を中心とするシグナル伝達系，②T 細胞受容体（TCR）からのシグナル伝達系，③抗原受容体遺伝子再構成にかかわる分子群，④ADA 欠損症からなる．①〜③は，T 細胞あるいは B 細胞の発生・分化に重要な役割を果たしているため，SCID を発症する．④において，酵素が欠損するとアデノシン，デオキシアデノシンが蓄積し，とくに感受性の高いリンパ球はアポトーシスを起こし，T 細胞，B 細胞，NK 細胞ともに著減する．

### C 臨床症状

　SCID 患者では，病型によらず免疫不全による感染症が前面に立ち，臨床症状は類似する．生後数ヵ月以内に下痢，肺炎，中耳炎，敗血症，皮膚感染症をきたし，真菌，ニューモシスチス・カリニ，サイトメガロウイルス，EB ウイルスなどの持続感染症で死亡する．

### D 検査・診断

　**家族歴**の聴取が重要である．また**末梢血リンパ球の絶対数**が著減している．また各種免疫グロブリン低値となるため，以下の精査を行う．
①末梢血リンパ球分画：$2,000/mm^3$ 以下．
②血清免疫グロブリン：IgG，IgA，IgM，IgD，IgE のすべてのサブタイプが著減する．
③リンパ球サブセット：$CD3^+$ T 細胞は著減する．（$200/mm^3$ 以下）
④T cell receptor excision circles（TRECs）：胸腺を通って末梢に出てきたばかりの T 細胞に存在する TRECs が検出できない．
⑤リンパ球幼若化試験：PHA（フィトヘムアグルチニン），CoA（コンカナバリン A）などの植物性レクチンに対する細胞増殖反応が著減する．
⑥画像診断：胸部 X 線，CT，MRI での胸腺欠損を確認．
⑦遺伝子診断：原因遺伝子が明らかなものが存在し，確定診断に欠損，変異を証明する．
⑧ADA 欠損症：ADA 活性測定や ADA 原因遺伝子の欠損，変異を証明する．

### E 治療

　唯一の有効治療は，**造血幹細胞**移植である．HLA 一致同胞からの移植が理想であるが，一致同胞が得られなくても，HLA 一致血縁ドナーや非血縁ドナーからの骨髄移植，緊急を要する場合は，臍帯血移植も行われている．それまでは，感染症に対する抗菌薬，γ-グロブリン製剤の補充，抗真菌薬，ST 合剤投与でコントロールを図る．ADA 欠損症は，遺伝子治療が行われているが，他の病型においても今後遺伝子治療が期待される．

# II  X連鎖無γグロブリン血症（XLA）

## A 疾患

　X連鎖無γグロブリン血症（XLA：X-linked agammaglobulinemia）は比較的頻度の高い先天性免疫不全症であり，発症頻度は約10万人に1人とされ，わが国でも少なくとも200人以上患者が存在する．責任遺伝子である*Bruton's tyrosine kinase*(*BTK*)遺伝子はX染色体の長腕，Xq21.3に存在し，19のエキソンからなる．遺伝子産物は659個のアミノ酸からなる分子量77 kDの細胞内タンパクである．このBTKタンパクはB細胞，単球，マスト細胞，血小板に発現が認められるが，T細胞，NK細胞，好中球には発現していない．*BTK*遺伝子変異は，非常に多彩であり，すべてのエキソンおよびその周辺で認められる．変異の内訳は，約30％がミスセンス変異，約25％がノンセンス変異，約25％が小さな欠失や挿入，約10％がスプライシング異常，約5％は比較的大きな領域の欠失，挿入，逆位，重複である．

## B 基本病態

　XLA患者では*BTK*遺伝子変異によりBTKタンパクが発現されないか，発現していても正常機能を有さないためB細胞の分化成熟障害が起こり，B細胞機能不全による免疫不全を生じる．その結果，健常者では5～25％程度認められる末梢血中B細胞が1％以下に著減している．本来XLAは男性にしか発症しないが，X染色体の不活化の異常な偏りによって，遺伝学的には女性保因者でありながら臨床的に無γグロブリン血症を発症した女性保因者が1例報告されている．

## C 臨床症状

　XLAは代表的な抗体産生不全症であり，化膿菌感染の重症化，グラム陰性菌感染の重症化，エンテロウイルス感染の重症化をもたらす．IgGは経胎盤的に母体から胎児に移行するため，新生児は母体由来のIgGを有するが，移行抗体の消失時期である生後4ヵ月頃から中耳炎，副鼻腔炎，肺炎，皮膚化膿症などを反復罹患し，重症化する．ただし，約30％の症例では5歳以降幼児期後期発症とされ，成人発症もまれではない．

## D 検査・診断

　家族歴の聴取が重要である．母由来の抗体が消失する生後4ヵ月頃から細菌感染症を反復する．またリンパ組織の低形成を認めた場合には，以下の検査を行う．
①血清免疫グロブリン低値あるいは血清免疫グロブリン分画の低下．
②リンパ球サブセット：CD19$^+$あるいはCD20$^+$B細胞が著減．T細胞，顆粒球に異常なし．
③遺伝子診断：*BTK*遺伝子異常の検出．
④フローサイトメトリー：抗BTK単クローン性抗体を用いたBTKタンパク発現の検索．

## E 治療

疾患の同定から50年以上変わらず免疫グロブリン補充療法である．3～4週間ごとに200～600 mg/kgの静注用免疫グロブリンを補充し，血清IgGトラフ値を500 mg/dL以上に保つことを推奨する．また感染症を合併している場合にはトラフ値を700 mg/dL以上と高めに保つようにする．

# III ヴィスコット・オールドリッチ症候群（WAS）

## A 疾患

ヴィスコット・オールドリッチ症候群（WAS：Wiskott-Aldrich syndrome）は，血小板減少・難治性湿疹・易感染性を3主徴とする伴性劣性遺伝の免疫不全症候群である．WASの原因遺伝子は家系分析によりXp11.23に存在することが判明した．WAS遺伝子は12個のエキソンからなり，502個のアミノ酸からなるWASPタンパクをコードしている．WASPは生物種を越えて，細胞内シグナル伝達とアクチン細胞骨格を橋渡していることが明らかとなっている．臨床症状は，血小板減少のみの症例から易感染性を伴う症例まで幅広く一様ではない．WASは自己免疫疾患や悪性腫瘍の合併を伴うことが多く，重症例では出血や感染のため生命予後がきわめて悪く，早期の骨髄移植が必要である．

## B 基本病態

WASは，WASP遺伝子の変異により生じる．重症例（免疫不全合併例）はWASPタンパクが発現しておらず，変異としてはノンセンス変異，フレームシフトを伴う挿入，欠失や長い欠失が認められる．軽症例（免疫不全非合併例）はWASPタンパクを発現しており，ミスセンス変異や，スプライシング異常が多く見つかる．WASP遺伝子異常により，血小板減少や免疫不全症が起こるメカニズムについてはわかっていない．

## C 臨床症状

①血小板減少：全例で認められるが，発症時の血小板値に，ばらつきがあり初発症状の79％を占める．血便や皮下出血が多いが，頭蓋内出血も約20％と高頻度に認める．
②易感染性：細菌感染については，上下気道・皮膚感染症・腸炎が多い．起炎菌として肺炎球菌やブドウ球菌に弱い．WASP陰性例となるゲノタイプ例では，十分な感染対策が必要である．
③自己免疫疾患：WASP陰性例の約20～40％にみられ，自己免疫性溶血性貧血・腎炎・血管炎・関節炎・炎症性腸疾患の発生が報告されている．
④悪性腫瘍：悪性腫瘍の併発も古典的WASの特徴であり，死因の1つとなっている．3主徴を伴うWASについて調べた報告では13％にみられ，ほとんどが悪性リンパ腫であるが，脳腫瘍の報告もある．WASP陽性例では，悪性腫瘍の合併はみられていない．

### D 検査・診断

家族歴の聴取が重要である．外用薬に反応しない難治性湿疹を見た場合には本疾患を念頭に置く必要がある．

① 血小板：血小板数が $10×10^4/mm^3$ 以下，血小板サイズ（正常：7.1〜10.5 fl）が小さい
② Tリンパ球機能：T細胞の減少，とくに $CD8^+$ T細胞が優位に減少してくる．
③ 液性免疫能：IgG値は正常，IgM低値，IgA，IgE高値とされているが，症例によって，年齢によって異なるため注意が必要である．
④ 好中球機能：好中球・単球の遊走能・貪食能・殺菌能は正常とされるが，走化能は異常とされ，反復感染する患者が多い．
⑤ 遺伝子診断：WASP遺伝子変異の同定

### E 治療

根治治療は，同種造血幹細胞移植であり，とくに骨髄移植である．臍帯血移植での成功例の報告はいまだ少なく，慎重に行われるべきである．対症療法として，湿疹に対してはアトピー性皮膚炎に準じた治療でよいと考えられる．感染症については，ST合剤，抗真菌薬，抗ウイルス薬の内服を考慮し，IgG値が 500 mg/dL 以下となった場合は，免疫グロブリン補充療法を行う．

## IV 慢性肉芽腫症（CGD）

### A 疾患

食細胞（好中球，好酸球，単球，マクロファージなど）は，細菌や真菌に対する感染防御の中心的役割を担い，①血管内皮への接着②血管外の感染部位への遊走③病原微生物の貪食④細胞内での殺菌，これら一連の過程により防御反応を行う．慢性肉芽腫症（CGD：chronic granulomatous disease）は，活性酸素産生障害による食細胞機能異常により，細菌・真菌による感染症を繰り返し，さまざまな臓器に肉芽腫を形成する原発性免疫不全症である．原発性免疫不全症候群の中でも，XLAとともに頻度の高い疾患である．

### B 基本病態

食細胞の殺菌機構には，酸素依存と酸素非依存の2つが存在し，CGDはNADPHオキシダーゼとよばれる酵素複合体の構成成分の先天的欠損・異常により酸素依存性殺菌機構が障害される．NADPHオキシダーゼを構成する分子には，細胞膜成分と細胞質成分が存在する．それによりCGDは4つの病型に分けられる．① $gp91^{phox}$ 欠損型（X-CGD），② $p22^{phox}$ 欠損型，③ $p47^{phox}$ 欠損型，④ $p67^{phox}$ 欠損型である．

### C 臨床症状

生後1年以内に発症する患者が多いが，若年成人期に症状が出現する症例もまれに存在

し，症例ごとに重症度は多様である．起炎菌は **$H_2O_2$非産生・カタラーゼ陽性のブドウ球菌**やクレブシエラ，緑膿菌などの細菌感染症と，カンジダ，アスペルギルスなどの真菌感染が多い．一方，連鎖球菌，インフルエンザ菌などのカタラーゼ陰性菌は，自己が産生する$H_2O_2$の作用により殺菌される．アスペルギルスによる肺炎，ブドウ球菌による化膿性リンパ節炎，皮下膿瘍，肝膿瘍，セラチアによる骨髄炎，サルモネラによる敗血症などが知られる．

### D 検査・診断

多くは，顆粒球優位の白血球増多と免疫グロブリン高値を示す．
**食細胞の殺菌能の検査**と**遺伝子検査が確定診断**で行われる．

①食細胞活性酸素産生測定法：NBT（ニトロブルーテトラゾリウム）還元能検査，化学発光法，flowcytometry などがある．
②遺伝子診断：gp91，p22，p47，p67 遺伝子検査と同タンパク発現の欠損．

### E 治療

①予防的治療：ST 合剤の経口投与とインターフェロン-γ（IFN-γ）の週1～3回の皮下注射による感染減少効果が報告されている．
②急性感染時：抗菌薬，抗真菌薬を投与する．重症感染症の場合は，顆粒球輸注が選択される場合もある．難治性肉芽腫に対して，外科的切除も選択される．
③骨髄移植：現時点では，①移植時の活動性感染症を持つ症例は高リスクである，②骨髄移植の成績が他のソースと比較してよい，③骨髄非破壊的前処置による移植成績がよい，ことが示唆されている．CGD は細胞性免疫能が正常であるため，移植前処置の強度や生着不全の問題など，さまざまな問題点が残されている．
④遺伝子治療：活性酸素産生好中球が正常の5％程度存在すれば易感染性が回避できることが明らかになっており，レトロウイルスを用いた遺伝子治療が開始されている．

## ● 看護のポイント

### 1 感染予防

- 原発性免疫不全症候群の患児は，その多くが肺炎などの呼吸器感染，消化器感染，中耳炎，皮膚感染，尿路感染を繰り返すなど易感染性をもっている．
- 医療者が確実な感染予防策を実施するとともに，感染リスクを考慮した療養環境の調整も重要である．
- 同時に，患児や児を取りまく家族へも手洗いやうがい，マスクの着用をはじめとした感染予防策の実施を指導し，積極的に行えるよう支援していくことが必要である．
- とくに患児への指導は，児の年齢や理解力に応じた方法を選び，家族とともに患児も自ら感染予防に取り組んでいけるようかかわっていく．

## 2 ケア・患者指導

- 退院後もγ-グロブリンやインターフェロンなどの補充治療を定期的に忘れることなく受けるよう十分に指導する．
- 定期検査などで感染症の状態を適宜把握しておく．
- 骨髄移植を受けた患児に関しては「12章 6．造血幹細胞移植における症状マネジメント」を参照．
- 遺伝性の場合には，遺伝の問題や先天異常についての遺伝相談を行うことも必要である．また，両親は遺伝について自責の念にかられていることも多く，十分に話を聴き，精神的な支えとなれるようかかわっていく．

## 3 精神的ケア

- 年齢的に小さい患児が多く，難治性であり予後も不良なため，家族の不安が強い．家族への精神的サポートが重要である．
- 状況に応じて，精神科や心療内科などの専門診療科との連携を検討することも必要である．

# 3 | 先天性再生不良性貧血

## Minimum Essentials

1. 分類：先天性再生不良性貧血は，**再生不良性貧血**に加え，種々の先天奇形や遺伝形式を伴い，血液悪性腫瘍を合併することが多い．ファンコニ貧血（FA），**先天性角化不全症**（DC），**ダイアモンド・ブラックファン貧血**（DBA）などがある．
2. ファンコニ貧血：遺伝性の疾患で日本の発生率は出生100万人あたり5人前後，年間発生数は5〜10人である．先天奇形，骨髄不全，悪性腫瘍の発生を特徴とし，**汎血球減少**を伴う．造血異常のみが治療可能であり，**造血幹細胞移植**を行う．
3. 先天性角化不全症：X連鎖劣性遺伝による男児例が多く，100万人に1人程度と推測される．皮膚の網状色素沈着，爪萎縮，粘膜白板症が3主徴．汎血球減少が進行し，出血・感染や粘膜白板症からのがんや肺線維症により死亡する予後不良の疾患．
4. ダイアモンド・ブラックファン貧血：100万人に5人前後で，わが国では年間5〜10例．先天性赤芽球無形成を主症状とし，約30〜50%に心臓などの奇形，2.5%に血液悪性疾患を合併する．予後はプレドニゾロンに対する反応性に依存し，70〜80%の患児は寛解に入る．治療抵抗患者に対しては**造血幹細胞移植**を行う．

## I ファンコニ貧血

### A ファンコニ貧血とは

**ファンコニ貧血**（FA：fanconi anemia）は，**先天奇形**，**骨髄不全**，**悪性腫瘍の発生**を特徴とする遺伝性の疾患で1927年にFanconiにより初めて記載された．日本の発生率は出生100万人あたり5人前後であり，年間発生数は5〜10人である．特異的な検査所見として染色体の脆弱性があり，マイトマイシンC（MMC）などのDNA2重鎖間に架橋を形成する薬剤を添加することで染色体断裂が高率に認められる**染色体不安定症候群**の1つである．

### B 成因・病態

FAは遺伝学的に単一のものではない．複数の相補群が存在し，細胞遺伝学的・分子遺伝学的にも責任遺伝子が複数存在することが明らかになっている．現在までに15個の遺伝子異常が報告されている．日本人における遺伝子異常のほとんどがFA-A，C，G群に含まれる．

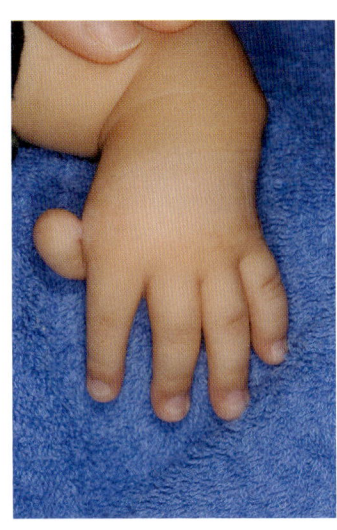

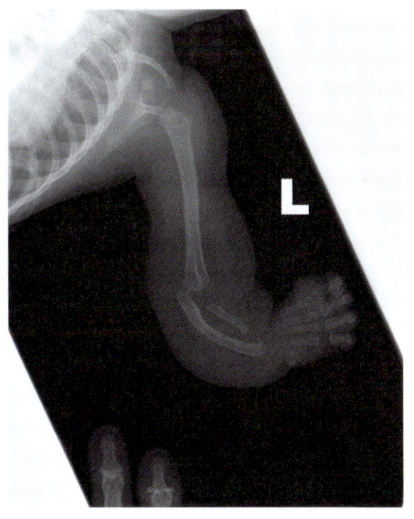

図1　ファンコニ貧血の症状：母指形成不全（左）と橈骨形成不全（右）

## C 臨床症状

臨床症状は①汎血球減少（末梢血中のすべての血球減少），②皮膚色素沈着，③身体奇形，④低身長，⑤性腺機能不全を伴う．表現型は多様で，汎血球減少のみでその他の症状が認められない場合がある．先天奇形として，心臓・腎臓・泌尿器・骨格奇形を伴う．とくに第1指奇形（多指症・合指症）など橈骨側の奇形が多くみられる（図1）．

再生不良性貧血は幼児期以降にみられ，平均発症年齢は7歳といわれている．年齢とともに骨髄異形成症候群（MDS）・急性骨髄性白血病（AML）を発症する頻度が高くなり，40歳までに30%の患者が罹患する．皮膚がん・舌がんなどの扁平上皮がんや肝がんの発生も20歳以降にみられる．

## D 検査・診断

小児の再生不良性貧血の診断は成人と同様である．染色体脆弱性の検査は末梢血リンパ球にMMCや，ジエポキシブタン（DEB）などのDNA2重鎖間に架橋を形成する薬剤を添加し，染色体の切断が高率に認められるか否かで診断する．現在，国際ファンコニ貧血登録では，奇形の有無に関係なく細胞学的異常がある場合のみをファンコニ貧血として扱っている．また，FA以外の染色体不安定症候群を鑑別するうえで遺伝子診断も有用である．

## E 治療

造血異常のみが治療可能である．HLA一致同胞（または血縁者）がいる場合は，まず造血幹細胞移植を行う．FAの細胞は薬剤や放射線に対する感受性が高いため，前処置に使用する薬剤や放射線の減量が必要である．HLA一致同胞間移植では長期生存が期待できる．HLA一致の同胞（血縁）ドナーが得られない場合は可能な限りHLA適合性の高いドナーを骨髄バンクあるいは臍帯血バンクより選択する．近年フルダラビンを含む移植前処置が開発され，わが国の集計ではHLA不一致血縁，非血縁ドナーなどの代替ドナーから

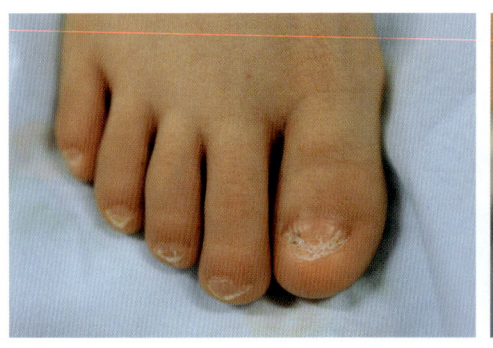

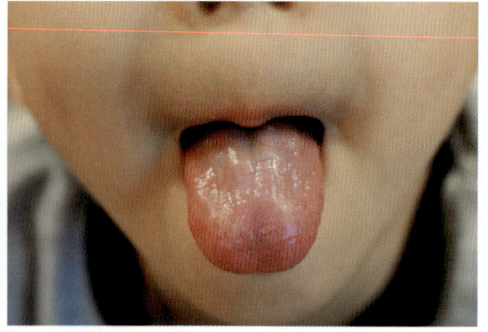

図2　先天性角化不全症の症状：爪萎縮（左）と粘膜白板症（右）

の移植でも27例中26例が生存中である．

ドナーの確定まではタンパク同化ホルモンなどのホルモン療法，G-CSF（顆粒球コロニー刺激因子）や，エリスロポエチンなどのサイトカイン療法で造血能の回復を図る．

また，必要に応じて定期的に赤血球輸血や血小板輸血を行う．

移植後も2次性発がんや，固形がんの発症に注意する．

# II　先天性角化不全症

## A　先天性角化不全症とは

先天性角化不全症（DC：dyskeratosis congenita）は①皮膚の網状色素沈着，②爪の萎縮（図2左），③粘膜白板症（図2右），を3主徴とするまれな先天性疾患である．X連鎖劣性遺伝による男児例が多く，発症頻度は100万人に1人程度と推測される．

## B　成因・病態

テロメア長維持機構の不全が病因である．テロメアは染色体を保護し遺伝的安定を保つ働きをしているが，DCではテロメア長が短縮し，早期に細胞死が誘導され，骨髄不全やがんが発症しやすくなる．

## C　臨床症状

症状は小児期に徐々にみられるようになり，汎血球減少も進行する．その進行による出血・感染や粘膜白板症からのがんや肺線維症により死亡する予後不良の疾患である．

## D　治療

汎血球減少症に対してはタンパク同化ホルモンや免疫抑制療法の効果は期待できず，造血幹細胞移植により骨髄不全の改善は得られるが，合併症が多く他の骨髄不全症候群と比較しても死亡率が高かった．近年FAと同様にフルダラビンを含む前処置により早期の移植関連合併症が軽減し予後の改善が期待される．

# III ダイアモンド・ブラックファン貧血

## A ダイアモンド・ブラックファン貧血とは

ダイアモンド・ブラックファン貧血（DBA：diamond-blackfan anemia）は1936年にJesephs，1938年にDiamondとBlackfanにより報告された先天性赤芽球無形成を主症状とする疾患である．発症頻度は出生100万人あたり5人前後であり，わが国では年間5〜10例の発症がみられる．

多くのDBAの患者は散在性に発症するが，10〜20%の患児には家族歴が認められ，常染色体優性の形式をとる．出生時あるいは生後4週以内に約35%の患児が，また生後1年までに90%の患児が貧血を指摘され診断されている．

## B 成因・病態

リボゾーム機能不全により赤血球造血のみが障害される．

## C 臨床症状

貧血症状に加え，約30〜50%の患児に頭蓋顔面・母指・泌尿器・心臓の奇形を合併する．2.5%に血液悪性疾患を合併し，肝がん，胃がん，骨肉腫などの固形腫瘍の合併患者も存在する．

## D 治療

DBAの予後はプレドニゾロンに対する反応性に依存し，70〜80%の患児は寛解に入る．治療抵抗患者に対しては造血幹細胞移植を行う．

## 看護のポイント

汎血球減少（末梢血中のすべての血球減少）により，易出血状態，易感染状態になるため，看護においては，出血を防ぐための外傷予防と感染予防が重要となる．なお，詳細は，看護計画は「7章1．再生不良性貧血」（126ページ）を，造血幹細胞移植については「12章6．造血幹細胞移植における症状マネジメント」を参照のこと．また，骨髄不全だけでなく，さまざまな奇形を伴うため，それぞれの治療・看護への理解が必要である．

### 1 外傷予防

・患児は活発に活動するため，転倒・転落に注意する．
・乳幼児では，ベッドからの転落による打撲など，外傷を可能な限り防ぐ．
・患児の動きが激しい場合は，ベッド柵にリネンや保護材などを巻くなど対策を行う．

- 外傷の危険のある玩具は，家族に説明し持って帰る，または，管理してもらう．
- 子どもどうしで遊ぶ場合，転倒・転落，玩具などでの外傷の危険がある．必ず付き添い危険を防ぐ．

### 2 感染予防

- 患児の年齢に合わせてマスクの着用，うがい・手洗いなどの指導を家族とともに行う．
- 指導場面では，遊びやゲームの要素を取り入れると，導入がスムースである．
- 歯磨き指導は，口腔内の感染を防ぐうえで重要である．歯科衛生士との協力も効果的である．

### 3 患児・家族への支援

- 家族が病気についての正しい知識を習得できるよう，医師と協力し支援を行う．
- 医師が患児・両親に状態を説明するときは看護師も同席し，患児や家族の心配事について話し合う時間をもつ．
- 患児の年齢に合わせ，入院中の学習の支援を行う．院内学級などの施設があれば協力を依頼する．
- 外見の変化や予後について，患児・家族が不安や精神的苦痛を抱えることも多い．精神科医師の協力や，患者会などを通して精神的なサポートをすることが大切である．

# 4 血友病

> **Minimum Essentials**
> 
> ❶ 疫学：出生時の頻度は，血友病 A が男子新生児 1 万人あたり 0.5〜1 人，血友病 B が男子新生児 10 万人あたり 0.5〜5 人と推定されている．血友病 A が 80〜85％ を占める．
> ❷ 病態・機序：血友病は凝固因子が先天的に欠乏している疾患であり，第Ⅷ因子が欠乏している血友病 A と第Ⅸ因子が欠乏している血友病 B がある．
> ❸ 症状：主要症状は出血であり，関節出血や筋肉出血といった深部出血が多い．
> ❹ 治療法：治療は凝固因子製剤の補充療法であり，出血時止血療法と定期補充療法に分かれる．凝固因子製剤の補充には家庭療法が重要である．
> ❺ 治療経過・予後：血友病患者の生活の質（QOL）を向上させるために包括医療チームが必要となり，患者の一生を支援する医療体制が望まれる．

## I 血友病とは

### a．病因

血液の止血には，血小板の粘着凝集による 1 次止血と血液凝固反応による 2 次止血が重要な役割を担っている．血友病は，この 2 次止血にかかわる凝固因子が先天的に欠乏する疾患である．第Ⅷ因子が欠乏するのが**血友病 A**，第Ⅸ因子が欠乏するのが**血友病 B** と大別される．血液凝固因子は外因系と内因系に分かれるが，第Ⅷ因子と第Ⅸ因子はともに内因系であり，血友病は内因系の凝固過程が成立しないために出血症状が出現する疾患である．

### b．疫学

血友病は血友病 A が血友病 B よりも多く，全体の 80〜85％ を占める．平成 24（2012）年度全国調査では，血友病 A が 4627 人，血友病 B が 990 人の報告となっている．出生時の頻度は，血友病 A が男子新生児 1 万人あたり 0.5〜1 人，血友病 B が男子新生児 10 万人あたり 0.5〜5 人と推定されている．

### c．遺伝形式

凝固因子の第Ⅷ因子と第Ⅸ因子はともに X 染色体の長腕の遠位端にあり，これらの遺伝子異常により血友病が発症する．したがって，血友病の遺伝形式は**伴性劣性遺伝（X 連鎖劣性遺伝）**であり，通常は男子のみに現れ，女性は保因者となる（図1）．明らかな家族歴のないものや，まれに女性血友病も存在する．遺伝子異常として点突然変異，欠損，挿入，逆位などがあるが，血友病 A では逆位が重症型に多く，血友病 B では点突然変異が多い．

図1　血友病の遺伝形式

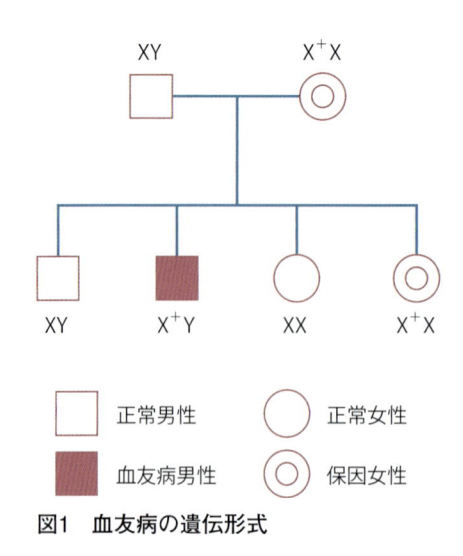

### d．保因者

　保因者女性はX染色体のうち1本は正常であり，ほとんどの保因者は通常無症状である．一部に凝固因子レベルが低い症例がみられ，月経過多，外傷や手術時に異常出血が起こりうるので注意が必要となる．そのため，血友病患者の母，姉妹，娘たちは，手術などの侵襲を加えるときや出血症状がある時は凝固因子レベルを検査するべきである．また，保因者に対する遺伝相談（遺伝カウンセリング）は，血友病医療の重要な部分である．

## II 臨床症状

　血友病の臨床症状は出血症状であり，関節内出血，筋肉内出血などの深部出血が特徴である．新生児期の出血は比較的少なく，運動量が増加してくる生後6ヵ月以降に気づかれることが多い．出血の頻度や程度は血液凝固因子のレベルに相関しており，軽症では関節内出血をみることはほとんどない（表1）．出血症状の部位別頻度は，関節出血が70〜80％と最多であり，筋肉・軟部組織の出血が10〜20％である（表2）．関節出血の部位別頻度では，膝関節45％，肘関節30％，足関節15％となっている（表3）．まれではあるが中枢神経系の出血，消化管出血など生命にかかわる出血もあるため注意が必要である．

## III 検査・診断

　血友病の診断にまず必要となる検査は，PT（プロトロンビン時間）とAPTT（活性化プロトロンビン時間）である．PTは外因系の凝固機能を反映し，APTTは内因系の凝固機能を反映する検査である．

　血友病では内因系の凝固因子である第VIII因子または第IX因子の欠乏がみられるため，内因系の凝固障害をきたす．つまり，PT正常，APTT延長となる．PT，APTTの結果から血友病が疑われた場合は，それぞれの凝固因子活性の定量を行う．

表1　血友病の重症度

| 重症度 | 凝固因子レベル%活性（IU/mL） | 出血症状 |
| --- | --- | --- |
| 重症 | ＜1%（＜0.01） | 自然出血，とくに関節・筋肉出血 |
| 中等症 | 1〜5%（0.01〜0.05） | 時に自然出血，外傷や手術で異常出血 |
| 軽症 | 5〜40%（0.05〜0.4） | 大きな外傷や手術で異常出血 |

表2　出血の部位別頻度

| 出血部位 | 頻度 |
| --- | --- |
| 関節出血 | 70〜80% |
| 筋肉・軟部組織 | 10〜20% |
| その他の大きな出血 | 5〜10% |
| 中枢神経系出血 | ＜5% |

表3　関節出血の部位別頻度

| 関節出血の部位 | 頻度 |
| --- | --- |
| 膝関節 | 45% |
| 肘関節 | 30% |
| 足関節 | 15% |
| 肩関節 | 3% |
| 手関節 | 3% |
| 股関節 | 2% |

　第Ⅷ因子活性が低ければ血友病Aの診断となり，第Ⅸ因子活性が低ければ血友病Bの診断となる．その他の血液凝固異常疾患の鑑別のために，出血時間，フォン・ヴィレブランド因子（vWF）の定量，vWFマルチマー解析が必要となる．

## Ⅳ　治療

　血友病の治療目標は，短期的には個々の出血の管理であり，急性出血への対応や出血の予防が大切となり，長期的には，慢性出血による後遺症の対策，治療に伴う合併症が大切となる．また，血友病家族への医療支援も治療の一環として重要であり，遺伝相談や心理的社会的問題にも対応していくことが必要となる．これらの問題を個人で解決することは不可能であり，**包括医療システム**の構築が理想となる．

### A　補充療法

　欠乏している凝固因子の補充療法は血友病治療の基本である．出血時に止血を目的として，凝固因子製剤を一定期間補充する出血時止血治療と出血予防と長期合併症予防を目的として，凝固因子製剤を定期的に補充する**定期補充療法**に大別される．定期補充療法は，関節損傷発症前に開始する1次定期補充療法と関節損傷発症以後に開始する2次定期補充療法に分かれる．急性出血に対する補充療法については，日本血栓止血学会よりガイドラインが作成されている．出血部位別の補充療法，処置・手術別の補充療法，凝固因子製剤の種類など詳細に記載されている．

### B インヒビター

凝固因子補充療法における合併症で同種抗体（インヒビター）の発生は重要である．インヒビターが発生することで凝固因子製剤の効果は著しく低下し，治療の変更が必要となる．血友病Aでの発生率は4.8～6.5％，血友病Bでは3.5～5.2％である．インヒビターが発生した場合は，バイパス止血療法，インヒビター中和療法，免疫寛容療法などの治療方法を考慮する．日本血栓止血学会よりインヒビター保有の血友病患者に対する止血治療ガイドラインが作成されており，治療方法選択のアルゴリズム，治療製剤の種類，治療に関するエビデンスなど詳細に記載されている．

### C 家庭療法

急性出血に対する早期治療や定期補充療法による慢性合併症予防のために，血友病患者の在宅自己注射療法（家庭療法）が認可され，全国に広く普及している．家庭療法の導入には，患者の年齢，家庭環境に合わせた方法を選択し，医師・看護師からの適切な指導（凝固因子製剤の保存方法，溶解方法，注射手技，針刺し事故防止，医療廃棄物の処理方法など）が大切となる．とくに自己注射は，最初は誰でも緊張するため失敗を繰り返すことが多い．自信喪失につながらないように励まし，粘り強く指導する必要がある．また，乳児期，幼児期，小学校，中学校など患者の発達段階に合わせて家庭療法の方法を見直す機会を設けることが望ましい．

### D 中心静脈カテーテルによる補充療法

乳幼児期から定期補充療法を行う際に，静脈アクセスに困難を覚えることは少なくない．頻回の補充療法による末梢静脈穿刺手技に対する恐怖，精神的苦痛は，治療に対する抵抗を作り出し，手技失敗による頻回の穿刺は親の苦痛にもなってしまう．静脈アクセスの解決策として，中心静脈カテーテル（CVC：central venous catheter）が有用である．CVCにはトンネル型完全埋め込み型（ポート）とトンネル型体外型カテーテルがある．両者に利点と欠点があり，どちらを選択するかは患者年齢，家庭環境，親の理解度，施設基準などにより決定される．合併症として，感染症，深部静脈血栓症，出血，皮膚びらん，自己抜去の危険などがあげられる．

### E 血友病の合併症

血友病の合併症は，急性出血による関節内出血，筋肉出血，頭蓋内出血，消化管出血，口腔内出血と，慢性出血による血友病性関節症，血友病性偽腫瘍などに分かれる．とくに，慢性出血による血友病性関節症は患者のQOLにかかわる合併症であり重要である．慢性出血により慢性滑膜炎が起こり，関節に不可逆性変化がみられ，関節変形，可動域制限，関節拘縮を起こし，歩行障害を呈することがある．発症は出血症状の重症度と治療方法に依存しており，膝関節に多い．反復出血の予防と整形外科治療，理学療法が大切である．

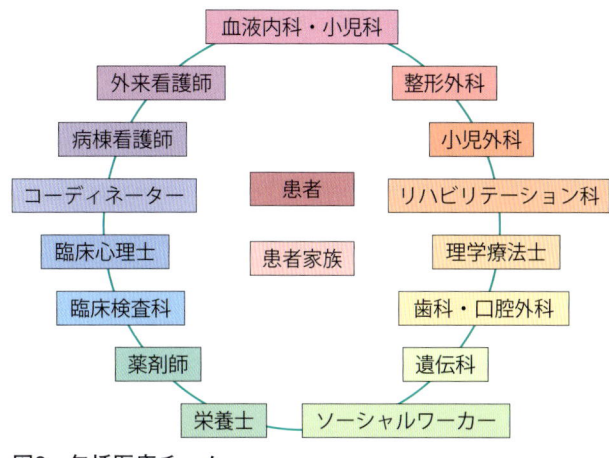

図2 包括医療チーム

### F 包括医療チーム

　血友病医療には多くの職種が協力する包括医療チーム体制が必要となる（図2）．患者と患者家族を中心として血液専門医師（内科，小児科），看護師（病棟，外来），コーディネーター，整形外科，小児外科，リハビリテーション科，歯科，遺伝科，臨床心理士，薬剤師，臨床検査科，理学療法士，栄養士，ソーシャルワーカーがチームとなって患者に対する最善の治療とケアを導き出すことで，血友病患者の生活の質（QOL）が向上する．また，病院内のみでなく，家庭，学校，地域，職場などとの連携も重要である．

### G 全人的な支援

　血友病を診断することは，その患者の一生を支援することの始まりである．医療者は最善の治療を行うのみでなく，患者家族の支援（遺伝相談，保因者），精神的支援，社会的支援，経済的支援が必要であり，成人してからの職場支援，結婚，家族計画にいたるまで責任をもって取り組む必要がある．

## 看護のポイント

　血友病は先天性の疾患であるため，入院中だけでなく，退院後も患児のライフステージのさまざまなできごとに合わせた支援が必要となる．看護師は，患児・家族が病気とうまく付き合いながら生活できるよう，包括医療チームの一員として援助する．
　凝固因子が先天的に欠乏している疾患であり，出血を防ぐことがもっとも重要である．

### 1 入院中の看護

①外傷予防
・乳幼児では，ベッドからの転落による打撲など，外傷を可能な限り防ぐ．

- 患児の動きが激しい場合は，ベッド柵にリネンや保護材などを巻くなど対策を行う．
- ベッド上の環境の整理を行う．外傷の危険のある玩具の点検を行い，ベッド内のおもちゃが多すぎないか注意する．
- 子どもどうしで遊ぶ場合，転倒・転落，玩具などでの外傷に注意する．

②アセスメントの視点
- 出血の有無について全身の皮膚の観察を行う．とくに関節部位は関節腫脹や歩行障害に注意する．また，打撲した場合は局所の経時的観察を行う．
- 血友病の重症度判定前や，凝固因子の定期的補充療法が行われる前は，とくに重症出血に注意する．不機嫌，痙攣，嘔吐，意識障害などの頭蓋内出血の症状に注意する．

③家族への教育
- 家族が病気についての正しい知識を習得できるよう医師と協力し支援を行う．
- 家族が出血を早期に発見し対処できるよう，観察力や判断力をつけるための指導を行う．
- 出血の早期発見・対処行動について，おさえてほしいポイントを絞って説明する．

## 2 退院後の支援

①日常生活指導
- 患児の成長に合わせ，家庭での生活上の注意点や，出血のリスクを減らす対策についてアドバイスする．
- 出血の早期発見と対応ができるように指導する．筋肉内出血や関節内出血を起こした場合は補充療法が必要となるため，出血が疑われる部位の疼痛・腫脹・熱感・機能障害（動かせない）などの徴候を観察できるように指導する．
- 入園・入学などに伴いさまざまな問題が起きる．家族だけでなく，医師やソーシャルワーカーらとともに，包括的な医療チームとして家族を支援する．

②家庭注射療法の指導（多くは外来で行われる）
- 「血友病在宅自己注射療法基本ガイドライン」や製薬企業のパンフレットなどを活用し，患児・家族に合わせた指導を行う．
- 導入後は患児・家族の実施状況を定期的に確認し，生活に合わせて再度指導する．

# 12章
# 治療における症状マネジメント

## 1 化学療法における症状マネジメント

### I 化学療法によって起きうる症状

血液疾患に対する化学療法は白血病治療に代表される「total cell kill」を目指す治療であり，主要な治療法となる．現在，さまざまな抗がん薬が用いられている（表1）．ただし，期待できる効果は疾患により異なる（表2）．

#### A 起きうる症状

化学療法薬で一般的に認められる副作用には，白血球減少，血小板減少といった骨髄抑制や，悪心・嘔吐などの消化器症状，口内炎や下痢といった粘膜障害，皮膚毒性による色素沈着や脱毛，その他に肝障害，腎障害，過敏反応など多彩である（表3）．

同じ「抗がん薬治療」で使用する「化学療法薬」でも種類によって毒性が異なるため，看護師は薬剤ごとに生じやすい副作用（表3）や，副作用の出現時期（表4），その管理方法に関して理解したうえで患者指導およびケアにあたる必要がある．

本項では，中でも急性期に発症し対策が必要となる症状である「アレルギー反応/過敏反応」，「腫瘍崩壊（融解）症候群」，「血管外漏出」，臨床での副作用対策が必要となる「悪心・嘔吐」，「口内炎」，「脱毛」について，マネジメント方法を述べる．

#### B 主要なレジメン別の症状一覧

化学療法は複数の抗がん薬の組み合わせで治療計画が組み立てられる．看護師は抗がん薬の特徴とともに，治療計画（レジメン）を理解し，副作用のマネジメントをすることが求められる．

ここでは，血液疾患で代表的なCD20陽性非ホジキンリンパ腫に対するR-CHOP療法（表5）と急性骨髄性白血病に対するIDR＋Ara-C療法（表6）を例示する．

表1 造血器腫瘍に対する治療によく用いられる抗がん薬

| 分類 | 薬剤名 | 略号 | 商品名 | 副作用※ ||||||||| その他 |
||||| 骨髄抑制 | 悪心・嘔吐 | 下痢 | 脱毛 | 心毒性 | 肝障害 | 神経障害 | 肺障害 ||
|---|---|---|---|---|---|---|---|---|---|---|---|---|
| アルキル化剤 | シクロホスファミド | CPA | エンドキサン® | ○ | ○ | ○ | ○ | △ | △ | × | ○ | 大量投与に際し、出血性膀胱炎が出現。予防は十分な補液とメスナの投与 |
| | ブスルファン | BUS | ブスルフェクス®、マブリン® | ○ | ○ | ○ | ○ | △ | ○ | × | ○ | 造血細胞移植前処置として高容量を用いる |
| | メルファラン | L-PAM | アルケラン® | ○ | ○ | ○ | ○ | △ | ○ | × | ○ | 多発性骨髄腫に対する標準的化学療法（MP療法：経口）、造血細胞移植における前処置 |
| | ラニムスチン | MCNU | サイメリン® | ○(遅延性) | ○ | ○ | ○ | △ | ○ | × | ○ | |
| 代謝拮抗剤 | シタラビン | Ara-C | キロサイド® | ○ | ○ | ○ | ○ | ○ | ○ | △ | △ | 腫瘍細胞のDNA合成阻害。大量投与に手大脳・小脳障害、粘膜障害生じる |
| | メトトレキサート | MTX | メソトレキセート® | ○ | ○ | ○ | ○ | △ | ○ | △ | ○ | 口内炎の頻度が高い。腹水・胸水がある場合は禁忌。大量投与の場合ロイコボリン救援療法を行う |
| | 6-メルカプトプリン | 6-MP | ロイケリン® | ○ | ○ | △ | △ | × | ○ | × | × | 就寝前に内服 |
| | フルダラビン | FLU | フルダラ® | ○ | ○ | △ | △ | ○ | ○ | ○ | ○ | 核酸合成阻害薬 |
| | ハイドロキシウレア | HU | ハイドレア® | ○ | ○ | △ | △ | × | ○ | △ | △ | |
| | L-アスパラギナーゼ | L-ASP | ロイナーゼ® | ○ | △ | △ | △ | ○ | △ | △ | △ | 高アンモニア血症、膵臓炎、糖尿病、ショックに注意 |
| アントラサイクリン系抗生物質 | イダルビシン | IDR | イダマイシン® | ○ | ○ | △ | ○ | ○ | ○ | × | × | 心毒性に注意。血管外漏出に際し皮膚壊死 |
| | ダウノルビシン | DNR | ダウノマイシン® | ○ | ○ | ○ | ○ | ○ | ○ | × | × | 心毒性に注意。血管外漏出に際し皮膚壊死 |
| | ドキソルビシン（アドリアマイシン） | DXR、ADR | アドリアシン® | ○ | ○ | ○ | ○ | ○ | ○ | × | × | 心毒性に注意。血管外漏出に際し皮膚壊死 |
| | ブレオマイシン | BLM | ブレオ® | ○ | ○ | ○ | ○ | ○ | △ | × | ○ | 間質性肺炎、肺線維症など重篤な肺障害に注意 |

| 分類 | 薬剤名 | 略号 | 商品名 | | | | | | | 副作用・備考 |
|---|---|---|---|---|---|---|---|---|---|---|
| ビンカアルカロイド | ビンクリスチン | VCR | オンコビン® | ○ | △ | △ | △ | △ | ○ | 血管外漏出時に強い炎症を引き起こし皮膚壊死する。末梢神経障害（便秘、末梢ニューロパシー） |
| | ビンブラスチン | VLR | エクザール® | ○ | △ | △ | × | ○ | ○ | 血管外漏出時に強い炎症を引き起こし皮膚壊死する。 |
| | ビンデシン | NDS | フィルデシン® | ○ | △ | △ | × | ○ | △ | 血管外漏出時に強い炎症を引き起こし皮膚壊死する。 |
| 白金製剤 | シスプラチン | CDDP | ブリプラチン®、ランダ® | ○ | △ | △ | ○ | ○ | △ | 遅発性嘔吐。補液による水分バランス留意 |
| | カルボプラチン | CBDCA | パラプラチン® | ○ | △ | △ | ○ | △ | △ | 血小板低下 |
| トポイソメラーゼⅡ阻害薬 | エトポシド | VP-16 | ラステット®、ベプシド® | ○ | ○ | ○ | △ | ○ | △ | Ⅱ型トポイソメラーゼによるDNA切断作用を阻害。アナフィラキシーショック高リスク |
| 副腎皮質ステロイド | プレドニゾロン | PSL | プレドニン® | × | × | × | × | × | × | 長期投与で感染症、糖尿病、消化性潰瘍などの副作用を併発 |
| 分子標的治療薬 | イマチニブ | | グリベック® | ○ | △ | △ | △ | △ | ○ | 経口。慢性期骨髄性白血病に対する第1選択薬 |
| | トレチノイン | ATRA | ベサノイド® | × | △ | △ | △ | △ | × | レチノイン酸症候群（発熱、呼吸困難感など）に注意する |
| | リツキシマブ | | リツキサン® | △ | ○ | × | × | × | △ | ヒト型CD20型モノクローナル抗体。インフュージョンリアクションや腫瘍崩壊症候群 |
| | ゲムツズマブオゾガマイシン | GO | マイロターグ® | ○ | ○ | ○ | ○ | △ | △ | 抗CD30モノクローナル抗体にカリケアマイシンが結合。静脈閉塞性疾患（VOD）や血小板回復の遷延 |
| | ボルテゾミブ | | ベルケイド® | ○ | ○ | × | × | △ | ○ | 多発性骨髄腫。皮下投与により末梢神経毒性軽減 |
| | サリドマイド | | サレド® | ○ | × | × | △ | △ | △ | 催奇形成。経口薬の厳重管理 |
| | 亜ヒ酸 | ATO | トリセノックス® | △ | △ | △ | △ | △ | × | 対象：再発APL。QT延長や心室性不整脈、高血糖 |

※副作用は発現の頻度を示す。ただし、×であっても発現の可能性がゼロではないので注意を要する。

[飯野京子：系統看護学講座専門分野Ⅱ成人看護学4, p.210〜211, 医学書院, 2011より一部改変して引用]

**表2 各種悪性腫瘍に対するがん化学療法の有効性**

| A群：治癒が期待できる | C群：症状緩和ができる |
|---|---|
| 急性骨髄性白血病，急性リンパ性白血病，ホジキンリンパ腫，非ホジキンリンパ腫（中高悪性度），胚細胞腫瘍，絨毛がん | 軟部組織腫瘍，頭頸部がん，食道がん，子宮がん，非小細胞肺がん，胃がん，腎がん，膀胱がん，前立腺がん，膵がん，肝がん，脳腫瘍 |
| B群：延命ができる | D群：効果の期待が小さい |
| 乳がん，卵巣がん，小細胞肺がん，大腸がん，多発性骨髄腫，慢性骨髄性白血病，非ホジキンリンパ腫（低悪性度），骨肉腫 | 悪性黒色腫，甲状腺がん |

**表3 造血器腫瘍によく使われる化学療法薬による副作用**

| 一般的に認められる副作用 | 骨髄抑制：白血球減少，血小板減少，貧血<br>消化器症状：悪心・嘔吐，食欲不振，味覚障害<br>粘膜障害：口内炎，下痢<br>皮膚毒性：色素沈着，脱毛<br>その他：肝障害，腎障害，心毒性，神経障害，過敏反応など | |
|---|---|---|
| 薬剤特有の副作用 | アルキル化薬 | シクロホスファミド（エンドキサン®）：出血性膀胱炎<br>イホスファミド（イホマイド®）：出血性膀胱炎<br>ブスルファン（マブリン®）：間質性肺炎 |
| | 代謝拮抗薬 | シタラビン（キロサイド®）：消化器障害，肝障害<br>メトトレキサート（メソトレキセート®）：粘膜障害 |
| | ビンカアルカロイド | ビンクリスチン（オンコビン®）：末梢神経障害 |
| | アントラサイクリン系抗生物質 | ダウノルビシン（ダウノマイシン®）：心毒性<br>ドキソルビシン（アドリアシン®）：心毒性 |
| | その他 | L-アスパラキナーゼ（ロイナーゼ®）：ショック，急性膵炎，凝固異常 |

**表4 がん化学療法による副作用の発現の時期**

| 経過 | 副作用 |
|---|---|
| 当日 | アレルギー反応，インフュージョンリアクション，血管痛，悪心・嘔吐<br>腫瘍融解症候群，下痢，便秘 |
| 2〜3日 | 全身倦怠感，食欲不振，悪心・嘔吐，インフュージョンリアクション |
| 7〜14日 | 口内炎など粘膜炎，下痢，食欲不振，悪心・嘔吐 |
| 14〜28日 | 骨髄抑制，皮膚炎，脱毛，神経障害 |
| 2〜6ヵ月 | 肺線維症，うっ血性心不全，HBV再活性化 |
| 5〜6年 | 2次発がん |

表5 CD20陽性B細胞性非ホジキンリンパ腫に対するR-CHOP療法：21日ごとに6〜8回投与

| 一般名（商品名） | 投与量 | 投与経路 | 投与日 | 副作用 | 注意点 |
|---|---|---|---|---|---|
| シクロホスファミド（エンドキサン®） | 750 mg/m² | 点滴静注（DIV） | day 2 | 〈急性〉悪心・嘔吐〈遅発性〉悪心・嘔吐，骨髄抑制，心筋障害，出血性膀胱炎，間質性肺炎 | 溶解後3時間以内に投与を終了 |
| ドキソルビシン（アドリアシン®） | 80 mg/m² | 点滴静注（DIV） | day 2 | 〈急性〉悪心・嘔吐，血管外漏出時の皮膚炎〈遅発性〉悪心・嘔吐，骨髄抑制，心筋障害（総投与量500 mg/m²以上）脱毛 | 血管外漏出による皮膚障害の程度（壊死性抗がん薬） |
| ビンクリスチン（オンコビン®） | 1.4 mg/m²（MAX2.0g） | 点滴静注（DIV）または静注（IV） | day 2 | 〈急性〉血管外漏出時の皮膚炎〈遅発性〉末梢神経障害，しびれ，便秘 | 血管外漏出による皮膚障害の程度（壊死性抗がん薬） |
| プレドニゾロン（プレドニン®） | 100 mg（/body） | 経口（PO） | day 2〜6 | 消化管潰瘍，不眠など | 内服指導の必要性 |
| リツキシマブ（リツキサン®） | 375 mg/m² | 点滴静注（DIV） | day 1 | 〈急性〉サイトカイン放出症候群（インフュージョンリアクション），腫瘍崩壊症候群 | 治療30分前に解熱鎮痛薬と抗ヒスタミン薬を使用 |

表6 急性骨髄性白血病に対するIDR＋Ara-C療法：治療に1週間，骨髄抑制回復まで3〜6週間

| 一般名（商品名） | 投与量 | 投与経路 | 投与日 | 副作用 | 注意点 |
|---|---|---|---|---|---|
| イダルビシン（イダマイシン®） | 12 mg/m² | 点滴静注（DIV） | day 1〜3 | 〈急性〉腫瘍崩壊症候群，悪心・嘔吐，血管外漏出時の皮膚炎〈遅発性〉骨髄抑制，心筋障害，悪心・嘔吐，脱毛，口内炎，出血性膀胱炎 | 血管外漏出による皮膚障害の程度（壊死性抗がん薬） |
| シタラビン（キロサイド®） | 100 mg/m² | 点滴静注（DIV） | day 1〜7 | 〈急性〉腫瘍崩壊症候群〈遅発性〉骨髄抑制，消化管障害，間質性肺炎 | 投与時間厳守（時間に対して副作用増加） |

# II 症状マネジメント

## A アレルギー反応/過敏反応

過敏症とは異物に対する生体防御反応が，過剰にまたは不当な形として発現するために起こるさまざまな症状の総称である（インフュージョンリアクションに関しては278ページ参照）．

### a．発症時期

比較的急性に発現する，生体にとって有害な全身性反応．アナフィラキシーショックは初回投与の5～10分後に発現する場合が多い．薬剤によっては複数回投与によりリスクの高まるものもある．

### b．症状

前駆症状として，瘙痒感，紅潮，熱感，蕁麻疹，咽頭違和感，冷汗，くしゃみ，咳，呼吸困難感，動悸，口唇や末梢のしびれ，めまい，脱力感，悪心，腹痛などが認められる．

### c．アセスメント

- アナフィラキシーを発症しやすい薬剤の特徴を理解し，出現時期や主な前駆症状を把握して早期発見に努める．
- 過敏症に注意を要する抗がん薬：シスプラチン（ブリプラチン®），カルボプラチン（パラプラチン®），L-アスパラキナーゼ（ロイナーゼ®），シタラビン（キロサイド®），メトトレキサート（メソトレキセート®），エトポシド（ラステット®），ブレオマイシン（ブレオ®），パクリタキセル（タキソール®），ドセタキセル（タキソテール®）
- 患者のアレルギー歴，治療歴：カルテや患者自身より，事前情報としてアレルギー歴を収集する．シタラビンは長期間使用している場合に過敏症状が発現しやすい．

### d．看護ケア・対処方法

(1) 準備・予防

- 症状に対応できる薬剤と薬品を準備し，前投薬を確実に投与する：輸液製剤（等張電解質液），エピネフィリン，抗ヒスタミン薬（H1受容体拮抗薬，H2受容体拮抗薬），ステロイド，気管支拡張薬（アミノフィリン），昇圧薬（ドパミン），グルカゴン，気道確保や酸素吸入など．
- 患者指導：薬剤の特徴的な症状と主なアレルギー症状，出現の時期，ナースコールを押すタイミングなどを指導する．自己判断で症状を我慢したり軽視したりする事で対応が遅れ，重篤化するおそれがあることを伝える．
- 投与直後10分間は患者に付き添う．

(2) 対処方法

- 重篤な場合：ただちに中止して医師に報告．対象療法を行う．
- 軽度の症状の場合：患者の状態を観察して，必要に応じて対象療法を行う．
- 心理的サポートの必要性：症状の出現により患者は今後の治療に対して不安を生じてしまうため，身体的・心理的苦痛を配慮した誠実な対応が必要である．

点滴刺入部

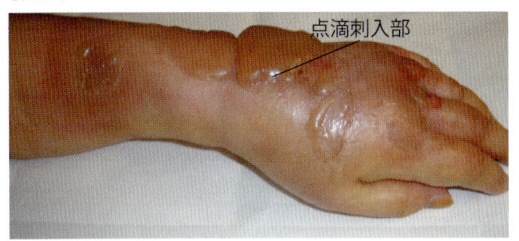

保存的加療を継続していたが改善がみられず,漏出後46日目に形成外科受診となった

漏出後翌日

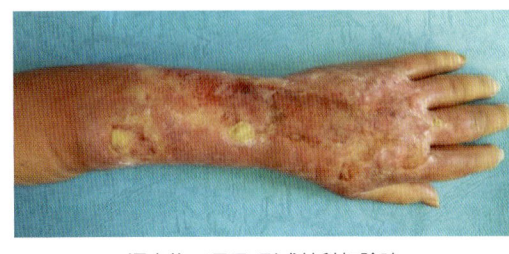

手背～前腕にかけて皮膚の発赤,浮腫を認め疼痛が著明であった.壊死範囲は不明瞭であったが,漏出54日目初回手術時デブリードマン施行した

漏出後46日目:形成外科初診時

**図1 血管外漏出**

## B 腫瘍崩壊（融解）症候群

治療により腫瘍細胞が多数破壊され，代謝異常が生じる症候群であり，治療中および数日以内に発症する．造血器腫瘍ではとくに注意が必要である．

### a．発症時期
治療中,および治療後12～72時間

### b．症状
悪心・嘔吐,傾眠,浮腫,体液過剰,うっ血性心不全,不整脈,痙攣,筋肉痙攣,テタニー,失神で急死も考えられる．

### c．アセスメント
診断基準にのっとり,血液所見,臨床所見に十分に注意して観察する．

### d．看護ケア・対処方法
・指示された水分負荷を確実に行う．
・水分バランスに留意し異常時にすみやかに報告する．

## C 血管外漏出

漏出性血管炎は,抗がん薬が血管外に漏出することにより生じる．

### a．発症頻度と症状の出現
化学療法中の0.5～0.65％の頻度で発症するといわれ,直後に症状が出現するものから,数日経過してから症状が出現するものもある．経時的な観察が必要である（図1）．

### b．アセスメント
使用抗がん薬および患者の状態をアセスメントし,リスクの高さをアセスメントする．

表7 使用抗がん薬の悪心・嘔吐のリスク

| レベル | 発現率 | 抗がん薬（一般名） |
|---|---|---|
| 高度 | 90%以上 | シスプラチン，シクロホスファミド（1500 mg/m² 以上），ダカルバジンなど |
| 中等度 | 30～90% | カルボプラチン，シクロホスファミド（1500 mg/m² 以下），シタラビン（1 g/m² 以上），ドキソルビシン，エピルビシン，イダルビシン，イホスファミド，イリノテカン，オキサリプラチン |
| 軽度 | 10～30% | フルオロウラシル，シタラビン（1 g/m² 以下），ドセタキセル，エトポシド，ゲムシタビン，メトトレキサート，マイトマイシン C，ミトキサントロン，パクリタキセル |
| 最小 | 10%以下 | ブレオマイシン，ブスルファン，ビンブラスチン，ビンクリスチン，ビノレルビン |

[日本癌治療学会編：制吐薬適正使用ガイドライン，金原出版，2010 より一部改変して引用]

血管外漏出がなくとも血管痛や血管炎などの症状が出現することもある．また，患者自身では血管痛や刺入部周囲の腫脹に気がつかないこともあるため，適切な観察と点滴更新時の自然滴下，血液の逆流を確認することが重要である．

### c．看護ケア・対処方法

- 静脈内注射実施前に患者指導を実施する：漏出予防（点滴ルートの取り扱い，注射時の安静），初期徴候の観察（局所の痛み，発赤，腫脹など），異常時の連絡方法
- 適切な血管確保部位の選択と確実な穿刺
- 漏出時の対応
- 心理的サポート

## D 悪心・嘔吐

### a．分類と発症時期

(1) 急性悪心・嘔吐

抗がん薬投与開始後，1～2 時間後より 24 時間以内に出現する．

(2) 遅延性悪心・嘔吐

抗がん薬投与開始後 24～48 時間後よりはじまり，2～5 日ほど続く．発症機序は不明であるが急性嘔吐や予測性嘔吐が関与．

(3) 予測性悪心・嘔吐

抗がん薬投与開始前より出現する悪心・嘔吐．コントロールが不十分な体験や，同室患者の体験を目にするなど悪心・嘔吐に対してネガティブな感情を抱いている場合や，治療への恐怖や不安が強く抱いている場合に，抗がん薬投与前より出現する悪心・嘔吐である．

### b．アセスメント

- 使用抗がん薬の悪心・嘔吐のリスク（表7）
- 悪心・嘔吐の有無，程度，持続時間
- 悪心・嘔吐の症状に伴う患者の苦痛レベル
- 誘発要因：患者側の危険因子の有無（患者背景）
- 食事の種類・量
- 体重減少

- 過去の治療時の症状とケア
- 悪心・嘔吐に対する理解とセルフケア行動
- 患者本人の化学療法への認識

#### c．看護ケア・対処方法

- 制吐薬の使用：効果的な制吐薬の使用が援助の柱となる．使用される抗がん薬の催吐作用のレベルにより治療経過の中で**セロトニン（5-HT₃）受容体拮抗薬**，ステロイド，ドパミン受容体拮抗薬，**ニューロイキン-1（NK-1）受容体拮抗薬**を組み合わせて効果的に用いる（「5章 8．よく使用される薬剤」参照）．
- 患者指導：治療前に患者に悪心・嘔吐の出現の可能性，時期，それに対しての対処方法を指導しておくことが治療の継続には必要である．治療中の予期せぬ悪心・嘔吐の出現は患者にとって苦痛であるとともに，情報提供をしなかった医療者に対して信頼をなくすことも予測できる．患者自身が正しい知識を持ち，副作用に対処するための計画に参加し，セルフケアを実践していこうとする意欲を持ってもらうためにも投与前のオリエンテーションは必要である．
- 食事指導：治療中はにおいに敏感になる．刺激が少なく消化のよい食品（お粥，うどん，プリンなど）や，冷たくのど越しがよい食べやすい食品（アイス，ゼリー，酢の物）などを紹介する．一度に多くの量を摂取できないため高タンパク，高カロリーのものを少量ずつ準備する．高脂肪食は胃液分泌が減少し，蠕動運動も弱くなり消化されにくいため避ける．
- 不安の緩和：予測性嘔吐は不安・恐怖が影響するため，不安を緩和することが悪心・嘔吐の予防につながる．患者の不安な気持ちを受け止め，家族とともに苦痛の緩和の支援を積極的に行う．リラックスして治療を受けることができるような生活環境の調整や，安楽の援助にも留意が必要である．また，筋弛緩法やイメージ法などリラクセーション法の導入も効果的である．

### E 口内炎

口腔粘膜は7～14日周期で再生しているが，抗がん薬により細胞分裂や粘膜再生が障害される直接作用，また感染症に伴い口内炎（293ページ参照）が発症する．抗がん薬の直接作用は，抗がん薬が**フリーラジカル**を発生させ粘膜組織を破壊させることによって生じる．骨髄抑制による免疫力低下，放射線照射による唾液分泌障害などで口腔内感染に移行する．

#### a．発症時期

出現時期は2～10日前後が多い．口腔粘膜は再生能力の高い組織であるため1～2週間で再生する．治療終了後に口内炎は同期間で軽快する．

#### b．症状

症状の程度は，発赤，軽度の疼痛～潰瘍形成まである．主として舌，口唇，頬粘膜に発生する．患者は食事の制限や会話困難などによる心理・身体面での苦痛が生じやすい．

#### c．アセスメント

舌圧子やペンライトを用いた口腔内状態の客観的な観察とともに，患者の主観的な情報

（味覚，頬粘膜の感覚など）も必要である
- 口内炎のレベル
- 口腔の状態：口唇，口角，歯肉，頬粘膜，口蓋，舌，咽頭，扁桃
- 口内炎の状態：出血の有無，舌苔の有無，疼痛など
- 食事摂取の状況：食事摂取量，食事の内容，食事量・味覚の変化，嚥下困難
- 嗄声，疼痛の有無
- 口内炎に対する理解，セルフケア

#### d．看護ケア・対処方法
- 口腔内の保清：口内炎対策は予防的なケアが重要であり口腔内を清潔に保つように，歯磨き・含嗽の励行が柱となる．とくに口内炎を生じやすい抗がん薬の使用や，著しい好中球減少が予測される場合は，予防的なケアが必要である．歯科医や歯科衛生士との連携が必要である
- 鎮痛薬の使用：患者の苦痛除去のため口内炎出現時期に併せて鎮痛薬を用いる．鎮痛薬はWHO除痛ラダーに準じて非オピオイド鎮痛薬から段階的な薬剤選択が行われる（13章Ⅱ がん性疼痛のある患者への看護 参照）．看護師は患者の生活の質を低下させないよう，疼痛コントロールを患者とともに行っていく．
- **口腔内冷却（クライオセラピー）**：抗がん薬投与時に口腔内を冷却させることで口腔内血管を縮小させ，抗がん薬が口腔粘膜に到達するのを減少させる作用がある．
- 含嗽・軟膏処置：口内炎のレベルや状態に応じ，抗炎症作用，粘膜損傷・患部の保護作用，消毒・感染予防，止血作用，鎮痛作用など含嗽液や軟膏の使用を定期的に促す．
- 食事指導：口内炎の発現時は，疼痛による開口障害のため，「食べたい」欲求に影響を及ぼす．粘膜を刺激しないように，硬くなく，温度，酸味，辛味などの刺激を避け，患者のし好に合った食事を工夫することが重要である．

### F 脱毛

体毛の中で成長速度が最も速く頭皮毛器官は抗がん薬の影響も生じやすい．

#### a．発症時期
成長周期脱毛が抗がん薬開始約2～3週間で開始．**毛母細胞**に対する障害が軽い場合には休止期脱毛が投与後3～4ヵ月後で発現する．

#### b．症状
抗がん薬使用後10～12日で成長期毛のまま急激に脱毛．脱毛は可逆的であり，治療終了後3～6ヵ月で発毛が起こる．再生毛は産毛状となり，脱毛以前と髪質が異なる．副作用の中でも苦痛度が高く，治療を拒否する理由ともなる．

#### c．アセスメント
- 脱毛の範囲，外観
- 頭皮の状態，まつ毛，眉毛，恥部毛など体毛全体の評価
- 脱毛に対する患者の認識
- 脱毛による随伴症状（皮膚のトラブル，日常生活への影響）

### d．看護ケア・対処方法

- 情報提供：脱毛の出現の可能性・時期，および脱毛開始時，再度発毛する時期，脱毛時のケアとして効果的な予防法のない事，脱毛時にはウィッグがあることなどを情報提供し．治療開始前に患者と相談する．
- 容姿の補整，頭皮の保護，患者の不安へのケアと環境整備：容姿の補整方法としてナイトキャップやスカーフ，ウィッグの装着を勧める．頭皮を保護している頭髪が抜けることによって頭皮は脆弱になり保護が必要である．ウィッグは素材や価格帯も幅広く患者のニーズに合った情報提供をする必要がある．眉毛の脱毛に関しては眉描・眉用のつけ眉，まつ毛の脱毛に関してはつけまつ毛を使用するなど対策はあるが男性には利用しづらい．脱毛開始前の情報提供・準備をすることで患者の不安軽減を図っていく．

# 2 | 分子標的治療薬における症状マネジメント

## I 分子標的治療薬の種類と起きうる症状

　分子標的治療薬は，がん細胞のもつ特異的な性質を分子レベルでとらえ，それを標的として効率よく作用する薬剤である．あるがん腫に特異的に発生する物質を狙って作用するため，一般的な抗がん薬（殺細胞性薬）より副作用を抑えた治療効果がある．

　分子標的治療薬はモノクローナル抗体薬と小分子化合物の大きく二つに分類される．血液疾患で使用される主な分子標的治療薬とその副作用などを表1〜3に示す．なお，分子標的治療薬については，「5章2.分子標的治療薬」も参照されたい．

　モノクローナル抗体であるリツキシマブ（リツキサン®）は，CD20陽性B細胞性非ホジキンリンパ腫に高い効果をもつ抗体製剤であり，リツキシマブを用いたR-CHOP療法（198ページ参照）はこのリンパ腫への標準治療である（表1）．

　Bcr-Ablチロシンキナーゼ阻害薬のイマニチブ（グリベック®）は，慢性骨髄性白血病（CML）の原因であるフィラデルフィア染色体の本態である*BCR/ABL*キメラ遺伝子に選択的かつ直接作用する画期的な分子標的治療薬である（表2）．

　プロテアソーム阻害薬であるボルテゾミブ（ベルケイド®）は，細胞質内にあるタンパク質分解酵素複合体であるプロテアソームを阻害することで骨髄腫細胞の増殖を抑制する（表3）．

　看護師は，分子標的治療薬は特徴的な作用機序を示すとともに，従来の殺細胞性薬とは異なる作用機序の副作用が出現することを理解したうえで，患者指導およびケアにあたる必要がある．ここではリツキシマブとボルテゾミブを例に，分子標的治療薬の副作用の管理についてみていく．

## II 症状マネジメント

### A リツキシマブによるサイトカイン放出症候群（インフュージョンリアクション）

#### a．インフュージョンリアクションとは
- すみやかに対処されないと生命の危機をもたらす重篤な状態になる．
- 国内臨床試験での発現頻度は約90％と，モノクローナル抗体の中では最も高い．重篤な症状の約80％が初回投与時に出現し，2回目以降は減少する．

#### b．症状
- 軽症〜中等度症状：発熱，悪心，頭痛，蕁麻疹，皮疹，疼痛，舌・咽頭の腫れ（血管浮腫）など．
- 重篤な症状：アナフィラキシー様症状，低酸素血症，肺浸潤，急性呼吸窮迫症候群，

表1 血液疾患で使用する主なモノクローナル抗体薬

| 薬剤 | 剤形 | 標的分子 | 対象がん腫 | 特徴的な副作用 |
|---|---|---|---|---|
| リツキシマブ（リツキサン®） | 注射薬 | CD20 | CD20陽性B細胞性非ホジキンリンパ腫 | インフュージョンリアクション，B型肝炎再活性化，免疫抑制（B細胞抑制） |
| イブリツモマブ・チウキセタン（ゼヴァリン®） | 注射薬 | CD20 | CD20陽性B細胞性非ホジキンリンパ腫，マントル細胞リンパ腫 | |
| ゲムツズマブオゾガマイシン（マイロターグ®） | 注射薬 | CD33 | CD33陽性急性骨髄性白血病 | |

表2 血液疾患で使用する主な小分子化合物：Bcr-Ablチロシンキナーゼ阻害薬

| 薬剤 | 剤形 | 標的分子 | 対象がん腫 | 特徴的な副作用 |
|---|---|---|---|---|
| イマチニブ（グリベック®） | 錠剤 | Bcr-Abl, PDGFR, c-Kit | CML<br>Ph+ALL<br>GIST | 骨髄抑制，浮腫，発疹，胸水貯留，下痢，心不全，甲状腺機能低下症，関節痛，筋肉痛，肝機能障害 |
| ニロチニブ（タシグナ®） | カプセル剤 | | CML | 骨髄抑制，肝機能障害，QT延長，リパーゼ上昇 |
| ダサチニブ（スプリセル®） | 錠剤 | Bcr-Abl, PDGFR, c-Kit, SFKs, EPHA2 | CML<br>Ph+ALL | 骨髄抑制，胸水，甲状腺機能低下症，肝機能障害 |

CML：慢性骨髄性白血病　　　　　　　EPHA2：エフリンA2受容体
GIST：消化管間質性腫瘍　　　　　　　PDGFR：血小板由来増殖因子受容体
Ph+ALL：フィラデルフィア染色体陽性急性リンパ性白血病
SFKs：SRCファミリーキナーゼ

表3 血液疾患で使用する主な小分子化合物：プロテアソーム阻害薬

| 薬剤 | 剤形 | 標的分子 | 対象がん腫 | 特徴的な副作用 |
|---|---|---|---|---|
| ボルテゾミブ（ベルケイド®） | 注射薬 | 26Sプロテアゾーム | 多発性骨髄腫 | 末梢神経障害，消化器症状，間質性肺炎，発熱，倦怠感，血小板減少，白血球減少 |

［石川和弘：基本まるわかり！分子標的治療薬，南山堂，2011より引用，一部改変］

心筋梗塞，心室細動，心原性ショック，低血圧，気管支痙攣，肺炎，閉塞性細気管支炎など．

c．アセスメント
・投与前の患者の腫瘍量
・患者の訴え（咽頭部不快感，気分不快感，息苦しさ，呼吸困難感など）
・バイタルサイン
・リツキシマブ投与速度変更後の症状出現の有無，投与終了24時間以内の症状出現有無

d．看護ケア・対処方法
・インフュージョンリアクションの出現に備え，緊急対応物品を準備しておく．
・予防的前投薬（抗ヒスタミン薬，解熱鎮痛薬）を確実に投与する（表4）．
・症状緩和に努め，患者の不安を和らげるような声かけを行う．リラックスして治療を受けられるよう，環境調整を行う．

表4 インフュージョンリアクションに対する予防的前投薬の方法

| 前投薬 | 投与時間 |
|---|---|
| Infusion reaction の軽減目的に，投与 30 分前に解熱鎮痛薬と抗ヒスタミン薬を投与する．必要に応じてコルチコステロイドとH₂ブロッカーを追加する． | 初回投与時は最初の 1 時間は 25 mL/hr の速度で点滴を開始し，バイタルサインの出現が見られなければ，次の 1 時間は 100 mL/hr に速度を上げ，さらに 200 mL/hr まで上昇し，30 分ごとに問題なければ速度を 100 mL/hr ずつ上昇させ 400 mL/hr まで速度を上昇できる |

## B ボルテゾミブ（ベルケイド®）の副作用

### a．症状

- 骨髄抑制，肺障害，腫瘍崩壊症候群，悪心・嘔吐，下痢，食欲不振，末梢神経障害（ベルケイド投与時に末梢性ニューロパシー（19.9％）感覚減退（18.6％））の出現がある．
- 感覚障害による末梢性ニューロパシーが主に認められるが，感覚障害と運動障害が混在するニューロパシーの発現例も報告されている．
- 末梢性ニューロパシーの症状（足又は手のしびれ，疼痛又は灼熱感）や徴候のある患者では，本剤の投与期間中に症状が増悪（Grade 3 以上を含む）するおそれがある．

### b．アセスメント

- 灼熱感，知覚過敏，感覚減退，錯感覚，不快感，神経障害性疼痛などのニューロパシーの症状について観察する必要がある．

### c．看護ケア・対処方法

- 末梢神経障害の予防のためのボルテゾミブ投与方法を工夫する．静脈内注射より皮下注射が望ましい（Memo 参照）．皮下投与の場合，繰り返し皮下投与する場合には左右の大腿部，腹部等に交互に投与し，同一注射部位を避けることで，注射部位の炎症や皮膚障害を軽減することができる．

> **Memo**
> **ボルテゾミブ投与における皮下注射と静脈内注射の比較研究**
> 1 回～3 回の前治療歴を有する MM 患者 222 例を対象に，サイクル 4 までの全奏効率を主要評価項目とし，ボルテゾミブの皮下投与群と静脈内投与群を比較したランダム化非盲検非劣性試験．サイクル 4 までの全奏効率は皮下投与群，静脈内投与群ともに 42％で，皮下投与の静脈内投与に対する非劣性が証明された．腫瘍増殖抑制期間中央値は，静脈内投与群が 9.4 ヵ月，皮下投与群は 10.4 ヵ月だった．1 年生存率は，静脈内投与群が 76.7％，皮下投与群が 72.6％だった．（The Lancet Oncology, 2011）
> 全般的な安全性プロファイルは両群とも同様だったが，全グレードの末梢神経障害の発現頻度は皮下投与群が 38％，静脈内投与群が 53％で皮下投与群で減少し，グレード 3 以上の末梢性神経障害の発現率も皮下投与群は 6％と，静脈内投与群の 16％より少なくなっていた．
> ［「ベルケイド」注医薬品インタビューフォーム，ヤンセンファーマ，2012 より引用，一部改変］

# 3 | 免疫抑制療法における症状マネジメント

## I 免疫抑制療法によって起きうる症状

**免疫抑制療法**は，免疫抑制薬によって免疫系の活動を抑制する治療の総称である．血液疾患では再生不良性貧血や，特発性血小板減少性紫斑病などの治療で用いられる．一般に用いられる薬剤には，副腎皮質ステロイド，シクロホスファミド（エンドキサン®），アザチオプリン（イムラン®），シクロスポリン（サンディミュン®，ネオーラル®），抗胸腺細胞グロブリン（ATG）などがある（**表1**）．

看護師は免疫抑制療法の必要性や各々の薬剤の効果・副作用について説明し，患者や家族が理解して治療が行われるように援助する必要がある．

## II 症状マネジメント

### a．アセスメント
- 服薬方法の理解と感染症に対する患者の知識
- 感染予防に関する患者の知識と認識
- 患者が現在行っている感染予防行動
- 白血球数，好中球数，CRP 値
- 感染徴候，出血傾向の有無
- 投与中の状態：アレルギー症状の有無，呼吸状態
- 薬剤によって起きうる副作用が異なるため，服用中の薬剤に応じた観察を行う（**表2**）．

### b．看護ケア・対処方法
- 免疫抑制薬血中濃度の維持のため定められた時間に定められた量をきちんと内服するように指導する．
- 免疫抑制薬による直接的副作用のほか，現疾患による免疫機能低下による感染症にも十分注意をして観察する．
- 副腎皮質ステロイドの量の増減を患者自身が把握し，服薬量を記録してもらう．
- 感染予防策を説明し習慣化を促す．
- 薬剤感作によるアナフィラキシー反応に注意して投与する．

**表1 免疫抑制療法に用いられる主な薬剤**

| 免疫抑制治療薬・用量 | 治療対象 | 副作用 |
|---|---|---|
| 副腎皮質ステロイド<br>①少量〜中等量：プレドニゾロンにして1〜2 mg/kg（経口投与の場合，通常1 mg/kg）<br>②大量投与：メチルプレドニゾロン（mPSL）大量投与，1 g を 3 日間，以後中等量 PSL で 1 週間程度投与後漸減 | ①特発性血小板減少性紫斑病（ITP），自己免疫性溶血性貧血（AIHA），再生不良性貧血，急性リンパ性白血病，悪性リンパ腫，骨髄腫において抗がん薬と併用して投与<br>②間質性肺炎，レチノイン酸症候群 | ①長期投与により副作用の出現．感染，糖尿病，消化管潰瘍<br>②大腿骨骨頭無菌性壊死 |
| アルキル化薬*：低用量シクロホスファミド（エンドキサン®）（50〜100 mg/dL）<br>代謝拮抗薬*：アザチオプリン（イムラン®）（50〜100 mg/dL），メトトレキサート（メソトレキセート®）など | 特発性血小板減少性紫斑病（ITP），自己免疫性溶血性貧血（AIHA）でステロイドの無効時 | 血液毒性<br>出血性膀胱炎<br>など |
| シクロスポリン（サンディミュン®，ネオーラル®） | 同種骨髄移植の移植片対宿主病予防，再生不良性貧血など | 腎機能障害 |
| 抗リンパ球グロブリン，抗胸腺細胞グロブリン | 重症型および中等症再生不良性貧血に対する免疫抑制療法 | 血小板減少<br>リンパ球減少<br>アレルギー反応 |
| 静注用免疫グロブリン製剤<br>大量療法 | 特発性血小板減少性紫斑病（ITP）で脾摘などの手術前や出血傾向の強い場合など限定して使用 | アレルギー反応<br>肝機能障害 |

*アルキル化薬，代謝拮抗薬は細胞傷害のある薬剤である．通常，抗がん薬として使用される．細胞増殖に伴う DNA，RNA 合成，有糸分裂を阻害するため細胞への特異性は低く，活発な細胞増殖をする細胞（骨髄・消化管粘膜）などにも影響しやすい．そのため，血液毒性（好中球減少）や粘膜障害などの副作用が発生しやすい．

**表2 免疫抑制薬と主な副作用**

| 免疫抑制薬（商品名） | 主な副作用 |
|---|---|
| シクロスポリン（サンディミュン®，ネオーラル®） | 腎機能障害，肝機能障害，高血圧，脳症，血管障害，頭痛，悪心，食欲不振，手指振戦，ほてり，多毛など |
| タクロリムス（プログラフ®） | 腎機能障害，肝機能障害，耐糖機能障害，高血圧，心筋肥大，脳症，血管障害，頭痛，悪心，食欲不振，手指振戦，ほてりなど |
| メトトレキサート（メソトレキセート®） | 口内炎・咽頭炎，粘膜障害，皮膚障害，悪心・嘔吐，白血球減少，肝機能障害など |
| 副腎皮質ステロイド（プレドニン®など） | 高血糖，ムーンフェイス，食欲亢進，骨粗鬆症，免疫機能低下など |

# 4 輸血における症状マネジメント

## I 輸血によって起きうる症状

　輸血療法は，赤血球・血小板・凝固因子成分の機能が低下したり，量が減少したりしたときに補充的に行う治療である．輸血によって起きうる症状を**表1**に示す．さまざまな症状が起きうるが，その原因も，溶血反応，免疫反応などさまざまである．

### A 溶血反応

#### a．即時型（急性型）
　ABO 不適合輸血によって輸血開始後数分から 24 時間以内に，血管内溶血をきたす．ショック，腎不全，DIC を引き起こし，予後不良である．

#### b．遅延型
　不規則抗体が体内に残存する輸血赤血球と反応し，血管外溶血を主体として発症する．輸血開始後 24 時間以降から数日経過後に発見され，重篤になることはまれである．

### B 非溶血性急性反応

　輸血開始後数分から数時間以内に発症する．発熱，蕁麻疹，アナフィラキシー反応，呼吸困難，血圧低下などがある．

**表1　輸血副作用の症状**

| | |
|---|---|
| 1）発熱（≧38℃，輸血前値から≧1℃上昇） | 10）頭痛・頭重感 |
| 2）悪寒・戦慄 | 11）血圧低下（収縮期血圧≧30 mmHg の低下） |
| 3）熱感・ほてり | 12）血圧上昇（収縮期血圧≧30 mmHg の上昇） |
| 4）瘙痒感・かゆみ | 13）動悸・頻脈（成人：100 回/分以上，小児は年齢による頻脈の定義に従う） |
| 5）発赤・顔面紅潮（膨隆を伴わない） | 14）血管痛 |
| 6）発疹・蕁麻疹（膨隆を伴なう） | 15）意識障害（意識低下，意識消失） |
| 7）呼吸困難（チアノーゼ，喘鳴，呼吸状態悪化等） | 16）赤褐色尿（血色素尿） |
| 8）嘔気・嘔吐 | 17）その他 |
| 9）胸痛・腹痛・腰背部痛 | |

＊赤字項目は重症副作用の可能性が高く，詳細を確認する

［日本輸血・細胞治療学会輸血療法委員会ほか監：輸血副作用対応ガイド ver. 1.0, p.2, 日本輸血・細胞治療学会, 2011 より引用］

### C 輸血後GVHD（移植片対宿主病）

輸血製剤に混入したリンパ球が受血者の中で増殖し，その組織を非自己として攻撃する状態である．発熱，紅斑，肝障害，下痢が輸血後10日前後より出現し，きわめて致死的である．血液製剤に放射線照射を行った照射血を用い，混入しているリンパ球を不活化して予防する．

### D 輸血後感染症

ウイルスや細菌感染初期の，抗原や抗体が検出されない時期に献血された血液では感染の危険性が残っている．また，サイトメガロウイルス，EBウイルス，マラリア原虫などの感染の可能性はある．

### E 血小板輸血不応状態

造血細胞腫瘍に対する化学療法中に繰り返し輸血を施行した場合，抗HLA同種抗体が産生され輸血した血小板が破壊され，血小板数が急激に低下することがある．血小板輸血不応状態の場合には患者の血小板と同一の血小板製剤を用いる．

### F 輸血関連急性肺障害（TRALI：transfusion related acute lung injury）

輸血中，あるいは輸血後6時間以内に発症する肺水腫を伴う急性呼吸障害．多くは一過性で96時間程度で収束するが，死亡例もある．発症した場合は呼吸管理を中心に行う．

## II 症状マネジメント

### A 溶血性輸血副作用

#### a．即時型（急性型）副作用
(1) 副作用の種類
- 赤血球型不適合による血管内溶血

(2) アセスメント
- 輸血開始直後から背部痛，胸痛，腹痛，呼吸困難感，循環不全などの症状が出現する．

(3) 看護ケア・対処方法
- 症状が現れたらただちに輸血を中止，輸血セットを交換して生理的食塩液または細胞外液類似輸液剤の点滴に切り替える．
- バイタルサイン，尿所見に留意し，尿量を十分に管理する．

#### b．遅発型副作用
(1) 副作用の種類
- 血管外溶血による遅発型溶血性輸血副作用

(2) アセスメント
- 輸血開始後24時間以降に，発熱，貧血，黄疸，ヘモグロビン値低下，LDH・総ビリ

ルビンの上昇，血色素尿などの症状が出現する．
(3) 看護ケア・対処方法
- 通常は無治療で経過観察するが，腎機能には十分注意が必要である．重度の溶血反応が生じた場合には即時型（急性型）の溶血反応と同様に治療する．

## B 非溶血性輸血副作用

### a．即時型（急性型）副作用
(1) 副作用の種類
- 輸血関連急性肺障害，循環過負荷，アレルギー反応，発熱性非溶血性輸血副作用，輸血による細菌感染などがある．
- ここでは「発熱性非溶血性輸血副作用」「アレルギー反応」を挙げる．

(2) アセスメント
- 発熱性非溶血性輸血副作用は，38℃以上または輸血前より1℃以上の体温上昇や，悪寒・戦慄が出現する．赤血球製剤と比較して血小板製剤で高頻度にみられる．輸血終了近くまたは終了数時間以内に出現する．
- アレルギー反応は，輸血後10分以内に20%が発症．30分以内では55%を占めるため，投与開始後5分間は患者のそばで状態変化がないか観察する．さらに15分後の副作用を確認後，投与指示速度を調整する必要がある．

(3) 看護ケア・対処方法
- バイタルサインなど経過観察し，患者に対して症状出現時の対応を指導する．
- 輸血開始後の観察を注意深く行い，発症時の処置を行えるようにする．軽症では抗ヒスタミン薬の内服，全身性ではステロイド薬を併用する．
- 急変時の管理ができる準備をしておく．

### b．遅発型副作用
(1) 副作用の種類
- 輸血後GVHD，輸血後紫斑病，輸血後肝炎などの各種ウイルス感染症（肝炎ウイルス，ヒト免疫不全ウイルス，ヒトTリンパ性白血病ウイルス）

(2) アセスメント
- 投与する血液製剤の管理方法，製剤の適合性によって，輸血日以降に遅発的に症状が出現する．
- 発熱が持続するが感染源が不明な場合や，輸血投与直後に出現する紫斑や皮下出血などの出血傾向など，身体症状が悪化している場合などに遅発型副作用を疑う．

(3) 看護ケア・対処方法
- 投与期には輸血用血液が放射線照射されているのかを必ず確認して投与する．
- 輸血後に症状が出現する可能性を患者に指導する．

## C 副作用予防・対策

### a．高単位輸血用製剤の使用
- 抗原感作と感染の機会を減少させるため，用いる輸血バックの数を可能な限り減らす．

- 輸血用血液製剤は 200 mL が 1 単位であり，輸血量に応じてできるだけ高単位の輸血用血液製剤を使用する．

b．**照射血の使用**
- 致死的な合併症である輸血後GVHDの予防には，リンパ球を含む輸血用血液に放射線照射をしてリンパ球を不活化し，用いる必要がある．全照射野に最低限 15 Gy（50 Gy を超えない）の放射線照射を行って使用する．

c．**確認作業の徹底と輸血後の観察**
- ABO不適合輸血は人為的なミスで起こることがしばしばである．不適合輸血による急性反応は致死的であるので，輸血施行時には必ず，2重3重に交差試験適合票，輸血伝票，血液製剤本体の記載事項の読み合わせを行い，絶対にミスの起こらないようにすべきである．
- 輸血開始後15分ベッドサイドでの観察が必要であり，その後も終了まで患者の状態をよく観察することが大切である．

# 5 放射線療法における症状マネジメント

## I 放射線療法によって起きうる症状

### A 局所への照射

#### a．急性有害事象
倦怠感，悪心・嘔吐，下痢，口渇，涙の分泌低下，咽頭痛，耳下腺痛，皮膚瘙痒感，皮膚のびらんによる痛み，口内痛など，照射される部位によって出現する症状が異なる．

急性有害事象は**確定的影響**とされ，**閾値**がある．照射される放射線量（Gy）が高くなるほど，症状は強くなる．

#### b．晩期有害事象
皮膚の線維化や壊死，口腔乾燥，嚥下困難，開口障害，放射線肺炎（咳嗽，発熱），肺線維症，リンパ浮腫による痛みなど．

晩期有害事象は**確率的影響**とされ，照射される放射線量に関わらず出現する可能性がある．

### B 全身への照射（TBI：total body irradiation）

#### a．急性有害事象
倦怠感，悪心・嘔吐，下痢，口渇，涙の分泌低下，咽頭痛，耳下腺痛，皮膚瘙痒感など．どの症状も高頻度に認められるが，症状の程度は個人差が大きくまた併用する化学療法によっても異なる．唾液腺障害，涙腺障害は治療終了後には回復可能だが，遷延することも多い．

#### b．亜急性有害事象
(1) 突発性間質性肺炎（乾性咳嗽，発熱）
　・頻度は高くないが，注意が必要．
　・症状の程度は個人差が大きく，経過観察で軽快するものから，肺線維症に移行するものまでさまざま．
　・肺の照射容積が多いとリスクファクターとなる．
(2) 肝中心静脈閉塞症（VOD）（黄疸，有痛性肝腫大，体液貯留）
　・頻度は低い．
　・TBIはリスクファクターであるが，他の要因が大きい．
(3) 腎障害

#### c．晩期有害事象
白内障，内分泌障害，2次発がん，生殖器への障害

# Ⅱ 症状マネジメント

　放射線療法によって出現する症状は，全身症状として放射線宿酔（倦怠感，食欲不振，悪心など）が挙げられるが，局所症状は照射した部位にしか出現しない．局所症状としては，口渇や下痢，咽頭痛などさまざまな症状が挙げられる．どの部位にどの程度照射されているかを把握し，症状マネジメントする必要がある．

## A 倦怠感

　放射線療法によって出現する倦怠感は，他の治療法（化学療法等），身体症状や心理症状，活動量の低下とも関連して引き起こされるといわれている．

### a．アセスメント
- 全身状態のほか，表情，話し方，活動状況，態度なども観察し，介入を考えていく．

### b．看護ケア・対処方法
- 睡眠・休息と活動バランスの調整：睡眠の援助のほか，照射後30分〜1時間の休息や仮眠をとること，食事は照射前後の時間を避けるなど一日のスケジュールを工夫することなども含まれる．
- コミュニケーション：つらい気持ちを表出しやすいよう，聴く姿勢をとる．
- 気分転換を図る：音楽を聴くなどの気晴らし，爽快感を得られる入浴や足浴をケアに取り入れる．
- 栄養管理：栄養状態の低下によって倦怠感が引き起こされることもあるため，栄養価の高い軽食を少量ずつ分けて食べることや，消化器症状に合わせた食事を検討し栄養摂取量を下げない工夫をする．
- セルフマネジメント：患者自身が倦怠感のパターンを知り対処方法を見つける手助けをすることで**自己効力感**を高める．

## B 悪心・嘔吐

### a．アセスメント
- 照射範囲に上腹部が入っているかを確認する．
- 症状出現のタイミングや，不安など精神状態によって症状の増悪がないかを観察する．

### b．看護ケア・対処方法
- TBIを行う際は大量化学療法後であることが多いため，照射前から症状が強い場合がある．抗がん薬投与時と同様に，照射前には5-HT$_3$受容体の選択的拮抗薬の予防投与を行う．
- 局所照射であっても，症状がある場合は制吐薬をタイミングよく使う．食前や眠前の投与で，食事を摂りやすくする，睡眠を確保できるようにするなどの工夫ができる．
- 食事の時間にとらわれず，食べられるときに少量ずつでも食べることを提案する．
- 車いすなどでの移動時は，振動が症状を誘発することもあるためガーグルベースを持参し，ゆっくりと搬送するなどの配慮をする．

・照射中には患者は治療室の中で1人になるため，ガーグルベースを顔の近くに配置するなどの配慮も必要である．

### C 下痢

#### a．アセスメント
・回数，性状，随伴症状を観察する．
・性状の表現については，ブリストル排便スケールを用いると患者も医療スタッフも共通認識しやすい．

#### b．看護ケア・対処方法
・回数が多くつらい場合は，整腸薬や止瀉薬の使用も検討する．
・下痢が続くことで肛門周囲の粘膜びらんが生じることもあるため，柔らかいトイレットペーパーで拭く，排便後は座浴をするなどのケアも考慮する．
・痛みが強い場合は鎮痛薬の使用も考慮する．
・照射前には，余裕をもって排泄の時間がとれるよう配慮する．
・食事後には腸管の動きが活発になるため，照射中にその時間がかからないよう食事と照射の時間を調整することも有効である．

### D 口渇，涙の分泌低下

#### a．アセスメント
・照射範囲にどの程度唾液腺や涙腺が入っているかを確認する．
・症状が日常生活に及ぼす影響を観察する．

#### b．看護ケア・対処方法
・いずれも回復するものではあるが患者にとっては苦痛な症状であるため，症状緩和に努める（ただし，口渇は遷延し，晩期症状となることもある）．
・口内乾燥には頻回なうがいやこまめな水分摂取を勧め，保湿剤入りの口腔ケア用品を使用する．
・唾液の自浄作用が低下するため，口腔ケアも重要となる．
・涙の分泌低下に対しては人工涙液の点眼薬を使用し，乾燥で角膜が損傷しないようにする．

### E 咽頭痛，口内痛，耳下腺痛

口腔内が照射範囲に入る場合は，口腔粘膜が影響を受け炎症が起きることで咽頭痛や口内痛として症状が出現する（図1）．耳下腺が照射野に入ると耳下腺炎となり，耳下腺痛が生じる（照射線量が多いと唾液分泌低下につながる）．

#### a．アセスメント
・痛みが日常生活に及ぼす影響を観察する．

#### b．看護ケア・対処方法
・冷却することで炎症による痛みを軽減させることができる．頸部や耳下部に氷嚢を当てることや，氷片を口に含むことも有効である．

組織内照射 60Gy/週

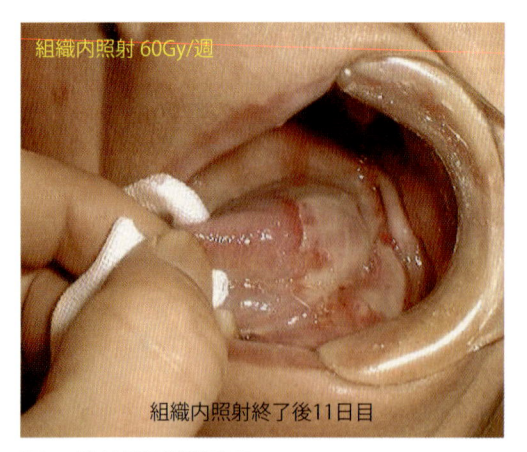

組織内照射終了後11日目

**図1　放射線性粘膜障害**

- 口腔粘膜炎が出現する前から口腔ケアをしっかり行うことで，口腔内での2次感染を予防でき，口腔内の痛みを増強させずにすむ．
- 嚥下時痛がある場合は患者と相談して食事形態を軟食に変更する．

## F 嚥下困難，開口障害

### a．アセスメント
- 口渇や咽頭痛などが嚥下困難に影響している場合があるため，関連症状を観察する．
- 顎関節に照射されている場合は，顎関節炎による開口障害が出現することがある．どの程度開口できるのか，痛みを伴うのかなどを観察する．

### b．看護ケア・対処方法
- 必要に応じて食事形態を変更する．一般的にとろみをつけると食べやすいが，言語聴覚士（ST）と相談して変更することが望ましい．
- 嚥下訓練や開口訓練も並行して行うとよい．

## G 皮膚瘙痒感

### a．アセスメント
- 瘙痒感のある部位は照射範囲に一致しているかを確認する．
- 発赤，乾燥はどの程度かを観察する．
- 瘙痒感による随伴症状はないか（不眠など）を観察する．

### b．看護ケア・対処方法
- 皮膚炎によるかゆみは掻かないように注意し，冷却して症状緩和を図る．むやみに掻くと皮膚が剥け，痛みを伴うため避ける．爪を短くしておく，清潔にしておくことも有効である．
- 副腎皮質ステロイドの塗布も有効だが，照射直前の塗布は避ける．
- 抗ヒスタミン薬の内服なども効果がある．

# 6 造血幹細胞移植における症状マネジメント

## I 造血幹細胞移植によって起きる症状

造血幹細胞移植は，大量化学療法と全身放射線照射を行う「**移植前処置中**」，移植後の骨髄抑制期である「**易感染期**」，骨髄が回復する際に発生する「**生着症候群**」，そして，ドナー細胞生着後発生する「**急性GVHD**」，「**慢性GVHD**」と，治療の進行により好発する症状が異なり，出現頻度，程度ともに重大になる．看護師は副作用の早期発見に努め，すみやかに対応する必要がある．そのため，患者には事前に起こりうる症状と**好発時期**（**表1**）を伝え，症状出現時は医療者に伝え，我慢しないようオリエンテーションを行う．

## II 症状マネジメント① 移植前処置中

化学療法投与における主要な症状マネジメントについては「12章1．化学療法における症状マネジメント」参照，放射線照射に伴うものは「12章5．放射線療法における症状マネジメント」参照．

表1　時期・病態別，造血幹細胞移植で起きうる症状

| 時期・病態 | 起きうる症状 |
| --- | --- |
| 移植前処置中 | 1）出血性膀胱炎，<br>2）痙攣・意識障害<br>※主要なものは「12章1．化学療法における症状マネジメント」，放射線照射に伴うものは「12章5．放射線療法における症状マネジメント」参照 |
| 易感染期 | 1）発熱<br>2）粘膜障害<br>3）スキントラブル |
| 生着症候群 | 1）発熱<br>2）皮疹<br>3）肺浸潤影を伴う低酸素血症<br>4）体液貯留による体重増加 |
| 急性GVHD | 1）皮膚症状<br>2）下痢症状<br>3）肝障害 |
| 慢性GVHD | 1）皮膚粘膜症状（爪，頭皮，体毛，口腔粘膜）<br>2）眼症状<br>3）肝障害<br>4）肺障害 |

### A 出血性膀胱炎

#### a．アセスメント

大量エンドキサン投与直後から数日間に発生する副作用であるため，症状の出現に注意し早期発見に努める．

- 尿回数・尿量
- 尿潜血・尿pH
- 排尿に伴う症状の有無（排尿時痛・残尿感・下腹部痛）

#### b．看護ケア・対処方法

- エンドキサンは活性型のまま尿中に排泄されるので，尿意を我慢しないこと，尿量測定の重要性をオリエンテーションし，2時間ごとの排尿誘導を実施する．
- 大量補液と利尿薬使用により厳密な水バランス管理を実施する．
- 予防薬剤（メスナ）の確実投与を行う．

### B 痙攣・意識障害

#### a．アセスメント

ブスルファンは髄液移行性が高く抗痙攣薬の予防投与が行われない場合，痙攣が好発する．痙攣発作により中枢神経に重大な障害を与えうるので，症状出現の早期発見に努める．

- 意識レベル
- 痙攣前駆症状の有無

#### b．予防・対処方法

- 抗痙攣薬の確実投与
- モニタリングを実施し痙攣を早期発見できるようにする．
- 痙攣が起きることを想定し急変に対応できるよう物品（$O_2$投与，バイトブロック，抗痙攣薬など）準備をする．

## III 症状マネジメント② 易感染期

### A 発熱

#### a．アセスメント

苦痛の強い症状であると同時に移植治療の合併症である感染症や生着症候群，GVHDなどとの鑑別が重要となるため，発熱と随伴症状について把握し発熱の原因をアセスメントする．

- 発熱時期とその要因の有無，継続時間
- 随伴症状の有無
- 発熱に伴う苦痛症状の有無
- 解熱薬に対する反応，効果時間

### b．看護ケア・対処方法

- 発熱の早期発見：定期的な検温の実施，悪寒などの発熱時に生じる症状の出現に注意する．
- すみやかで効果的な解熱薬の投与：解熱薬投与時から効果出現まで，効果継続時間について把握する．繰り返し発熱する場合は消耗を最小限にするため，効果的な解熱薬の使用方法について検討する．
- 保温・冷罨法の実施：寒気がある場合は電気毛布などを用い保温し，熱感の強い患者に対しては冷罨法を実施する．

## B 粘膜障害

### a．アセスメント

粘膜障害出現の早期発見に努めるため，化学療法終了後より口腔内を観察する．障害の部位と程度を把握し，その程度に合わせた対処方法を検討する．必要時はすみやかに鎮痛薬の投与など苦痛の緩和に努める．

- 口腔粘膜障害（図1）の状態・程度（白色化，発赤，粘膜の凹凸，口内炎の有無）と自覚症状（痛み，ざらつき，出血，嚥下時痛）
- 消化管粘膜障害の状態・程度（便性状，肛門部スキントラブル・疼痛・出血・痔核の増悪）と自覚症状（腹痛，胃痛，胸焼け，悪心・嘔吐，食道痛，食欲不振）
- 味覚障害の有無・程度，経口摂取状況

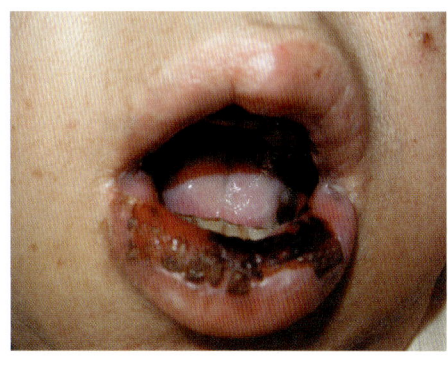

**図1 口腔粘膜障害の症例**
開口できるようになってからの写真であるため改善しているが，口内全体に潰瘍形成し，顔面の浮腫著明，麻薬を使用し疼痛コントロールを図っていた．

### b．看護ケア・対処方法

(1) 予防方法

- クライオセラピー：口腔内を冷やすことにより口腔粘膜の血流を減少させ，口腔粘膜が抗がん薬にさらされるのを減少させる目的で行う．
- 頻回なうがいの実施：排尿・排便など排泄後の手洗いとともに含嗽するようオリエンテーションし，数時間おきの含嗽を実施する．
- 歯科衛生士との連携：移植治療前に口腔ケア方法の指導を受け，治療中に口腔内のチェックを実施してもらうことで患者の意識も高まり，異常の早期発見につながる．
- 肛門部の清潔を保つ：排便後は簡易おしり洗浄器（図2）を使用し肛門部の清潔を保つ．
- 肛門を保護する：軟膏を塗布し肛門が傷つかないようにする．とくに下痢時は消化液によって肛門のスキントラブルが発生するため，撥水性の高い軟膏を肛門周囲に塗布し下痢便が肛門周囲に付着しないようにする．

> **Memo**
> **東海大学医学部付属病院 12B 病棟でのクライオセラピーの方法**
> 抗がん薬開始 30 分前から投与終了 1 時間後まで実施する．市販されている冷却シートを両頬に貼付し氷片を口に含む．氷は患者の希望するジュースや水で作成する．
>
> 冷却シートの一例　　　　　製氷器

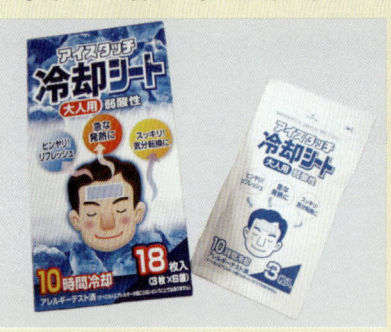

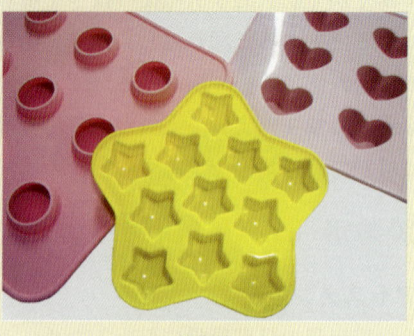

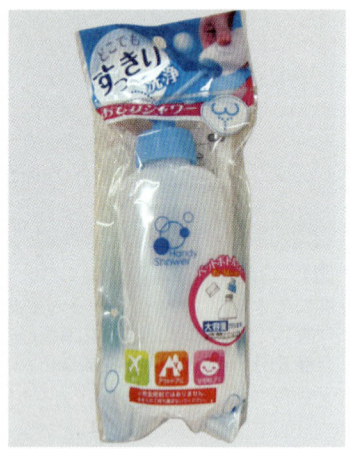

図2　簡易おしり洗浄器の一例　　図3　含嗽薬の一例

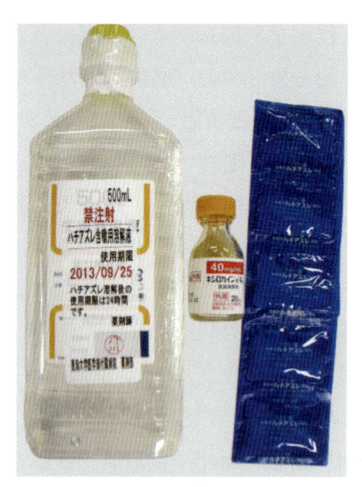

(2) 対処方法

- **疼痛コントロール**：積極的に苦痛の緩和を図る．必要時は麻薬の使用も考慮し適切に**レスキュー**し痛みをとる．麻薬に抵抗感を示す患者もいるが，**医療用麻薬**であること，期間限定の使用であり依存することはないことを説明し積極的に使用する．
- 食事形態の変更：刺激物を避け，口当たりのよい食べ物，患者好みの食事を提供する．
- 口腔内の清潔の保持・保護：粘膜に傷が付く事で**口内炎**を発症したり，口腔内の細菌が血流に侵入し菌血症へ移行するおそれがあるため，粘膜を傷つけないようにすることが重要である．しかし**プラーク**は含嗽のみでは除去できないため，歯のみは歯磨きを行う必要がある．なるべく痛みを伴わないよう刺激の少ない**口腔・咽頭疾患含嗽剤**（ハチアズレ®）や生理食塩水など，患者の粘膜障害の程度に合わせた含嗽薬の選択を行う（**図3**）．

## C スキントラブル

### a．アセスメント

免疫機能，血小板，栄養状態の低下により**スキントラブル**が発生しやすい状況にあるため，皮膚状態をアセスメントする．症状出現の早期発見に努めると同時に予防を実施する．

- 皮膚に影響を与える治療の有無（放射線，抗がん薬の種類）
- 皮膚に影響を与える物理的な刺激（テープの貼付，モニター心電図，オムツの使用）
- 皮膚の状態（発赤・皮疹・浮腫・発汗（浸軟）の有無・程度）
- 下痢の有無・量・性状，栄養状態

### b．看護ケア・対処方法

**(1) 予防方法**

- 異常の早期発見：全身の皮膚の観察を毎日実施しスキントラブルの早期発見に努める
- 物理的刺激の排除：CVカテーテル固定などのテープの貼付は最小限にとどめ，テープをはがす際には**テープリムーバー**（図4）などを用いて刺激の低減に努める．きつい下着や衣類などの物理的刺激は必要最小限にとどめる．
- 皮膚の破綻を引き起こす浸軟・乾燥を予防する：皮膚の浸軟は発汗やオムツの使用によって発生するため，オムツやパッドの使用をできるだけ避け，発汗時はすみやかに清拭・更衣を行う．皮膚の乾燥予防として軟膏やローションを塗布する．乾燥により瘙痒感を発生させ掻破することでスキントラブルの原因となるため，乾燥予防と併せ，爪の状態チェックを行う．

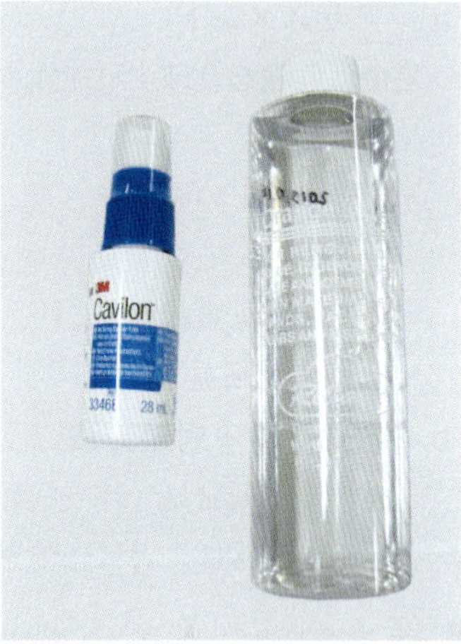

図4 テープのリムーバー（右）と創傷被覆剤（左）

**(2) 対処方法**

- すみやかに上皮化を促す：皮膚科医師や皮膚・排泄ケア認定看護師など専門家の協力を得，適切な**軟膏・創傷被覆剤**（図4）を選択する．栄養状態の適切化を図るため，経口摂取を促すが粘膜障害出現時は困難なことが多い．**高カロリー輸液**や**脂肪乳剤**の投与を検討する．
- 皮膚の清潔の保持：シャワー浴・清拭を実施する．使用するお湯は低めの温度のもので弱酸性のボディソープを用いるなど刺激を最小限にする．疼痛が強い場合は事前に鎮痛薬を投与し，生理食塩水を用い苦痛を最小限にとどめる．
- 皮膚症状は移植後患者に好発する症状であるため，入院中からセルフケアの重要性をオリエンテーションし，患者自らケアに参加できるようにする．

# Ⅳ 症状マネジメント③　生着症候群

## A 発熱

「Ⅲ症状マネジメント②　易感染期」の「A 発熱」参照（292 ページ）

## B 皮疹

「Ⅴ症状マネジメント④　急性 GVHD」の「A 皮膚症状」参照（297 ページ）

## C 肺浸潤影を伴う低酸素血症

### a．アセスメント

生命に危険を及ぼす可能性のある合併症であるため早期発見に努める．

- 呼吸数
- チアノーゼの有無
- $SpO_2$ 値
- 肺音・肺拡張状態
- 胸部 X 線所見

### b．看護ケア・対処方法

- 異常の早期発見：呼吸状態のアセスメントを継時的に実施する．
- 呼吸の異常は患者に恐怖感を与えるため自覚症状出現時はすみやかに対処する．

## D 体液貯留による体重増加

### a．アセスメント

生命に危険を及ぼす可能性のある合併症であるため早期発見に努める．

- 水分出納バランス
- 体重の推移
- 浮腫の有無・程度
- CVP（中心静脈圧），血圧

### b．看護ケア・対処方法

- 異常の早期発見：水分出納バランスを継時的にチェックし異常を早期発見する．
- 浮腫が出現した場合，足底の感覚異常から転倒する患者もいるので，危険性をオリエンテーションし予防する．

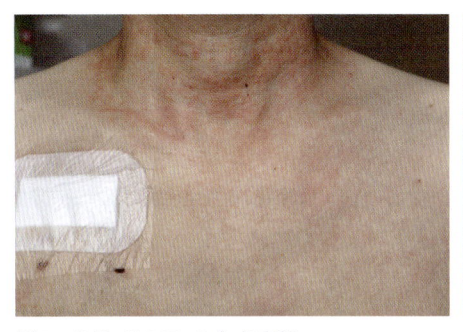

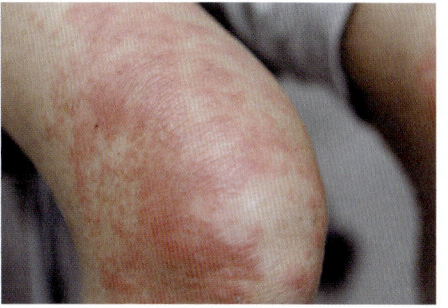

**図5 急性 GVHD の皮膚症状**
小丘疹を伴う発赤，瘙痒感あり，重症化すると水泡形成，落屑が起こる．

# V 症状マネジメント④ 急性 GVHD

## A 皮膚症状

### a．アセスメント

皮疹（**図5**）の程度・範囲により **GVHD のステージ**が異なり治療も異なるため，正確に把握する必要がある．

※急性 GVHD は皮膚・消化管・肝それぞれのステージ3つを合わせて**グレード**を診断する（急性 GVHD のグレードの詳細については88ページ参照）．

・皮疹の性状・範囲
・発赤の程度
・自覚症状（瘙痒感・ピリピリ感・疼痛・熱感）

※生着症候群・急性 GVHD・慢性 GVHD には典型的な皮疹があり，皮疹の程度・出現する範囲によってステージを決定する．症例をたくさん見ることや医師の所見を参照することで皮疹について学習する必要がある．

### b．看護ケア・対処方法

「Ⅲ症状マネジメント② 易感染期に起きうる症状」の「C スキントラブル」参照

・GVHD を発症した皮膚は乾燥しやすいため保湿に努める．
・瘙痒感を伴う場合は搔破による皮膚の破綻を防ぐため，抗ヒスタミン軟膏を塗布し冷罨法を行う．効果が得られない場合はステロイドの軟膏を塗布し，鎮痒薬の投与を行う．

## B 下痢症状

### a．アセスメント

性状・量により GVHD のステージが異なり治療も異なるため，正確に把握する必要がある．

・便の性状・量・回数，潜血の有無
・腹痛の有無・程度

- ・電解質データ
- ・水分出納バランス
- ・経口摂取状況

**b．看護ケア・対処方法**
- ・下痢GVHDの早期発見：下痢の原因を確定し，GVHDであるならば，ステージを把握する．性状・量の把握が重要となるため尿と便を分けて測定する．必要時は医師に連絡し治療の開始を依頼する．
- ・苦痛症状の緩和：整腸薬・止瀉薬を投与する．腹痛に対しては鎮痛薬の使用，腹部の温罨法を実施する．
- ・食事形態の変更：消化のよい，刺激の少ない食種へ変更する．必要時は禁食とし腹部の安静を保つ．
- ・肛門部スキントラブル予防：「Ⅲ症状マネジメント② 易感染期」「B粘膜障害」参照．
- ・排泄物を見られることに抵抗があるだろうが，GVHDでは性状・量の把握が重要であるため，患者に協力を得られるようオリエンテーションする．

## C 肝障害症状

**a．アセスメント**

生命に危険を及ぼす可能性のある合併症であるため早期発見に努める．
- ・肝機能データ
- ・体重の推移
- ・右季肋部痛の有無
- ・黄疸出現の有無・程度

**b．看護ケア・対処方法**
- ・異常の早期発見：肝機能状態把握のためのアセスメントを継時的に実施する．

# Ⅵ 症状マネジメント⑤　慢性GVHD

慢性GVHDが出現する時期には退院し自宅にいることが多いため，慢性GVHDの特徴と症状について患者にオリエンテーションし，自身で症状の変化をモニタリングし必要時は受診できるよう指導する．症状の程度・持続期間については個人差が大きく，見通しが付かないこともあるが，患者が自ら効果的なセルフケアを継続できるよう支援する．

## A 皮膚・粘膜症状（爪，頭皮，体毛，口腔粘膜）

**a．アセスメント**

症状の出現は目に見えるため理解しやすい．セルフケア（日光曝露の予防，軟膏の塗布）が重要となるため，患者のセルフケア能力を確認し効果的に行えているか把握する必要がある．
- ・皮膚の状態（図6a）：乾燥，皮疹，硬化，色調の変化，発汗異常，瘙痒感
- ・爪の変形・変色（図6b）

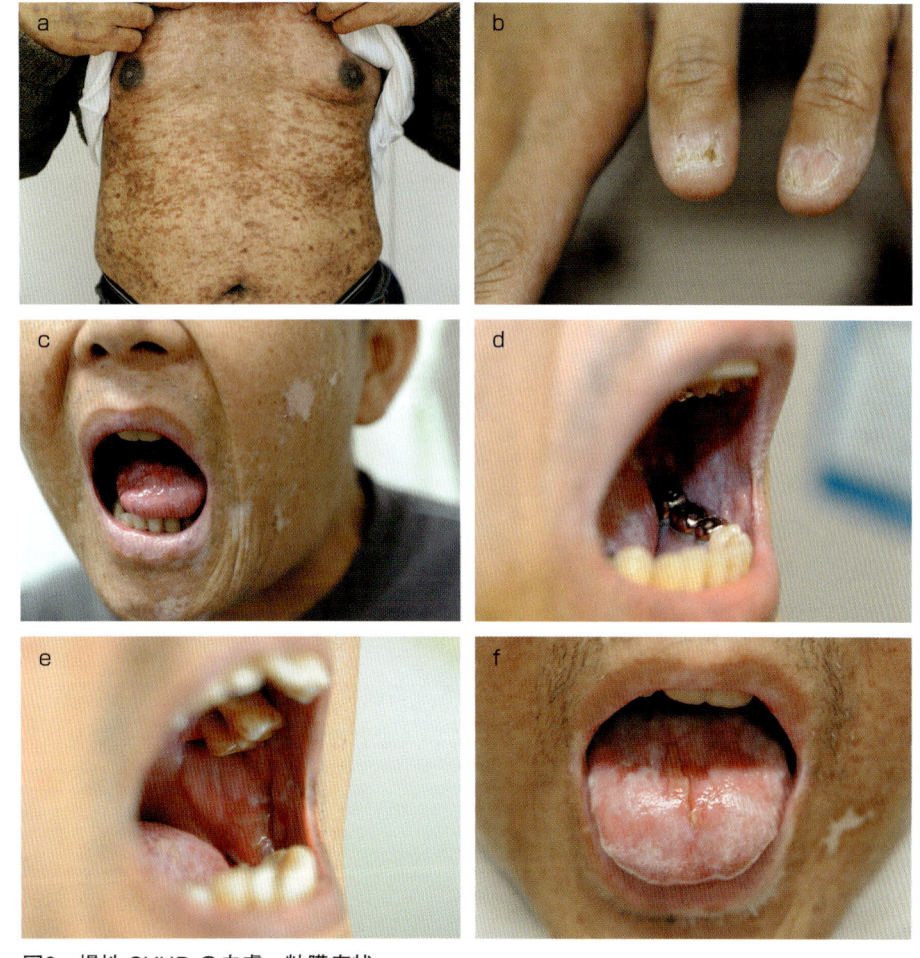

**図6 慢性 GVHD の皮膚・粘膜症状**
a：皮膚の扁平苔癬．扁平で皮疹の表面が白く光沢をもつ．瘙痒は伴わない．
b：爪の変形・変色．割れやすい，萎縮などの症状で始まり，縦に波ができ，やがては爪融解に発展する．
c：開口制限，d：頬内側の扁平苔癬様粘膜疹，e：頬内側の潰瘍，f：舌の白斑・潰瘍
c～f：口腔粘膜が傷害されて発症する．口内炎・びらん・潰瘍を経て扁平苔癬様粘膜疹を形成，粘膜の硬化により開口制限が生じる．慢性 GVHD の口腔粘膜障害で好発するものは，頬の内側の扁平苔癬，口蓋の粘液嚢胞である．

- 脱毛，頭髪減少，白髪化
- 口腔粘膜の状態：乾燥，粘膜萎縮，開口制限（図6c），口内炎（図6d, e），発赤，疼痛，舌の白斑・潰瘍（図6f）

### b．看護ケア・対処方法

#### (1) 予防方法

- 日光の曝露により GVHD 症状が増悪するため，屋外での長時間の活動を制限し，屋外に出るときは帽子・長袖の着用，日焼け止めを使用する．
- 皮膚・粘膜・爪は乾燥により傷つきやすくなるため保湿に努める．

(2) 対処方法

「Ⅲ症状マネジメント② 易感染期」の「Cスキントラブル」参照

- 皮疹は目に見える症状であるため改善したら，軟膏の使用を自己中止してしまう可能性がある．医師の指示が出るまでは適切に塗布するよう指導する．
- 皮膚の硬化性病変にはマッサージや進展運動が重要となるため，自宅で行える方法を指導する．

## B 眼症状

### a．アセスメント

眼の症状は不快感が強く，日常生活に多大な影響を与えるため，早期発見に努める．

- 眼症状（乾燥，疼痛，充血）
- 眩光の有無，眼瞼浮腫

### b．看護ケア・対処方法

- 点眼薬の適切な使用と乾燥予防のため，めがねを使用する

## C 肝障害

「Ⅴ症状マネジメント④ 急性GVHDにて起きうる症状」の「C肝障害症状」参照

＊目に見える変化ではないため発見されにくい，患者の訴えをよく聞き早期発見に努める必要がある．

## D 肺障害

### a．アセスメント

生命に危険を及ぼす可能性のある合併症であるため早期発見に努める．

- 息切れ
- 倦怠感

＊目に見える変化ではないため発見されにくい，患者の訴えをよく聞き早期発見に努める必要がある．

### b．看護ケア・対処方法

- 致死的な合併症であり異常の早期発見に努め，吸入・薬剤の適切な使用を指導する．
- 呼吸の異常は患者に恐怖感を与えるため自覚症状出現時はすみやかに対処する．

---

**参考文献**

1) 堀田知光，横田弘子編：血液・造血器疾患の治療と看護．南江堂，2002
2) 飯野京子，木崎昌弘，森 文子：系統看護学講座専門分野Ⅱ成人看護学4，第13版．医学書院，2013
3) 森 文子，山花令子編：これからの造血細胞移植を支える看護．がん看護17（3）：337-379，2012
4) 日本造血細胞移植学会編：同種造血細胞移植後フォローアップ看護．南江堂，2014

# 7 よく使用される薬剤における症状マネジメント

## A 制吐薬

### a．考えられる症状
- アプレピタントやセロトニン受容体拮抗薬に重大な副作用はほとんどない．これらの薬剤を使用しても，悪心を訴える患者は存在し，追加投与や他剤の併用を考慮する．
- アプレピタントと化学療法薬の相互作用が指摘されているため，化学療法の副作用が増強しないかどうか注意を要する．
- アカシジア：錐体外路症状による静座不能状態を表す．ドパミン受容体拮抗薬を使用時に発症する副作用であり，そわそわ，落ち着きのなさが出現し，患者にとっては不快な症状である．

### b．アセスメント
- アプレピタント，セロトニン受容体拮抗薬を使用しても，効果不足の際には，すみやかに追加の制吐薬を使用する．
- ドパミン受容体拮抗薬の使用を避ける．化学療法による悪心であれば，セロトニン受容体拮抗薬を積極的に使用する．
- 化学療法以外を原因とする悪心に対しては，原因究明を優先し，原因に対する治療を行う．

### c．看護ケア・対処方法
- アプレピタント，セロトニン受容体拮抗薬の投与は化学療法投与前に行う．
- 投与している薬剤が制吐薬であることを伝え，安心感を与える．
- ドパミン受容体拮抗薬を使用する際には，アカシジアが発生することがあることを患者に説明する．
- 既往症として制吐薬使用時にアカシジアが出現したかどうか問診する．
- アカシジア出現時には危険行動がないかどうか注意深く観察する．
- 多くの場合が経過観察で落ち着いてくるが，遷延する場合にはベンゾジアゼピンの使用も考慮される．重症例では精神科へのコンサルトを考慮する．

## B 造血因子薬

### a．考えられる症状
- G-CSF（顆粒球コロニー刺激因子）による副作用：発熱，骨痛，頭痛，全身倦怠感

### b．アセスメント
- G-CSFに反応し，好中球が増殖するため，好中球のもつ化学物質による全身症状が発現する．

### c．看護ケア・対処方法
- 発熱，骨痛，頭痛に関しては，非ステロイド抗炎症薬が有効である．

・薬剤の効果が十分に得られている場合には，すみやかに投与を中止する．

## C 鉄剤・ビタミン $B_{12}$ 製剤

### a．考えられる症状
- 鉄剤による消化器症状；悪心，嘔吐，下痢，便秘，腹痛を訴える．とくに，悪心の発症頻度は高い．
- 便の黒色化（鉄剤そのものによるもの）．
- ビタミン $B_{12}$ 製剤による副作用はほぼない．

### b．アセスメント
- 鉄剤による症状は内服後に発症するため，症状の発現時間と内服の関係を明らかにする．
- 便の黒色化では，消化管出血の可能性を安易に否定してはならない．

### c．看護ケア・対処方法
- 空腹時の投与が効果的だが，副作用を減らすために，内服を眠前にすることが有効．
- 便が黒色になることを患者さんに説明する．
- 鉄剤は鉄欠乏性貧血に対して内服するが，貧血の原因として，出血源の特定が必要となる場合もある．

## D 鉄キレート剤

### a．考えられる症状
- デフェラシロクスによる症状：悪心，嘔吐，下痢，腹痛などの消化器症状が比較的多い．また，発赤調の皮疹が出現することがある．
- 飲みにくいため，内服に抵抗感を抱く患者が多い．
- 腎機能障害に注意するべき薬剤である．
- まれに，聴力障害，視覚障害を発症する．

### b．アセスメント
- 鉄過剰症に対する薬剤であり，フェリチン値により投与量を調整する．
- 消化器症状は対症療法により改善するが，改善しない場合は減量・中止を考慮する．
- 腎機能を定期的に検査し，聴力検査や眼科的検査を適宜行う．

### c．看護ケア・対処方法
- 100mL以上の水に錠剤を溶解して内服するが，溶解液をオレンジジュースなどに変更すると内服が容易になる患者もいる．
- 消化器症状が強い場合は積極的に対症療法を勧める．

# 13章 血液疾患における緩和ケア

## I 緩和ケアとは

### A WHO（世界保健機関）による緩和ケアの定義

「**緩和ケア**とは，生命を脅かす疾患による問題に直面している患者とその家族に対して，疾患の早期より痛み，身体的問題，心理社会的問題，スピリチュアルな問題に関して，きちんとした評価を行い，それが障害とならないように予防したり，対処することでQOLを改善するためのアプローチである．」（WHO：Definition of Palliative Care, World Health Organization, 2002）

患者を**トータルペイン（全人的苦痛）**（図1）の視点から理解することは重要である．すなわち，**身体的側面**，**精神的側面**，**社会的側面**，**霊的（スピリチュアル）**な側面の4つの側面に焦点を当て，患者を「病気をもって苦悩している人間」として理解することである．

がん治療の早期から適切に緩和ケアが提供されるためには，がん治療に携わる看護師が症状緩和の知識，技術を身につけることが基本となる．それにより，症状緩和が図られ，患者の心身の安定やQOLの維持につながる．

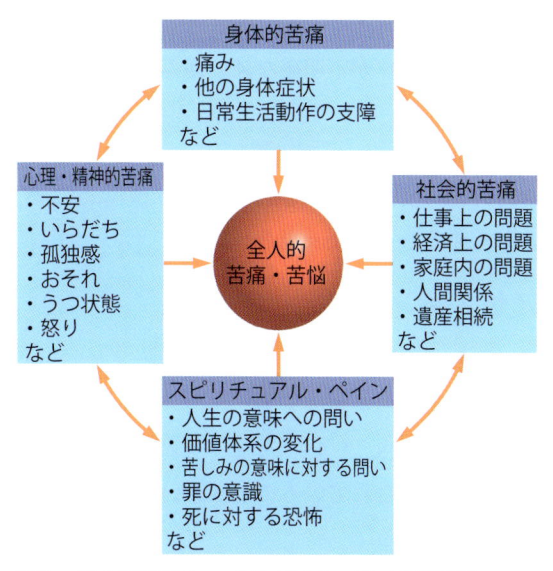

**図1 がん患者のトータルペイン（全人的苦痛）**
[向山雄人：血液疾患における緩和ケア．血液・造血器疾患の治療と看護（堀田知光，横田弘子編），p274，南江堂，2002より引用]

# Ⅱ　がん性疼痛のある患者への看護

　疼痛が持続すると食欲不振や不安，不眠などの症状が出現する．現在では正しい治療を行うことによって大部分の痛みは取り除くことができる．治療と日常生活をより快適に過ごすためには，疼痛の緩和が大切である．

## A　がん性疼痛の原因

　血液悪性腫瘍における**がん性疼痛**は，腫瘍細胞の増殖や浸潤による痛み，感染症や出血に伴う痛み，化学療法や放射線治療などの治療に起因する痛みなどが混在している．
　①がん自体による痛み（軟部組織，内臓，骨，神経障害性の痛みなど）．
　②がん治療またはその他の治療によって生じた痛み（化学療法による口内炎の痛みなど）．
　③がんに関連する全身衰弱による痛み（便秘，褥瘡など）．

## B　がん性疼痛の種類

　がん性疼痛はその機序から，以下のように分類される．

### a．侵害受容性疼痛

　外部の刺激や組織の変化により，神経の**痛覚受容器（侵害受容器）**が刺激され，痛み信号が中枢に伝達されて痛みの感覚が起こる．

#### （1）体性痛

　**Aδ線維**が刺激されて起こる，限局した鋭い痛みである．腹膜，胸膜，骨膜などにがんが浸潤し，体性神経が刺激されて痛みが出現する．

#### （2）内臓痛

　**C線維**が刺激されて起こる，部位が不明確な鈍い痛みである．骨膜，筋膜，腹部臓器などに痛みが出現する．

### b．神経因性疼痛

　がんが**末梢神経**や**中枢神経**に浸潤し，神経を損傷するために起こる．「びりびり電気が走る」「しびれる」「じんじんする」などと表現される．

## C　がん性疼痛のアセスメント

　①痛みの部位，性状，程度を観察する．
　②鎮痛薬使用後の効果と副作用を観察する．
　③痛みの強さを評価する（NRS，VAS，フェイスペインスケールなど）．（図2）
　④日常生活で痛みにより妨げられていることはないか確認する．
　⑤痛みの1日の変化を観察する．

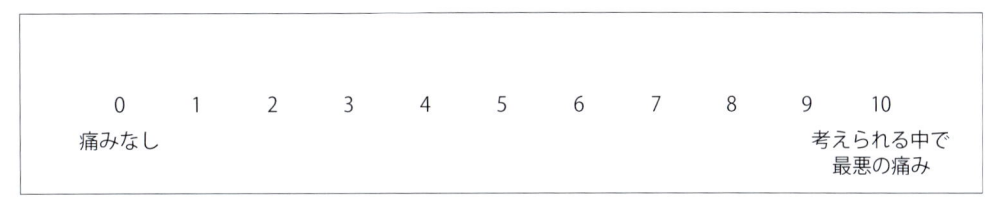

数字評価スケール（Numerical Rating Scale: NRS）

```
0    1    2    3    4    5    6    7    8    9    10
痛みなし                                        考えられる中で
                                                最悪の痛み
```

視覚的アナログ評価スケール（Visual Analogue Scale: VAS）

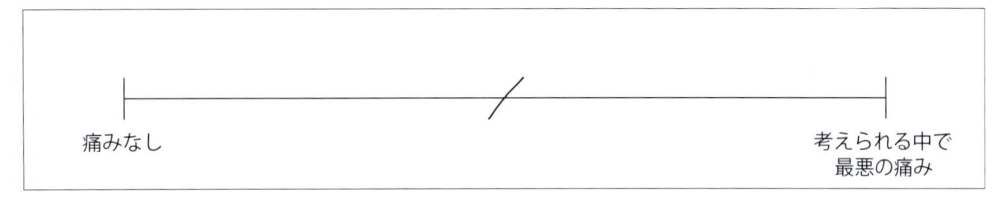

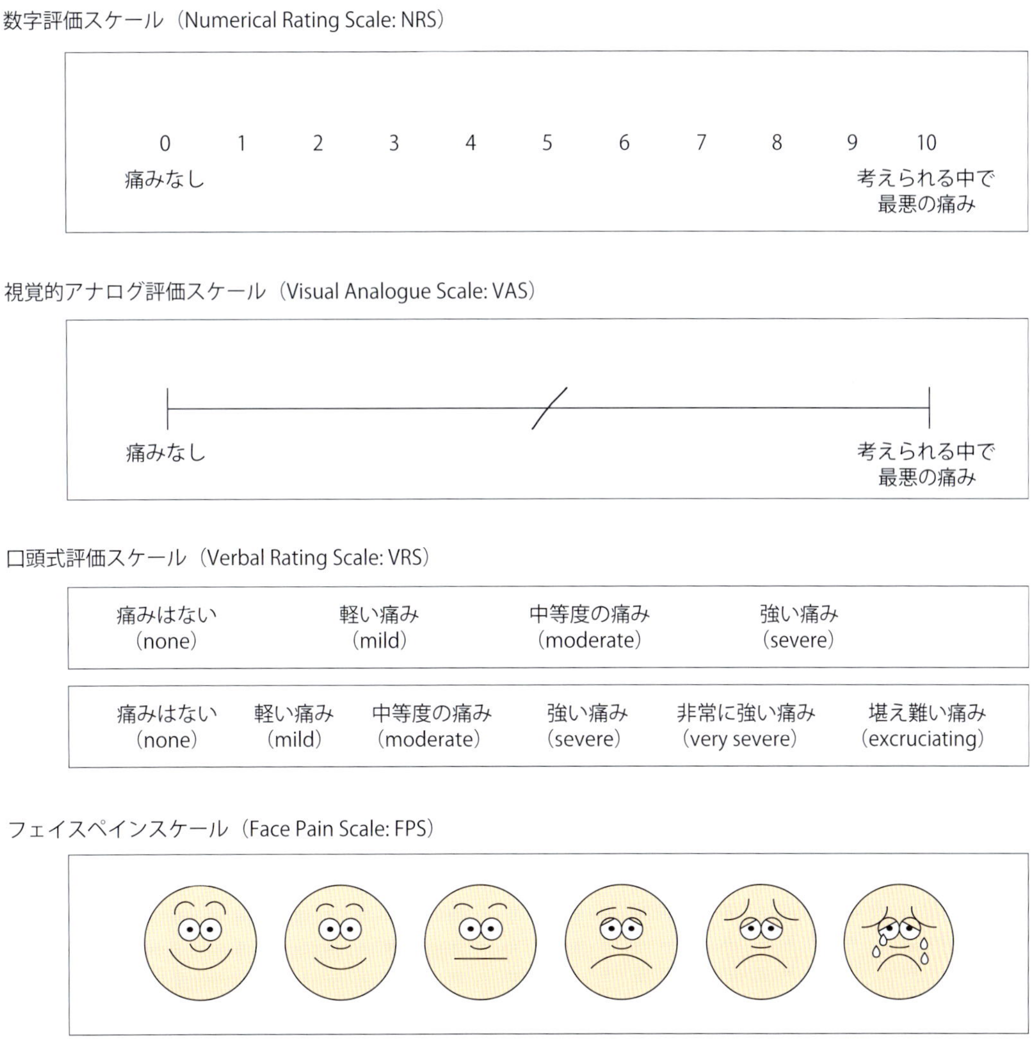

痛みなし                                        考えられる中で最悪の痛み

口頭式評価スケール（Verbal Rating Scale: VRS）

| 痛みはない<br>（none） | 軽い痛み<br>（mild） | 中等度の痛み<br>（moderate） | 強い痛み<br>（severe） |

| 痛みはない<br>（none） | 軽い痛み<br>（mild） | 中等度の痛み<br>（moderate） | 強い痛み<br>（severe） | 非常に強い痛み<br>（very severe） | 堪え難い痛み<br>（excruciating） |

フェイスペインスケール（Face Pain Scale: FPS）

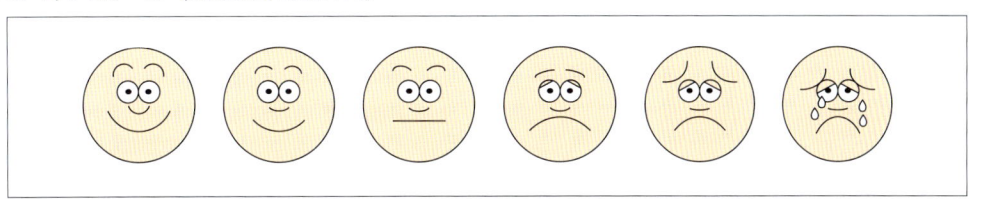

**図2 痛みの強さの評価法**

## D WHO 方式がん性疼痛治療法

### a．がん性疼痛治療の目標
①第1目標：痛みに妨げられない夜間の睡眠時間の確保．
②第2目標：日中の安静時の痛みの制御．
③第3目標：体動時の痛みの消失．

### b．がん性疼痛治療の5原則
①経口的投与．
②時刻を決めた規則正しい投与．
③**WHO 3 段階除痛ラダー**（**図3**）に沿って効力の順に薬剤選択．
④患者ごとの個別的な至適投与量の設定．
⑤継時的な鎮痛薬の効果判定，副作用対策などの細やかな配慮．

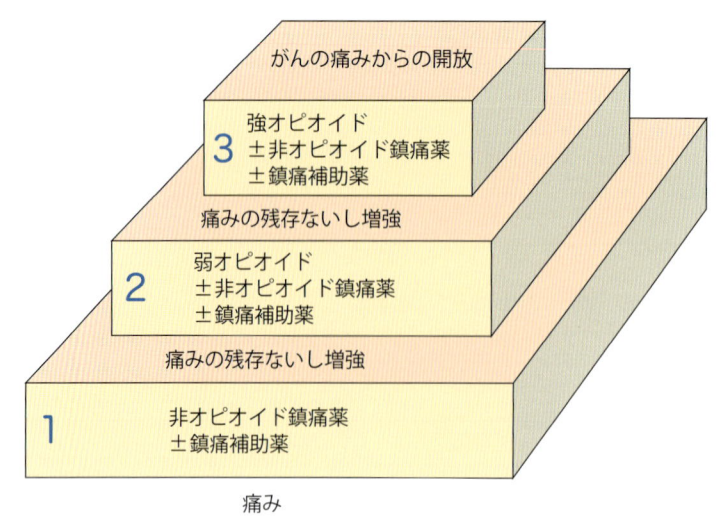

図3 3段階除痛ラダー

## E がん性疼痛の薬物療法と非薬物療法

がん性疼痛の薬物療法については，70〜90％のがん患者の痛みを消失させる薬物療法が確立している．しかし，痛みは身体的因子だけでなく，精神的，社会的，スピリチュアルな因子によっても増悪・軽減するため非薬物療法も並行して行うことが必要である．

## F がん性疼痛の薬物療法における看護

### a．第1段階：非オピオイド鎮痛薬

患者が痛みを訴えた場合には，まず**非オピオイド鎮痛薬**の投与を原則とする．投与経路は経口が基本であるが，病態によって直腸内投与（坐薬），静脈内投与など，薬剤投与経路を変更する．経口薬は錠剤，散剤，水剤などの形状があり，1日の内服回数も1回〜4回と薬剤の種類が豊富なため，患者の個別性にあった薬剤を患者，医師，薬剤師とともに選択する．そして薬剤師と連携し，薬剤の使用方法について患者とその家族に指導を行う．

NSAIDs（非ステロイド抗炎症薬）の使用によって胃腸粘膜障害が生じることがある．とくに血液悪性腫瘍治療レジメンには副腎皮質ステロイドが使用されることが多く，NSAIDsの使用により胃腸粘膜障害のリスクは高まるため，胃部不快感や胃痛，タール便など症状の観察が必要である．

その他，NSAIDsは腎機能障害や血小板機能障害，アセトアミノフェンは肝機能障害を生じる可能性があるため，採血データの確認を行う．

NSAIDsによる消炎効果により，発熱などの感染症状がマスクされることがある．その他の症状や採血データと合わせて全身状態の観察を行うことが必要である．

非オピオイド鎮痛薬は一定量以上に増量してもそれ以上の除痛効果は得られない有効限界がある．非オピオイド鎮痛薬により除痛が不十分と判断した場合は，すみやかに第2，第3段階である**オピオイド鎮痛薬**の追加を行うことが必要である．非オピオイド鎮痛薬はオピオイド鎮痛薬との併用で相乗効果を示すため，患者の病態を検討したうえで，禁忌で

ない限りオピオイド鎮痛薬と併用することが望ましい．

### b．第2・3段階：オピオイド鎮痛薬

第1段階である非オピオイド鎮痛薬を投与しても除痛が不十分である場合は第2段階である弱オピオイド鎮痛薬の追加を行う．患者の痛みの程度に合わせて，第2段階をスキップし第3段階の強オピオイドへ移行する場合もある．強オピオイドには有効限界がないため，至適量まで増量することができる．現在日本で使用されているオピオイド鎮痛薬にはモルヒネ製剤，フェンタニル製剤，オキシコドン製剤，メサドン，タペンタドールの5種類がある．患者の病態や痛みの性質などによってどの薬剤を使用するか選択される．

(1) オピオイド鎮痛薬投与時の服薬指導内容
- オピオイド鎮痛薬を適正に使用する場合，依存や中毒が生じることはない．
- 長期間，オピオイド鎮痛薬を使用しても，効果がなくなることはない．有効限界がなく，至適量まで増量できる．
- オピオイド鎮痛薬の使用を開始したからといって，病状が悪化したということではない．
- オピオイド鎮痛薬は最期に使用する薬ではなく，寿命を縮めることもない．
- レスキューの使用方法について．

(2) オピオイド鎮痛薬投与時の副作用対策

オピオイド鎮痛薬投与時の代表的な副作用に便秘，嘔気，眠気がある．その原因と対策を**表1**に示す．

### c．鎮痛補助薬

腫瘍の神経への圧迫や浸潤などに伴う神経因性疼痛の場合，非オピオイド鎮痛薬やオピオイド鎮痛薬のみでは除痛困難な場合がある．その場合，**鎮痛補助薬**を追加し除痛を図る．鎮痛補助薬には抗痙攣薬や抗不整脈薬，麻酔導入薬などがある．

鎮痛補助薬は副作用として眠気が生じるものが多く，患者への説明が必要である．

## G　がん性疼痛の非薬物療法 (表2)

### a．罨法

温罨法は血流増加により，筋肉の緊張を緩和し，発痛物質の排泄を促すことで痛みを緩和させる．また，温熱が知覚神経に働き感受性を低下させ，痛みの閾値を上げる．

冷罨法は血管を収縮させることで，代謝産物の産生を抑制し，痛みを緩和させる．また，痛覚線維の伝達速度を減少させることにより，痛みの感受性を低下させる．

### b．適度な運動

筋肉の緊張が緩和されるとともに，筋の拘縮や褥瘡などによる2次的な疼痛を予防する．

### c．リラクセーション・気分転換

リラクセーションや気分転換により，気持ちを痛みからそらすことで，痛みの閾値を上昇させる．マッサージにはリラクセーション効果があり，筋肉の緊張を和らげることにより疼痛を軽減するとともに，そばに寄り添うことで患者の不安が軽減し，痛みの閾値が上がる．

表1　オピオイド鎮痛薬投与時の副作用の原因と対策

| | | |
|---|---|---|
| 便秘 | 原因 | ・腸管の蠕動運動の低下.<br>・肛門括約筋の緊張が増し，収縮するため. |
| | 対策 | ・オピオイド鎮痛薬の使用により便秘になりやすいこと，そのため便秘予防が必要であることを患者へ説明する.<br>・患者の排便状況を観察する.<br>・水分摂取を勧める.<br>・腹部マッサージや腹部温罨法，つぼ刺激を行う．また，その方法について患者とその家族に指導する.<br>・食事制限がなければ，野菜などの繊維質の多い食物を勧める.<br>・毎日同じ時間に便器に座る.<br>・医師の指示のもと，緩下薬や坐薬，浣腸などの薬剤を使用する.<br>・摘便を行う. |
| 嘔気 | 原因 | ・第4脳室にある化学受容体トリガーゾーン（CTZ）を刺激し，それが嘔吐中枢に伝わる.<br>・前庭器を介してCTZを間接的に刺激し，嘔吐中枢に伝わる.<br>・胃前庭部の緊張により運動性が低下して胃内容物の停滞が起こり，これが求心性神経を介してCTZや嘔吐中枢を刺激する. |
| | 対策 | ・オピオイド鎮痛薬による嘔気は2～3週間程度で耐性ができ，改善することを患者へ説明する.<br>・医師の指示のもと，制吐薬を使用する. |
| 眠気 | 原因 | ・疼痛が緩和され，痛みによる睡眠不足が解消されたため. |
| | 対策 | ・オピオイド鎮痛薬による眠気は2～3週間程度で耐性ができ，改善することを患者へ説明する.<br>・オピオイド鎮痛薬開始後の2～3日は，除痛により睡眠や休息時間が確保できるようになったためであることを患者とその家族に説明する. |

# III　精神的ケア

## A　血液悪性腫瘍患者の精神的苦痛

　血液悪性腫瘍の治療効果は向上しているが「不治の病」という印象が強い疾患であり，病気を知った患者とその家族の苦悩は大きい．治療中は副作用が強いために，乗り越えられるかという不安が増強しがちである．治療効果がみられ寛解に達したあとにも再燃への不安がある．このように，がん患者は不安，苛立ち，孤独感，抑うつ，怒りなど情緒的，心理的な負担を感じ，一部の患者は適応障害やうつ病などの精神医学的問題を経験する．精神的苦痛はQOLを低下させ，がん治療に積極的に取り組めないなどさまざまな面に影響を及ぼす．

## B　精神的苦痛への看護

### a．コミュニケーション

　患者とのコミュニケーションが精神的ケアの基本である．看護師は，患者の話を聴き，言葉の裏側の気持ちに焦点を当て理解に努める．そして理解したことを，患者にメッセー

表2 がん性疼痛の非薬物療法

| 非薬物療法 | 具体例 |
| --- | --- |
| 罨法 | ・温罨法<br>・冷罨法<br>・入浴・手足浴 |
| 適度な運動 | ・ポジショニング<br>・ストレッチ体操・関節可動域運動<br>・散歩<br>・装具, 補助具の使用 |
| リラクセーション・気分転換 | ・深呼吸, 腹式呼吸<br>・家族や友人, 医療者との会話<br>・音楽鑑賞, テレビ鑑賞<br>・趣味を楽しむ<br>・アロマセラピー<br>・筋弛緩法（身体を緊張させてその感覚を確かめた後で, 力を抜いてリラックスすることにより, 感覚の違いを味わう方法）<br>・マッサージ |

ジとして伝える．また，患者の精神的苦痛をアセスメントし，精神科医や臨床心理士などの専門家とも連携しケアに当たる．患者に対しては，自分1人で抱え込まず，信頼できる人や医療者に気持ちを打ち明けてよいこと，誰かに話を聞いてもらうことは精神的苦痛の軽減に役立つ方法であることを伝える．

### b．リラクセーション

リラクセーションとは，心と身体の緊張を取り除くことを通して，本来生体に備わっている調節機構の働きを元通りにすることである．がん患者は情緒的，心理的負担により精神的に過度の緊張状態にあることが多い．リラクセーションによりその緊張状態を解きほぐすことが精神的苦痛の緩和につながる．

具体的なリラクセーション方法としては表2に示すものの他，精神的苦痛へは以下のような方法が有効とされている．

①イメージ法：心地よいイメージを思い浮かべ，心地よさを味わう方法
②自律訓練法：自己暗示により，体から心に働きかけ，緊張をほぐしていく治療法

### c．家族のケア

家族の一員ががんであると知らされたときから，家族にも精神的苦痛が生じる．家族は患者のよき理解者であり，患者とともに生活するかけがえのない存在であることが多い．そのため，家族をケアし，精神的苦痛を和らげることは，患者が療養中の日々を充実して過ごすために重要である．看護師は家族に労いの言葉をかけること，必要な時にはつらい感情を表出してもらうこと，疑問などに応じる姿勢を示し，家族の精神的苦痛の緩和に努める．

**文献**

1) 厚生労働省・日本医師会監：がん緩和ケアに関するマニュアル，p60-77，日本ホスピス・緩和ケア研究振興財団，2011
2) 小川朝生ほか：これだけは知っておきたいがん医療における心のケア，p36-37，創造出版，2012
3) 特定非営利活動法人日本緩和医療学会 緩和医療ガイドライン作成委員会編：がん疼痛の薬物療法に関するガイドライン 2010 年版，p14-34，金原出版，2010
4) 特定非営利活動法人日本緩和医療学会 緩和医療ガイドライン作成委員会編：がん疼痛の薬物療法に関するガイドライン 2014 年版，p45-47，金原出版，2014

# 索引

## 和文

### ■あ
アイソタイプ 43
アイビー法 33
アウエル小体 160
アカシジア 301
亜急性有害事象 287
亜急性連合脊髄変性症 151
悪性高カルシウム血症 99
悪性貧血 150
悪性リンパ腫 189
アグレッシブリンパ腫 190
アスパラギン酸アミノトランスフェラーゼ（ASTT） 37
圧迫止血 108
アミラーゼ（AMY） 39
アミロイドーシス 210, 216, 218
アラニンアミノトランスフェラーゼ（ALT） 37
アルカリホスファターゼ（ALP） 37
アルキル化薬 63
アルブミン 41
アレルギー反応 76, 272
アンチトロンビン 35
安定化フィブリン 34, 35
アントラサイクリン系薬剤 62

### ■い
胃 MALT リンパ腫 199
異化亢進 39
意識障害 292
維持・強化療法 165
移植後合併症 93
移植片対宿主病（GVHD） 77, 87
1 次止血 34
1 次線溶 36
遺伝子組替えトロンボモジュリン製剤 240
遺伝子検査 46
遺伝性球状赤血球症 146
イマチニブ 64
インドレントリンパ腫 190
インヒビター 264
インフォームドコンセント 71

インフュージョンリアクション 278

### ■う
ヴィスコット・オールドリッチ症候群（WAS） 252
ウイルス感染症 95
裏試験 73

### ■え
液性免疫 8
エリスロポエチン 12, 15
炎症反応 8
エンテロウイルス感染 251

### ■お
悪心・嘔吐 274
オピオイド鎮痛薬 307
表試験 73

### ■か
外因性凝固因子 34
外傷予防 18
化学療法 61
画像診断 56
活性化部分トロンボプラスチン時間 34
家庭療法 264
化膿菌感染 251
過敏反応 272
鎌状赤血球症 144
可溶性フィブリンモノマー複合体 35
顆粒球 6
顆粒球コロニー刺激因子（G-CSF） 101
環境調整 18
患者指導 17
がん性疼痛 304
関節内出血 262
間接ビリルビン 37
感染管理 103
感染予防 103
含嗽薬 294
緩和ケア 303

### ■き
偽 Pelger-Huet 核異常 137

偽性血小板減少症 29
偽性高カリウム血症 41
キメラ遺伝子 49
急性 GVHD 88, 297
急性型副作用 76
急性骨髄性白血病（AML） 157, 246
急性腎障害 231
急性前骨髄球性白血病（APL） 64
急性毒性 86
急性白血病 157
急性有害事象 287
急性リンパ性白血病（ALL） 157, 245
凝固活性化物質 34
共通凝固因子 34
胸腹部照射（TAI） 79
巨核球 8, 53
巨赤芽球性貧血 122, 149
筋肉内出血 262

### ■く
クエン酸ナトリウム 29
クライオセラピー（口腔内冷却） 276, 293
グラム陰性菌感染 251
クリーンルーム 95
クリオグロブリン血症 216
クレアチニン（Cr） 38
クロスマッチ 73
クロット標本 51
グロビン分子 12

### ■け
蛍光 47
経口鉄剤療法 133
頸骨上部 50
軽鎖（L 鎖） 43
傾聴 111
痙攣障害 292
血液 3
血液細胞 4
血液産生 9
血液製剤 69
血液像 29
血液培養 96
血管外漏出 273

血球　3
血球貪食症候群（HPS）　154
血球貪食性リンパ組織症
　（HLH）　154
血漿　3
血漿製剤　71
血小板　8
血小板・凝固機能　33
血小板凝集能検査　34
血小板減少　231
血小板減少症　230
血小板数　32
血小板製剤　71
血小板増殖因子　101
血小板輸血　126
血清　3
血栓性血小板減少性紫斑病
　（TTP）　144, 228
血栓性微小血管障害症（TMA）
　228
血沈　37
血糖　41
血餅　3
血友病　261
血友病性関節症　264
下痢　89
限局性アミロイドーシス　218
顕性多血症期　179
原発性骨髄線維症　184
原発性マクログロブリン血症
　216
原発性免疫不全症候群　249

■こ
抗A抗体　73
抗B抗体　73
高アンモニア血症　210
好塩基球　7
高可溶性IL2受容体血症　155
高カルシウム血症　214
抗凝固剤EDTA　29
抗凝固療法　239
抗胸腺細胞グロブリン　68
抗胸腺細胞グロブリン療法
　125
口腔・咽頭疾患含嗽剤　294
口腔内冷却（クライオセラピー）
　276, 293
口腔粘膜障害　293
交差適合試験　73
好酸球　6
恒常的造血　9
抗線溶療法　240
抗体産生不全症　251
好中球　6

高度アグレッシブリンパ腫
　190
高トリグリセリド血症　155
口内炎　275
高フェリチン血症　155
抗リンパ球グロブリン　68
コーチング　110
国際標準化比　34
国際予後指標（IPI）　194
国際予後スコアリングシステム
　139
姑息的放射線療法　79
骨髄　9
骨髄異形成症候群(MDS)　121,
　136
骨髄移植　81, 125
骨髄吸引不能　161
骨髄クロット標本　53
骨髄検査　50
骨髄細胞密度　53
骨髄線維症　122, 179
骨髄穿刺　9
骨髄像　53
骨髄バンク　83
骨髄非破壊的前処置（RIC）　85
コリンエステラーゼ　41
コレステロール　41
コンゴーレッド染色　219

■さ
細菌感染症　95
再生不良性貧血　15, 119
臍帯血移植　82, 166
臍帯血バンク　84
サイトカイン　12
細胞外マトリックス　9
細胞性免疫　8, 42
細胞組織化学的検査　161
細胞表面抗原解析　161
細胞表面マーカー　8
細胞表面マーカー検査　42
酢酸メテノロン　125
匙状爪　131
殺菌　6
サラセミア　12, 146
サルベージ療法　166

■し
自家移植　83
自覚症状　16
地固め療法　165
志賀毒素（ベロ毒素）　231
シクロスポリン療法　125
止血機構　33
止血困難　18
自己抗原　44

自己免疫性溶血性貧血　146
紫斑　18
脂肪髄　121
瀉血療法　181
重鎖（H鎖）　43
重症複合免疫不全症（SCID）
　249
主試験　73
出血傾向　18, 108
出血性膀胱炎　292
出血予防　108
腫瘍性　42
腫瘍崩壊症候群　98, 273
循環血液量過多　76
循環不全　235
消化管出血　39
消化管粘膜障害　293
小球性低色素性貧血　32
上後腸骨棘　50
上前腸骨棘　50
小児がん　243
小児急性白血病　243
承認　111
小分子化合物　66
静脈洞　9
除外診断　223
植物アルカロイド　63
侵害受容性疼痛　304
腎機能障害　230
神経因性疼痛　304
腎障害　287
真性赤血球増加症　179
真性多血症　179
腎性貧血　15
新鮮凍結血漿　240

■す
髄外造血　11, 179
錐体外路症状　301
推定糸球体濾過量（eGFR）　39
垂直感染　205
随伴症状　24
水分出納バランス　296
スキントラブル　295
ストローマ細胞　9

■せ
生化学検査　37
正球性正色素性貧血　32
生検針　54
成熟赤血球　4
成人T細胞性白血病/リンパ腫
　（ATLL）　205
生着症候群　296
制吐薬　100, 301
成分輸血療法　69

313

赤沈　37
切開生検　54
赤血球　4
赤血球系　11
赤血球恒数　30
赤血球指数　16
赤血球数　15, 30
赤血球製剤　71
赤血球増殖因子　101
赤血球沈降速度　37
赤血球濃厚液（RCC）　69
赤血球輸血　126
舌小帯　16
切除生検　54
線維化　53
前駆細胞　11
穿刺吸引細胞診　54
染色体異常　47
染色体検査　46
前処置　85
全身性アミロイドーシス　218
全人的苦痛　303
全身放射線照射（TBI）　79
全身リンパ節照射（TLI）　79
先天性角化不全症（DC）　258
先天性再生不良性貧血　256
全トランス型レチノイン酸　64
線溶　36, 237
線溶亢進型 DIC　238
線溶抑制型 DIC　238

■そ
造血　3
造血因子薬　101, 301
造血幹細胞　10
造血幹細胞移植　81, 166, 291
造血障害　61
造血微小環境　9
造血部位　9
創傷被覆剤　295
相互転座　47
相対的赤血球増加症　180
総タンパク　41
総鉄結合能　132
相補的 DNA（cDNA）　48
組織因子　34
組織プラスミノゲン・アクティベーター　35

■た
ダイアモンド・ブラックファン貧血（DBA）　259
体液性免疫　42
体液貯留　296
大球性正色素性貧血　32

代謝拮抗薬　62
体性痛　304
ダウン症候群　244
他覚症状　16
多血小板血漿　34
多臓器不全　235
脱水　39
脱毛　276
多発性骨髄腫　209
多分化能　11
単球　8
単クローン性免疫グロブリン　209
タンパク質摂取量　39
タンパク分解酵素阻害薬　239

■ち
遅発性副作用　76
注射用鉄剤療法　133
中心静脈カテーテル（CVC）　264
中性脂肪　41
腸管出血性大腸菌（O157）　231
直接ビリルビン　37
チロシンキナーゼ阻害薬　176
鎮痛薬　306
鎮痛補助薬　307

■て
低分葉核好中球　137
定量 PCR 法　48
テープリムーバー　295
適合血　73
鉄過剰症　77
鉄キレート剤　102
鉄欠乏性貧血　130
鉄剤　101
デューク法　33
点状出血　19
転倒予防　18

■と
同種移植　82
動揺性精神神経症状　230
トータルペイン　303
突発性間質性肺炎　287
特発性血小板減少性紫斑病（ITP）　221
ドナー　82
トポイソメラーゼⅡ　63
ドライ・タップ　161
トラネキサム酸　240
トロンビン　35
トロンビン-アンチトロンビン複合体（TAT）　35, 238

トロンボポエチン　12
貪食　6

■な
内因系凝固因子　34
内臓痛　304
軟膏剤　295

■に
2 次止血　34
2 次性赤血球増加症　180
2 次線溶　36
乳酸脱水素酵素（LD／LDH）　37
尿酸値　98
尿素窒素（BUN）　38

■ね
熱型　24
粘膜障害　293

■の
濃厚血小板　240

■は
ハイブリダイズ　47
播種性血管内凝固症候群（DIC）　235
白血球　6
白血球数　29
白血球分画　29
発熱　24, 292
発熱性好中球減少症（FN）　26, 96
発熱反応　76
パフォーマンスステータス（PS）　62
晩期反応　80
晩期有害事象　287
汎血球減少　137, 257
斑状出血　19
伴性劣性遺伝　261
ハンター舌炎　16
バンチ症候群　122

■ひ
非オピオイド鎮痛薬　306
脾腫　23
微小血管血栓症（TMA）　228, 231
微小血栓　235
微小残存病変（MRD）　245
非ステロイド抗炎症薬　301
ビタミン $B_{12}$ 製剤　101
ヒト T 細胞白血病ウイルス 1 型（HTLV-1）　205

### ■ は（続き）

非特異的エステラーゼ染色　161
ヒト免疫不全ウイルス（HIV）感染　77
非ホジキンリンパ腫（NHL）　189
びまん性大細胞型B細胞性リンパ腫　200
病的骨折　50
病理組織診断　193
日和見感染症　206
ビリルビン　37
ピロリ菌感染　225
貧血　15, 119

### ■ ふ

ファンコニ貧血（FA）　256
フィードバック　111
フィブリノゲン　35
フィブリン/フィブリノゲン分解産物（FDP）　238
フィブリンポリマー　35
フィブリンモノマー　35
フェロカイネティクス　132
フォン・ヴィレブランド因子（vWF）　33, 230
フォン・ヴィレブランド病（vWD）　33
不規則抗体　73, 283
副試験　73
副腎皮質ステロイド　67
不適合輸血　73
不飽和鉄結合能　132
プラスミノゲン　36
プラスミノゲン・アクティベーター・インヒビター　36
プランマー・ヴィンソン症候群　131
フリーラジカル　275
18F-フルオロデオキシグルコース　56
プレドニゾロン（PSL）　225
プローブ　47
プロトロンビン時間　34
分化抗原　161
分子標的治療薬　64, 278

### ■ へ

平均赤血球容積　16
ベッドサイド　115
ヘマトクリット（Ht）　15
ヘマトクリット値　30
ヘム分子　12
ヘモグロビン（Hb）　4, 12
ヘモグロビン濃度　15, 30
ヘリコバクター・ピロリ　199
ペル-エブスタイン熱　24
ペルオキシダーゼ反応　161
ベロ毒素（志賀毒素）　231
ベンス・ジョーンズタンパク　44

### ■ ほ

放射線療法　79, 287
ホジキンリンパ腫（HL）　24, 189
補正カルシウム値　41
発作性夜間血色素尿症　122
発作性夜間ヘモグロビン尿症　144
母乳　205
ホメオスタシス　10
ボルテゾミブ　280

### ■ ま

末梢血　10
末梢血幹細胞移植　82, 166
末梢血検査　29
末梢神経障害　63
慢性GVHD　89, 298
慢性骨髄性白血病（CML）　173
慢性肉芽腫症（CGD）　253

### ■ み

ミエログラム　53
味覚障害　293

### ■ む

無治療経過観察　186

### ■ め

免疫機能検査　42
免疫グロブリン　42
免疫電気泳動検査　44
免疫不全　42
免疫抑制療法　63, 67, 281

### ■ も

網状赤血球（網赤血球）　4
網赤血球数　30
毛母細胞　276
モノクローナル抗体　66

### ■ ゆ

有核細胞数　53
遊走　6
誘導的造血　10
遊離L鎖　45
輸血　69, 283
輸血関連肺障害（TRALI）　76
輸血後移植片対宿主病（GVHD）　77
輸血後肝炎　77
輸血後感染症　77
輸血副作用　283
輸血療法　126

### ■ よ

溶血性尿毒症症候群（HUS）　228, 231
溶血性貧血　143, 230, 231
溶血反応　76
葉酸　150

### ■ り

リツキシマブ　64
リハビリテーション　114
リンパ球　8
リンパ球機能検査　42
リンパ節腫大　21
リンパ節生検　21, 54

### ■ れ

レイノー現象　217
レトロウイルス　205

### ■ ろ

濾胞性リンパ腫　198

# 欧文

## A
α₂プラスミン・インヒビター　36
ABO式血液型　73
ABVD療法　197
ADAMTS13　144
ALL（acute lymphoblastic leukemia）　157
AML（acute myeloid leukemia）　157
APL（acute promyelocytic leukemia）　64
ATG（antithymocyte globulin）　125
ATLL（adult T cell leukemia/lymphoma）　205

## B
BUN/Cr比　39
B細胞機能不全　251
Bリンパ球　6

## C
CD55　144
CD59　144
CDナンバー　161
CGD（chronic granulomatous disease）　253
CML（chronic myeloid leukemia）　173
CRP（C反応性タンパク）　37
CsA　125
CVC（central venous catheter）　264

## D
DBA（diamond-blackfan anemia）　259
DC（dyskeratosis congenita）　258
DIC（disseminated intravascular coaguration）　97, 235
Duke（デューク）法　33
D-ダイマー　238

## E
eGFR（推定糸球体濾過量）　39

## F
FA（fanconi anemia）　256
FAB分類　244
FISH検査　46
flower cell　206
FN（febrile neutropenia）　26, 96

## G
γグルタミントランスペプチダーゼ（γ-GT）　37
GVHD（graft versus host disease）　87

## H
Hb（ヘモグロビン）　15
HCT-CI　94
HL（Hodgkin lymphoma）　189
HLA不一致血縁者間移植　84
HLH（Hemophagocytic lymphohistiocytosis）　154
HPS（Hemophagocytic syndrome）　154
Ht（ヘマトクリット）　15
HTLV-1（human T-lymphotropic virus type-I）　205
HUS（hemolytic uremic syndrome）　228

## I
IgA　43
IgD　43
IgE　43
IgG　43
IgM　43
ITP（idiopathic thrombocytopenic purpura）　221
Ivy（アイビー）法　33

## K
κ/λ比　45

## M
MCH　30
MCHC　30
MCV　16, 30
MDS（myelodysplastic syndrome）　136
MRD（minimal residual disease）　245
Mタンパク　43, 209
Mピーク　43

## N
NHL（non Hodgkin lymphoma）　190

## P
PAS染色　161

PCR検査　46
Pel-Ebstein熱　24
PET（positron emission tomography）　56

## R
R-CHOP療法　199
RBC（赤血球数）　15
RCC（red cell concentrates）　69
Rh因子　73
RIC（reduced intensity conditioning）　85
RT-PCR法　48

## S
SCID（severe combined immunodeficiency）　249
SUV（standard up take value）　59

## T
TAI（thoracoabdominal aortic irradiation）　79
TBI（total body irradiation）　79
TLI（total lymphoid irradiation）　79
TMA（thrombotic microangiopathy）　228
TRALI（transfusion-related acute lung injury）　76
TTP（thrombotic thrombocytopenic purpura）　228
Tリンパ球　6

## V
vWD（von Willebrand disease）　33
vWF（von Willebrand factor）　33

## W
WAS（Wiskott-Aldrich Syndrome）　252
watchful waiting　198
WHO 3段階除痛ラダー　305
WHO分類　244

## X
XLA（X-linked agammaglobulinemia）　251
X連鎖無γグロブリン血症（XLA）　251
X連鎖劣性遺伝　261

**血液・造血器疾患エキスパートナーシング**

| | |
|---|---|
| 2015年3月25日 第1刷発行 | 監修者 堀田知光 |
| 2021年6月28日 第2刷発行 | 発行者 小立健太 |
| | 発行所 株式会社 南江堂 |
| | 〒113-8410 東京都文京区本郷三丁目42番6号 |
| | ☎(出版)03-3811-7189 (営業)03-3811-7239 |
| | ホームページ http://www.nankodo.co.jp/ |
| | 印刷・製本 三報社印刷 |

©Nankodo Co., Ltd., 2015

定価はカバーに表示してあります.
落丁・乱丁の場合はお取り替えいたします.

Printed and Bound in Japan
ISBN 978-4-524-26602-9

本書の無断複写を禁じます.

**JCOPY** 〈出版者著作権管理機構 委託出版物〉

本書の無断複写は,著作権法上での例外を除き,禁じられています.複写される場合は,そのつど事前に,出版者著作権管理機構(TEL 03-5244-5088, FAX 03-5244-5089, e-mail: info@jcopy.or.jp)の許諾を得てください.

本書をスキャン,デジタルデータ化するなどの複製を無許諾で行う行為は,著作権法上での限られた例外(「私的使用のための複製」など)を除き禁じられています.大学,病院,企業などにおいて,内部的に業務上使用する目的で上記の行為を行うことは私的使用には該当せず違法です.また私的使用のためであっても,代行業者等の第三者に依頼して上記の行為を行うことは違法です.

# 南江堂　関連書籍のご案内

## 造血細胞移植看護 基礎テキスト

**編集** 日本造血・免疫細胞療法学会

造血細胞移植に関する疾患,治療の基礎ならびに看護について,日本造血・免疫細胞療法学会としてのスタンダードを示した公式テキスト.同学会編集の姉妹書「同種造血細胞移植後フォローアップ看護」は上級編とし,本書は基礎編として初学者にもわかりやすく解説.血液造血器疾患患者を看護する看護師必読の一冊.研修会のテキストとして是非ご活用ください.

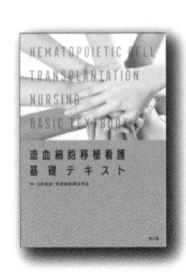

B5判・232頁　2021.6.　ISBN978-4-524-22827-0
定価4,180円(本体3,800円+税10%)

## 同種造血細胞移植後 フォローアップ看護 改訂第2版

**編集** 日本造血細胞移植学会

日本造血細胞移植学会編集による看護師向け公式テキストの改訂版.同種造血細胞移植をめぐる現状,移植後合併症の基礎知識,移植後の外来フォローアップにおいて必要な知識・技術を各分野のエキスパートが詳細かつわかりやすく解説.今改訂では日本造血細胞移植学会ガイドライン(第4巻:移植後長期フォローアップガイドライン)を踏まえた情報変更に加え,合併症重症例の写真を充実させた.

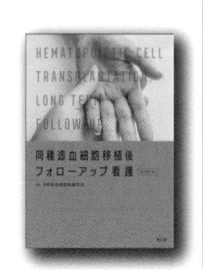

B5判・196頁　2019.9.　ISBN978-4-524-24919-0
定価4,620円(本体4,200円+税10%)

## 頑張るナース・対人援助職のための "読む"こころのサプリ

**著** 宇野さつき

「バタバタと忙しくて疲れている」「一生懸命に関わっているのに,相手に拒否された」「部下,スタッフをうまく育てたい」…本書では,あなたの症状にピッタリなサプリメント(実践的なワーク)を紹介.仕事,子育て,対人関係,キャリアアップに悩みながら頑張るナース・対人援助職の"こころの健康"をサポートします.よりよい人間関係づくり,ワークライフバランスの向上,モチベーションアップによく効く「サプリ」です.

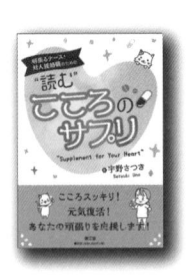

A5判・146頁　2020.2.　ISBN978-4-524-22522-4
定価1,980円(本体1,800円+税10%)

## 造血幹細胞移植診療 実践マニュアル データと経験を凝集した 医療スタッフのための道標

**著** 神田善伸

造血幹細胞移植診療全体をカバーしたマニュアルの決定版.本領域のエキスパートである著者が,事前準備・移植の実際・移植後の合併症管理・各疾患別の診療の実際に加え,本領域の論文の読み方と統計のポイントを,膨大なエビデンスと自らの豊富な経験に基づいて丁寧に解説.造血幹細胞移植に携わる全スタッフ必携の一冊.

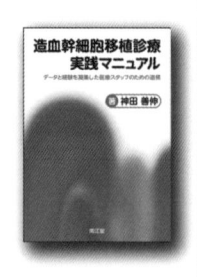

A5判・338頁　2015.3.　ISBN978-4-524-25724-9
定価5,280円(本体4,800円+税10%)

**南江堂** 〒113-8410 東京都文京区本郷三丁目42-6 (営業) TEL 03-3811-7239 FAX 03-3811-7230